U0244126

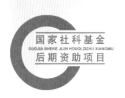

国家社科基金
后期资助项目
GUOJIA SHEKE JIJIN HOUQI ZIZHU XIANGMU

传染病传播的流行周期
与预测研究

刘 超 陈寒钰 著

中国财经出版传媒集团
经济科学出版社
Economic Science Press

图书在版编目（CIP）数据

传染病传播的流行周期与预测研究/刘超，陈寒钰著 . -- 北京：经济科学出版社，2024.1
ISBN 978 - 7 - 5218 - 5490 - 9

Ⅰ. ①传… Ⅱ. ①刘…②陈… Ⅲ. ①传染病 - 传播机理（流行病学）- 研究 Ⅳ. ①R51

中国国家版本馆 CIP 数据核字（2024）第 004471 号

责任编辑：刘　莎
责任校对：王京宁
责任印制：邱　天

传染病传播的流行周期与预测研究
CHUANRANBING CHUANBO DE LIUXING ZHOUQI YU YUCE YANJIU
刘　超　陈寒钰　著
经济科学出版社出版、发行　新华书店经销
社址：北京市海淀区阜成路甲 28 号　邮编：100142
总编部电话：010 - 88191217　发行部电话：010 - 88191522
网址：www. esp. com. cn
电子邮箱：esp@ esp. com. cn
天猫网店：经济科学出版社旗舰店
网址：http：//jjkxcbs. tmall. com
固安华明印业有限公司印装
710×1000　16 开　14 印张　330000 字
2024 年 1 月第 1 版　2024 年 1 月第 1 次印刷
ISBN 978 - 7 - 5218 - 5490 - 9　定价：78.00 元
（图书出现印装问题，本社负责调换。电话：010 - 88191545）
（版权所有　侵权必究　打击盗版　举报热线：010 - 88191661
QQ：2242791300　营销中心电话：010 - 88191537
电子邮箱：dbts@ esp. com. cn）

国家社科基金后期资助项目
出版说明

后期资助项目是国家社科基金设立的一类重要项目，旨在鼓励广大社科研究者潜心治学，支持基础研究多出优秀成果。它是经过严格评审，从接近完成的科研成果中遴选立项的。为扩大后期资助项目的影响，更好地推动学术发展，促进成果转化，全国哲学社会科学工作办公室按照"统一设计、统一标识、统一版式、形成系列"的总体要求，组织出版国家社科基金后期资助项目成果。

全国哲学社会科学工作办公室

前　言

习近平总书记强调（十三届全国人大三次会议湖北代表团审议）："防范化解重大疫情和突发公共卫生风险，事关国家安全和发展，事关社会政治大局稳定。"党的二十大进一步明确提出"健全公共卫生体系，加强重大疫情防控救治体系和应急能力建设，有效遏制重大传染性疾病传播"的发展要求。严重急性呼吸综合征（SARS）、高致病性禽流感病毒感染、甲型 H1N1 流感，尤其是新型冠状病毒感染等传染病的传播，对人民健康、经济社会发展和社会治理等方面造成严重冲击，甚至严重影响了地缘政治和国际政治格局，传染病传播的预测分析与风险防控关乎全人类的生命安全和社会稳定。近年来，随着全球气候变暖、生态环境遭到破坏，很多病原微生物变异，重大新发突发传染病频发频现。传染病具有传播速度快、传播能力强、难以控制和难以防范的特性，比如新型冠状病毒（COVID‑19）快速在全球肆虐，给全世界人民的生命安全和医疗卫生体系带来了严峻挑战。因此，分析传染病传播的流行周期，及时、精准、有效地对传染病传播演变态势作出预测，有助于制定合理的防控措施、及时控制高风险地区人口流动以及合理分配医疗资源，对制定传染病防控策略、保障社会公共卫生安全具有重要意义。

传染病的快速传播考验传染病传播数据的收集与监测，更是对传染病的数据分析与预测技术提出了更高要求。随着数字化医疗的推进，信息系统积累了海量传染病数据，大数据分析技术在公共卫生管理领域得到应用。应用大数据分析技术可通过海量传染病数据的储存、监控和分析，挖掘传染病传播数据背后的深层价值，进行传染病流行周期演变特征的统计分析和预测，为传染病疫情预测分析提供有力的技术支撑和实证依据。借助机器学习、深度学习、人工智能算法等技术，可以自主学习数据规律，提高传染病数据预测精度和传染病防控效率，有助于制定相应策略，实现疫情精准防控。利用深度学习预测等新技术，优化传染病传播的风险预测模型，根据预测结果进行传染病传播的预警，及时有效地做好传染病防控。

在人类社会的历史长河中,传染病传播一直没有间断,但是某些传染病已被有效控制甚至被消灭,而有些传染病却越发严重,正确评估传染病传播的流行周期对于传染病防控具有重要意义。构建统计分析模型、分析传染病传播的流行周期、辨析传染病流行周期波动的转折点、判断传染病传播的季节特性、掌握传染病传播的发展走势,传染病的流行周期分析可为传染病的流行病学调查提供有力支持,有助于传染病的精准防控。

为了及时有效地控制传染病的传播,利用深度学习技术实现传染病的精准预测,识别传染病传播流行特征,重点增强传染病的早期监测预警能力,完善传染病的公共卫生监测预警体系。借助大数据、云计算等现代信息科技手段,提高监测预警的敏感性和精准度,健全多渠道的监测预警机制,构建完备的智慧化监测预警体系,核实和完善监测预警信号,有效防止传染病的传播和扩散。

本书较为全面、系统地介绍了传染病传播的演变历程和理论模型,利用深度学习预测技术进行传染病传播的实时预测,分析传染病传播的流行周期特性,分别对传染病传播进行了长期、中期和短期预测,评估深度学习方法在传染病预测中的有效性和精准度,结合现代信息科技手段构建智慧化的传染病监测体系和智能化的传染病预警体系,为传染病的精准防控提供支持和依据。

参与本书项目研究与书稿编写工作的有李海申、刘畅、陈志国、赵紫凤、刘瑜、毛文倩、邱文松、房少洁等,他们在文献收集整理、内容梳理、实证数据收集分析及文字格式的修改等方面做出了诸多努力,做了大量富有成效的工作,这也是本书相关研究成果丰硕、获得多方一致好评的重要支持。

目　　录

第1章 绪 论

近年来，严重急性呼吸综合征、高致病性禽流感病毒感染、甲型 H1N1 流感，尤其是新型冠状病毒感染等传染病冲击，频繁加剧，对人民健康、经济社会发展和社会治理等方面造成严重冲击，甚至严重影响了地缘政治和国际政治格局。习近平总书记强调："防范化解重大疫情和突发公共卫生风险，事关国家安全和发展，事关社会政治大局稳定。"党的二十大进一步明确提出"健全公共卫生体系，加强重大疫情防控救治体系和应急能力建设，有效遏制重大传染性疾病传播"的发展要求。越来越多的研究人员关注到传染病的传播规律，通过海量传染病传播数据的收集、储存、监控和分析，可以挖掘传染病数据背后的深层价值。为维护全国人民健康，利用传染病传播数据，掌握传染病数据分析技术，尤其是深度学习预测技术与流行周期分析技术，进行传染病风险预测模型构建与对比、传染病流行周期演变特征的统计分析和预测以及传染病的智慧化预测和预警显得十分重要。本章主要介绍传染病数据分析与预测的研究意义、国内外研究现状以及研究框架和研究内容。

1.1 研究意义

本书从影响范围、传播速度和感染人群等视角，选取呼吸道疾病、乙型肝炎和手足口病等传染病传播数据，结合不同传染病的传播特征选择传染病传播分析的差异化模型，对传染病传播进行流行周期特征分析，运用 light GBM 模型、RNN 循环神经网络模型、ARIMA 季节模型、HP 滤波分析法、温特线性与季节指数平滑模型、CensusX-13 季节分解模型、线性组合预测模型等作出科学推断，为传染病传播的诊流行周期分析与预测提供实证支持。系统分析了传染病传播的深度学习预测技术，剖析了传染病传播的流行周期，进行传染病传播的深度学习模型评估，具有较大的研究意义。

1.1.1 理论意义

开展传染病传播的流行周期与预测研究，具有以下理论意义。

第一，构建了传染病传播的深度学习方法体系和流行周期分析方法体系。考虑到传染病传播的长期趋势性、季节变动性、周期性和不确定性等特征，构建基于深度学习方法的 light GBM 模型、RNN 循环神经网络模型，与 SARIMA 模型、温特线性与季节指数平滑模型、CensusX - 13 季节分解模型以及线性组合预测模型进行对比，通过实证分析验证了深度学习RNN 循环神经网络模型在测试集的预测中精度最高，揭示出深度学习模型的预测效果优异，为传染病传播预测分析提供有力的技术支撑和实证依据。

第二，深化和丰富了传染病传播的流行周期分析理论，构建了传染病传播深度学习预测技术与流行周期分析的分析框架。从影响范围、传播速度和感染人群等视角选取具有代表性的三类传染病，构建了传染病传播的流行周期演变特征分析模型，揭示了传染病传播的流行周期演变特征，分别对传染病传播进行了长期、中期和短期预测。基于造成大范围影响的乙类呼吸道传染病数据资料，分析了乙类呼吸道传染病的长期趋势特征，研究了乙类呼吸道传染病的长期流行趋势，预测了乙类呼吸道传染病的长期发病趋势；基于传播速度快的呼吸道传染病数据资料，探究了呼吸道传染病的流行循环周期特征，分析了呼吸道传染病的流行循环周期，预测和分析了呼吸道传染病的周期波动；基于乙类传染病中发病最多的乙型肝炎数据资料，研究了乙型肝炎传播的波动特征，采用预测模型进行了乙型肝炎的短期预测，为乙型肝炎的防治提供依据和支持。根据传染病传播深度学习预测技术与流行周期分析的分析框架，进行传染病传播的长期、中期和短期预测，为传染病传播的全周期预测提供了思路框架。

第三，深化和丰富了传染病传播的深度学习分析理论，搭建了传染病传播实时预测的深度学习预测技术范式。以传染病传播的预测分析与风险防控为导向，以传染病传播的单一群体模型、复合群体模型和网格网络模型为基础，从数据收集、理论分析、实证研究和对策探讨四个方面构建了传染病传播深度学习预测技术的逻辑分析框架。以测试集的预测效果评价为切入点，开拓了传染病传播实时预测的新视角，对比基准模型，深度学习预测技术可以获取传染病传播数据的非线性动态信息，提供更准确的传染病传播实时预测与多期预测，为传染病传播的深度学习预测技术与流行周期分析提供了理论分析框架。

第四，构建了传染病传播深度学习预测技术与流行周期分析的方法体系。详细分析了传染病传播的单一群体模型、复合群体模型和网格网络模型等，通过传染病预测分析方法和传播模型的梳理，辨析了传染病预测分析方法的初步探索分析、经典模型分析与大数据分析发展过程，对比分析了各模型的优缺点和适用范围，结合不同传染病的传播特征选择传染病传播分析的差异化模型。分析了传染病传播流行周期的理论基础与理论模型，应用深度学习预测技术与流行周期分析技术进行实证分析，构建了传染病传播深度学习预测技术与流行周期分析的方法体系，搭建了智慧化的传染病监测体系与智能化的传染病预警体系，为传染病防控提供技术支撑。

1.1.2 实践意义

近年来，随着数字化医疗的推进，中国疾病预防控制系统的传染病信息报告管理系统等数据库积累了海量传染病传播数据，为大数据分析提供了数据基础。传染病传播是一个复杂且庞大的过程，具有复杂多样性和繁杂特殊性等特征，没有科学系统的数据分析，难以有效评判传染病传播的发展变化，导致传染病防控措施缺乏针对性。国内传染病传播的大数据研究与应用起步晚于国外发达国家，但近年来越来越多的国内研究人员深度挖掘传染病传播数据，科学评判传染病传播的流行周期，对我国公共卫生安全具有重要实践意义。

第一，构建传染病传播的深度学习模型，精准实现传染病传播的实时预测。为了准确预测传染病传播的发展变化，针对传染病传播的动态性、非线性、复杂性和波动不对称性等特性，引入 RNN 循环神经网络深度学习方法，实现了传染病传播的实时预测与多期预测，为准确预测传染病传播提供参考。实证分析传染病传播深度学习预测模型的预测精准程度，可以有效防止对传染病传播误判导致的病情恶化，提高医疗卫生服务效率，避免由于不合理的预测判断而导致传染病大范围内流行暴发，在传染病传播分析与预测方面具有实践意义。

第二，识别传染病传播流行特征，实现了传染病传播的长期、中期和短期精准预测。从影响范围、传播速度和感染人群等视角选取具有代表性的传染病，在传染病传播的流行趋势分析技术与长期预测、传染病传播的流行循环周期分析技术与中期预测、传染病传播的波动特征分析技术与短期预测三个方面进行了实证分析，为传染病的流行周期分析提供了可靠的科学依据。其中，在传染病传播流行趋势分析技术与长期预测的实证研究中，基于造成大范围影响的乙类呼吸道传染病数据资料，有效预测乙类呼吸道传染病发病的年平均趋势值，可以剖析传染病传播的趋势特征规律性，合理判别传染病传播的长期趋势，针对传染病的风险提前采取有效防御措施；在传染病传播的流行循环周期分析技术与中期预测的实证研究中，基于传播速度快的呼吸道传染病数据资料，分析了呼吸道传染病的季节性、周期性和趋势性等特点，重点剖析了传染病传播的循环趋势，对传染病监测预警、早期识别和防疫工作的顺利展开具有重要作用；在传染病传播的波动特征分析技术与短期预测的实证研究中，基于乙类传染病中发病最多的乙型肝炎数据资料，运用时间序列分析法进行处理，采用序列平稳化、模型估计和模型检验分析未来一年内乙型肝炎月发病数，能够在短期内提前做好准备工作，在传染病流行暴发之前进行有效防治。

第三，构建智慧化的传染病监测体系与智能化的传染病预警体系，完善传染病防控体系。构建智慧化的传染病监测与预警体系，保障人民群众生命安全和身体健康的现实需要。结合大数据技术和专家研判，在传染病流行和暴发时掌握趋势情况并作出预警，筑实人民群众身体健康的"隔离墙"。传染病传播速度快、危害大，甚至影响对外开放、经济社会发展的稳定和国家安全。完善传染病的监测预警体系可提升监测预警的高效性，及时化解国家公共卫生安全重大风险。建立基于网络大数据和人员流动大数据的智慧化监测体系，利用及发挥非医疗系统相关数据价值，提升传染病监测信息的时效性和全面性。建立智慧化的多点触发传染病监测体系，打破部门间的信息壁垒，实现传染病多源数据共享，以智慧化的监测手段，提升传染病数据监测水平。建设传染病智能预警算法的云计算平台，结合前沿智能预警算法与云技术，为建立高效的智能化传染病预警体系提供环境和支撑。构建基于不同防控策略的传染病传播分析与预警体系，实现对不同防控策略的分析与评估，为调整防控策略提供预警依据。完善传染病监测预警体系，加强公共卫生事件防控与应对工作，强化社会综合防控，提高人民健康水平，具有一定的实践意义。

1.2 国内外研究现状

近年来，国内外研究人员越来越重视传染病传播的流行周期分析，他们探究了传染病的传播特征，开展了一系列理论研究与实证分析，尤其是对传染病传播的预测研究不断丰富和完善。这里从传染病传播的波动特征分析、传染病传播的季节与循环周期特征分析以及传染病传播的预测分析等方面，对传染病传播的流行周期演变特征和预测技术进行综述。

1.2.1 传染病传播的波动特征分析

分析传染病传播的波动特征，掌握传染病流行规律，为传染病防控提供决策依据。不同传染病的发生率在不同时期、不同区域所呈现出的波动程度、波动趋势等特征存在较大的差异性。不同区域传染病传播的波动特征可能不同，比如新型冠状病毒感染的传播可能呈现波动上升和波动下降的趋势（韩辉等，2022）；一些传染病传播的波动特征复杂，比如在一定时期内肺结核传染率可能表现为不规律波动特征（徐丽娟等，2022）；传染病传播的波动特征维持在低水平或高水平，比如痢疾在部分地区呈现低水平波动特征（林小丹等，2023），流行性腮腺炎传染病传播表现为高水平波动特征（刘文东等，2014）。

在传染病传播的波动特征分析研究中，一些研究人员认为 ARIMA 模型可有效分析传染病传播的波动情况，针对不同传染病的传播数据进行实证分析。比如，在肺结核传染病数据的分析中，采用 ARIMA 乘积季节模型对肺结核传染病数据从时间、地区、人群三个维度分析传染病的流行特征与季节特性，研究该传染病的发病高峰期与发病趋势，通过模型识别医疗数据波动特征，研究表明肺结核医疗数据呈现明显的季节特性，应加强重点发病人群监测，为传染病防控提供方向和思路（田庆等，2021；林淑芳等，2021）。在手足口传染病数据研究中，采用 ARIMA 乘积季节模型对研究地区的手足口病医疗数据的波动特征进行分析，研究手足口病的发病率以及发展态势，发现手足口病具备明显的季节性波动特征，提前加强预防可有效降低发病率，为政府有效制定疾控政策提供理论依据（洪志敏等，2018；孙秀秀等，2021；张宪策等，2021）。此外，诸多研究人员对其他传染病数据的波动特征进行研究。如利用 ARIMA 模型研究甲型肝炎和乙型肝炎患者的相关医疗数据，剖析甲型肝炎和乙型肝炎的首发症状、波动特征和多发群体，结果表征甲型肝炎的发病高峰期多为春冬时节，而乙型肝炎无显著季节特性，且肝炎高发群体集中为青年男性，以上结论可为肝炎防控指明方向（赵志刚等，2005）；也有研究利用 ARIMA 模型对介水传染病传播数据进行分析，并拟合其发病情况，结果表明该传染病传播数据表现上升态势并呈现周期性的波动特征（祝寒松等，2019）。

在传染病传播的波动特征分析中，部分研究人员认为，ARIMA 模型相较其他方法而言预测精度更高。通过构建 ARIMA 模型对研究期间传染病数据特征进行分析，精准预测传染病数据波动信息，表明 ARIMA 模型为拟合该传染病数据的最佳模型，模型拟合参数具有统计学意义且预测效果较好（蒙婷婷，2019）。ARIMA 模型可解决传染病数据因季节性和周期性而无法满足传统时间序列模型的问题，使其具备平稳的线性趋势的条件，可取得较好的预测效果（彭志行等，2008；王怡等，2015）。相对而言，采用 ARIMA 模型对传染病数据进行预测和评价时，短期预测效果较好，而长期预测需加入新数据进行模型参数调整（余艳妮等，2018）。比如，有研究基于 COVID-19 传染病数据进行分析，利用 ARIMA 模型预测研究地区新型冠状病毒感染的发展态势，可为当地防疫决策者提供理论依据（Radwan，2021）。采用 ARIMA 模型对研究地区传染病数据进行分析建模，并对短期发病情况进行预测，研究结果均表明研究期间传染病季节效应明显，且 ARIMA 模型可较好拟合研究地区传染病数据并对数据走势进行短期精准预测，为传染病防控提供参考依据（祝寒松等，2019；祝小平等，2020）。

1.2.2 传染病传播的季节与循环周期特征分析

由于很多传染病的传播具有周期性与季节性特征，研究人员运用传染病传播的时间序列数据进行季节调整，剖析传染病传播的季节与循环周期特征，探究传染病传播的发病规律，从而开展传染病的防治。

很多研究方法可以分析传染病传播的季节特征、循环周期特征与发病规律。首先，基于地理位置和空间分布研究传染病的发病规律。采用时空数据模型可进行传染病监测，从时间、空间和时空模型三大类分析方法比较模型优劣（陈红缨和李阳，2017），比如运用空间自相关反向距离权重法（IDW）和地理加权回归模型（GWR）进行传染病的空间相关分析，研究传染病发病率与社会、经济和自然环境的关系，结果表明较 OLS 模型而言，空间模型可更有效反映传染病数据的空间关系（肖雄等，2013；山珂，2014）。采用空间滞后模型对肺结核发病率进行空间自相关分析，对比二元和三元空间滞后模型，发现三元权重模型更优，且更为稳定，更有利于传染病发病规律研究（李莹，2013）。也有研究利用谷歌地图的地理译码技术以及文本解析方法，进行传染病发病数据的空间聚集性分析，研究传染病传播的空间相关性（袁东方等，2014）。综合而言，与传统时间序列与横断面分析相比，空间面板数据模型可利用传染病传播数据的时空信息作综合分析和研究（黄勇等，2013）。

其次，有研究采用集中度和圆形分布法以及季节调整法研究传染病传播的循环周期特征和季节特性，可对传染病传播的发病高峰时段作出精准预测，实现科学防疫，降低传染病发病率。比如，采用集中度和圆形分布法分析传染病的季节性特征和发病规律，研究表明传染病的发病规律呈现明显季节特征，根据传染病的季节性特征有针对性地采取防控措施，可有效控制传染病的流行（毛龙飞和何荼清，2014；杨春梅等，2015）。也有研究采用集中度和圆形分布法对传染病的流行特征作研究，制订传染病的针对性监测方案，控制传染病的发生与流行（常彩云等，2012；张慧玲等，2018）。也有利用季节调整法分析得出呼吸道传染病传播的高峰期和低谷期，研究传染病的发病规律（宋丽娟等，2017）。比如，对北京地区猩红热分布作流行病学研究，发现猩红热的发病高峰期为 5 月至 6 月（初夏），11 月至次年 1 月初发病率高峰较小（Mahara et al.，2016）。

考虑到传染病时间序列数据的周期性和季节性对序列平稳性造成的影响，ARIMA 乘积季节模型可解决传染病有着明显的季节性和周期性无法满足传统时间序列模型要求序列具有平稳线性趋势条件的问题，因此对于存在周期性与季节性波动的传染病传播数据，研究人员认为采用 ARIMA 乘积季节模型进行预测的效果较好（彭志行等，2008；王怡等，2015；刘超等，2021）。在传染病传播预测的研究分析中，研究人员实证证实了 ARIMA 乘积季节模型在传染病数据预测中的可行性（李望晨等，2016）。一些研究人员讨论了 ARIMA 乘积季节模型在传染病预警中的应用，研究传染病传播的周期性波动特征，实证结果表明 ARIMA 模型能够取得比较满意的传染病的预测及预警效果（张文增等，2009；田庆等，2021）。也有研究人员基于传染病数据作模型对比，研究 ARIMA 乘积季节模型在数据预测中的有效性，预测结果表明，ARIMA 乘积季节模型预测结果良好，能为传染病防控提供决策依据（尹遵栋等，2010；刘洁等，2011；刘建华，2017）。

有研究人员认为，ARIMA 乘积季节模型能够识别传染病数据中的季节性和周期性特征，但也存在一定的局限性。比如，ARIMA 乘积季节模型所识别的传染病数据波动特征的精准程度并不高，对于传染病数据波动的幅度和频率描述并不具体。为更加精准揭示传染病数据的季节和循环周期特征，研究人员采用 HP 滤波法和季节调整法等，将传染病时间序列数据中的循环周期和季节性波动数据分离出来再进行模型预测。比如，基于传染病传播数据，采用 HP 滤波技术与神经网络建立传染病预测模型，发现采用 HP 滤波技术处理后的模型预测精度更高，可精准预测发病人数（薛永刚和张明丽，2013）。也有采用 CensusX－13 模型和 HP 滤波法结合进行协方差分析，可以得到传染病长期趋势变动与循环周期波动对传染病波动的贡献程度，实证结果表明采用 CensusX – 13 模型和 HP 滤波法结合的方法进行传染病预测的效果更佳（宋长鸣等，2014；刘超等，2022）。

对于传染病传播波动性与季节性的研究不只停留在传染病预测层面，有研究人员开始聚焦传染病复杂周期的分离与解析。比如，在传染病传播的周期性分析中，利用逐步回归双重筛选因子的技术，解决长期以来周期性时间序列数据分析中多重复合周期统计分析的困难，利用周期图法探讨传染病的周期振动规律，分析传染病传播的隐含周期，结果表明研究地区传染病数据的周期振动存在高度显著性（莫世华，1993）。

1.2.3 传染病传播的预测分析

随着我国医疗卫生行业信息化程度不断提高，公共卫生系统积累了海量数据。通过数据的分析与预测，了解传染病传播的流行分布，分析传染病传播的波动情况，预测传染病的发病特征与趋势，可以为制定传染病防控措施提供科学依据。在数据积累的基础上，根据传染病传播数据进行预测分析，提升传染病防控的效率和效果。传染病传播预测方法有许多，大致可分为以下三类。

第一类，采用指数平滑法进行传染病传播数据的预测分析。指数平滑法作为一种特殊的加权移动平均法，对数据分布无特殊要求且操作简单。采用指数平滑法对传染病传播数据进行预测分析，对不同时期传染病传播数据赋予不等的权数，加大近期传染病传播数据的权数比例，使模型的预测值反映出传染病传播的实际变化，此类方法在传染病传播预测中得到了广泛应用（王晓丽等，2016；吴学智，2018）。一些研究人员认为指数平滑法在传染病传播预测中效果较佳。比如，采用指数平滑法对研究地区的传染病数据作预测分析，研究发现采用指数平滑法得到的预测结果精度较高，模型预测值能较好拟合传染病数据的真实值，可对传染病发病率作出及时准确的预测，为传染病防治工作提供了决策依据，具有一定的参考价值（冯刘栋，2000；郭璐等，2014）。也有研究针对传染病数据采用指数平滑法与其他预测模型作对比，研究发现指数平滑模型可实现传染病传播的预测，但在不同预测周期的指数平滑模型预测效果存在一定差异，要根据预测周期选择合适的预测模型以实现传染病的预测预警（朱奕奕等，2013；唐广心等，2018）。而一些研究人员认为指数平滑法存在一定的缺陷。比如，对某地区流行性感冒发病情况作指数平滑法预测，结果发现指数平滑法的中短期预测精度较高，但长期预测精度有所下降（王昕等，

2011）。同时针对波动剧烈的传染病数据，指数平滑法会出现预测值与真实值的偏离。因此，应根据传染病传播特征选择合适的传染病预测模型（史芸萍和马家奇，2010）。

第二类，根据回归模型作传染病传播数据的预测分析。一些研究人员认为，回归模型可有效实现传染病数据的预测，如采用随机森林和线性回归等模型对传染病传播作预测分析，研究结果证实了回归模型可有效实现传染病传播的预测，为居民体检和健康管理提供决策依据（白江梁等，2018；母东生，2021）。同时，有研究采用多元线性回归模型对传染病传播相关因素作研究预测，为传染病防控提供决策依据。如有研究人员采用多元线性回归模型，分析相关气候因素对手足口病的影响效果，为手足口病预防控制提出相关对策建议（朱建明等，2016）。也有采用回归模型分析气象因素对猩红热月发病率的影响，为猩红热防控提供对策建议（王炳翔等，2014）。

第三类，采用组合预测模型作传染病数据的预测分析。很多研究表明，组合预测模型在传染病数据预测中精度更高。比如，有研究基于传染病数据构建 $GM(1，1)$、时间序列分析模型以及组合模型作传染病传播的预测分析，比较各个模型的预测误差，研究结果表明组合模型综合了多种模型的优势，其预测效果比单一模型更好（董选军等，2013；王永斌等，2016）。也有研究采用动态数列、灰色模型、指数平滑、组合预测模型等作多种传染病死亡率的预测，发现不同传染病对应的最优预测模型并不相同，综合来看组合预测模型的预测精度较高，证实了组合预测模型在传染病数据预测中的有效性（曲红梅，2015）。

诸多研究人员认为，传染病传播的预测方法很多，不同传染病数据所适用的模型有所差异。比如，新型冠状病毒感染数据可采用混合方法将其分解为分量序列，结合计量经济学模型，精准预测传染病数据的短期发展态势（Singh et al.，2020）；针对具备随机波动性和趋势性的乙型肝炎数据，可构建灰色预测模型作预测，构建非线性灰色伯努利预测模型，对模型参数进行优化，保证了乙型肝炎传染病预测模型的可行性和有效性（张利萍，2015）；采用机器学习方法可进行医疗数据的短期预测分析，但在传染病传播的分析与预测研究中仍需进一步改善（Dhiman et al.，2021）。有研究人员采用四种不同时间分布模型（Winters 乘法指数平滑法、残差自回归模型、ARIMA 模型、灰色模型）对甲肝发病趋势作拟合和预测，结果表明四种模型短期预测效果均优于长期，ARIMA 模型可较好实现传染病数据季节性趋势的预测，强调了 ARIMA 模型对于时间序列数据特征和参数估计的优势，引入自适应过滤法的"权数"调整思想可提高 ARI-MA 预测精度（王山，2016；徐超，2019）。

1.2.4 文献述评

综上可见，国内外研究人员前期开展了传染病传播的波动特征、季节和循环周期特征研究和预测分析，但是仍未深入到传染病传播的流行周期分析及全周期预测，较少有涉及传染病传播深度学习技术与评估，这也为本书留下进一步的研究空间。

（1）传染病传播的流行周期分析框架有待进一步完善。传染病传播分析的研究多集中单一传染病的流行特征分析，仅注重传染病传播数据的拟合预测，缺乏传染病传播的全周期分析。已有研究主要分析了传染病传播的特征和趋势预测，较少关注传染病预测期与流行分析技术之间的适配性，难以形成传染病传播的长期、中期、短期预测的全周期研究框架。

（2）传染病传播的深度学习技术应用仍不多。已有研究主要采用传统时间序列分析技术或计量模型作传染病传播预测研究，多注重考虑不同传染病传播分析模型的适用条件，少有文献将深度学习预测技术应用到传染病传播分析与预测中。亟须掌握深度学习技术，开展传染病传播的流行周期分析与预测，强化深度学习等新技术的应用，提升传染病传播预测精确度和准确度。

（3）传染病传播分析模型评估体系仍不完善。已有研究多利用单一模型预测模型作传染病传播分析研究，缺乏传染病预测结果的分析与评价。面对大量的传染病传播分析模型，应合理评价传染病传播的预测效果，建立完善的传染病传播评估体系，正确评估传染病传播分析。

鉴于此，本研究开展传染病传播的流行周期分析和预测研究，主要进行了以下方面的探索。

（1）构建了传染病传播流行周期分析与长期、中期、短期预测的分析框架。针对不同传染病传播的特点，运用传染病传播的流行趋势分析技术、流行循环周期分析技术和波动特征分析技术，对特定传染病传播数据作流行周期分析，剖析了特定传染病传播的流行周期特征和季节特性，进行传染病传播的长期、中期和短期预测，为传染病传播的全周期预测提供了思路框架。

（2）建立了传染病传播实时预测的深度学习预测范式。构建了基于新冠肺炎传播的 RNN 循环神经网络的深度学习模型，创新性地实现了新型冠状病毒感染在多个预测时段的实时预测。以传染病传播的预测分析与风险防控为导向，以传染病传播的单一群体模型、复合群体模型和网格网络模型为基础，以测试集预测效果评价为切入点，开拓了传染病传播实时预测的新视角，对比基准模型，深度学习预测技术可以获取动态非线性信息、提供更准确的传染病传播实时预测与未来的多期预测。

（3）完善了传染病传播的深度学习模型评估体系。以传染病传播的深度学习模型为逻辑起点，构建 RNN 循环神经网络模型、light GBM 模型、SARIMA 模型、温特线性与季节指数平滑模型、CensusX - 13 季节分解模型和线性组合预测模型，完善了传染病传播的深度学习模型评估体系。对比测试集的预测效果，说明深度学习模型的预测效果较好，完善了传染病传播预测分析的方法体系。

1.3　研究框架与研究内容

以传染病传播的理论模型为依据，构建了传染病传播流行周期分析与长期、中期、短期预测的分析框架，建立了传染病传播实时预测的深度学习预测范式，完善了传染病传播的深度学习模型评估体系。从深度学习方法、实证研究和政策建议等维度做好传染病传播的深度学习预测技术应用、传染病传播的流行周期分析以及传染病传播的深度学习模型评估，探索传染病的监测预警体系，提出传染病防控策略。本节主要包括研究框架和研究内容两个部分。

1.3.1　研究框架

以传染病传播的理论模型为依据，实现了传染病实时预测与多期预测的深度学习技术分析，从影响范围、传播速度和感染人群等视角选取具有代表性的传染病，实证分析了乙类呼吸道传染病、呼吸道传染病和乙型肝炎等典型传染病数据的周期演变特征分析与预测，结合深度学习技术和传统统计学方法作传染病传播的深度学习模型评估。采用理论论证、模型构建和实证分析等研究方式，围绕传染病传播的深度学习方法、周期演变特征与预测以及传染病的监测预警体系研究等内容，按照立足于理论分析和实证结果、着眼于实践运行、加强模型验证、借鉴国内外先进经验的基本要求，对传染病传播流行周期演变特征和预测分析的理论和实践作深入系统的研究，为传染病防控策略提供支持与依据。

本书的总体研究框架（见图 1 - 1）由四个部分构成。一是传染病数据分析与预测的文献梳理与理论研究。包括传染病分析方法的演变历程与传染病传播的理论模型分析。二是传染病传播的深度学习技术分析、流行周期分析、高峰预测与深度学习预测模型评估。从影响范围、传播速度和感染人群等视角选取具有代表性的传染病，依次实证研究了传染病实时预测与多期预测的深度学习技术分析、传染病传播的流行趋势分析技术与长期预测、传染病传播的流行循环周期分析技术与中期预测、传染病传播的波动特征分析技术与短期预测，传染病传播的网络搜索数据分析与高峰预测，结合深度学习方法和传统统计学方法作传染病传播数据的深度学习模型评估。三是传染病的监测与预警体系研究。包括传染病的监测制度、智慧化的传染病监测体系和智能化的传染病预警体系研究；四是主要研究结论与未来展望。

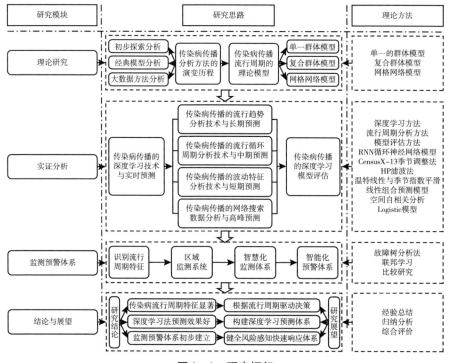

图 1-1　研究框架

1.3.2　研究内容

本书的主要内容共分为八部分，各部分的研究安排具体如下。

第一部分为绪论以及传染病传播分析方法的演变历程，即第 1 章与第 2 章。绪论对本研究的内容作主要介绍，具体包括传染病传播流行周期与预测的研究背景与研究意义、国内外研究现状、研究思路和研究内容；在传染病分析方法的演变历程中，介绍了传染病数据分析与预测方法的演变历程。首先，介绍传染病传播分析方法的初步探索。具体包括由推理预测转变为利用简单数学模型的过渡阶段、传染病预测模型的初步使用和传染病传播机理建模阶段。其次，介绍传染病传播分析方法的经典模型。具体包括原有传染病预测理论和方法的进展及应用、传染病预测模型新方法。最后，介绍传染病传播分析方法的大数据技术。具体包括大数据时代下对传染病的数据分析、传染病预测分析研究趋势。

第二部分为传染病传播流行周期的理论模型，即第 3 章。建立传染病传播流行周期的理论模型，剖析了传染病传播的流行机理，采用理论模型对传染病，尤其是高暴发型传染病作传播数据的监测、分析和预测，精准、及时地表征和量化流行性传染病的传播趋势，以正确选择干预措施、合理进行防控决策、高效防治传染病。详细分析了传染病传播流行周期模型，重点介绍单一群体模型、复合群体模型和网格网络模型以及传染病传播链条模型，作传染病传播模型的理论研究，分析传染病传播理论模型的适用情况。详细介绍了传染病的传播链条模型，阐述了传染病的传播途径和传播链条。

第三部分为传染病传播的深度学习技术与实时预测，即第 4 章。构建了新型冠状病毒感染的深度学习模型，系统讨论了不同方法对新型冠状病毒感染预测结果的影响，将指数平滑模型作为基准模型，在多种评价指标下，综合比较 RNN 循环神经网络深度学习方法与基准模型，检验了新型冠状病毒感染的实时预测和多期预测效果。以实证分析验证了 RNN 循环神经网络深度学习模型在传染病传播预测中的精准度、有效性和可行性，为传染病预警体系的建立提供思路和理论依据。

第四部分为传染病传播的流行周期演变特征分析与长期、中期、短期预测，即第 5 章、第 6 章、第 7 章。从影响范围、传播速度和感染人群等视角选取具有代表性的传染病，建立了传染病传播的流行周期演变特征分析模型，揭示了传染病传播的流行周期演变特征。在传染病传播的流行趋势分析技术与长期预测中，基于造成大范围影响的乙类呼吸道传染病，利用季节调整法和 HP 滤波法对中国乙类呼吸道传染病发病时间序列数据进行分解，将时间序列中不规则变动因素进行分离，研究传染病传播的波动规律，对传染病作预测并给出对策建议；在传染病传播的流行循环周期分析技术与中期预测中，基于传播速度快的呼吸道传染病，选用季节调整法对呼吸道传染病时间序列进行季节趋势分解，采用 HP 滤波法探究呼吸道传染病的循环周期，对全国常见呼吸道传染病的发病情况作预测和分析；在传染病传播的波动特征分析技术与短期预测中，基于乙类传染病中发病最多的乙型肝炎，拟合乙型肝炎的发病数，对乙型肝炎的月度发病数作预测，以此对传染病传播作出统计分析和短期预测。

第五部分为传染病传播的网络搜索数据分析与高峰预测，即第 8 章。考虑到传染病传播的流行病学特性以及防控政策的调整，选取关键词"发烧"在百度搜索数据，借助空间自相关分析方法与 Logistic 模型，探究京津冀地区新型冠状病毒感染的流行空间分布特征，预测了新型冠状病毒感染的进展阶段及高峰。实证结果表明模型拟合效果较好，有助于优化卫生医疗资源配置。验证了网络搜索数据能够在传染病暴发造成信息滞后乃至缺失的情况下及时掌握流行进展，为后续传染病的预测预警提供新的思路。

第六部分为传染病传播的深度学习模型评估，即第 9 章。选取丙类传染病中发病和死亡最多的手足口病，测算出中国手足口病的月度发病率数据，基于季节性差分自回归移动平均模型（SARIMA）、温特线性与季节指数平滑模型、CensusX－12 季节分解模型、线性组合预测模型、light GBM 模型和 RNN 循环神经网络模型 6 种预测模型对手足口病发病进行预测，并综合评估各模型的预测性能。实证研究表明，运用 RNN 循环神经网络深度学习模型对中国手足口病发病率进行预测，能较好地拟合手足口病的长期趋势、季节变动等发病规律，达到最优预测效果。light GBM 模型和 RNN 循环神经网络模型两个深度学习模型较传统统计模型而言预测效果优异，说明了深度学习技术在传染病传播预测中具有一定优势，深度学习模型可以为传染病传播的预测分析提供有力的技术支撑和实证依据。

第七部分为传染病传播的监测与预警体系，即第 10 章。详细介绍了国内外监测系统的发展状况，着重分析了以欧洲、美国及日本为例的国际传染病监测系统和我国的传染病监测系统；探讨了特定传染病传播的监测方法，重点介绍了流行性感冒和乙类传染病的监测系统。提出构建智慧化的传染病监测体系，运用数字信息技术构建基于网络大数据和人员流动大数据的监测体系，以多点触发的传染病监测模式探索智慧化传染病监测体系建设方案。提出建设传染病智能预警算法的云计算平台，构建基于不同防控策略的传染病传播分析与预警体系，为公共卫生决策、智能化监测预警提供决策依据与数据支持。

第八部分为总结与展望，即第 11 章。主要研究结论包括：根据建立的传染病传播流行周期与预测模型，利用深度学习技术分析精准实现传染病传播的实时预测；分析传染病传播的流行周期，实现传染病传播的长期、中期和短期预测；基于网络搜索数据分析传染病的空间分布特征以及高峰预测；根据模型评估结果，传染病传播的深度学习模型预测效果最优；构建智慧化的传染病监测体系和智能化的传染病预警体系。根据研究结论，提出一些未来研究展望：加强应急指挥决策系统，建立健康大数据驱动决策的共享机制，利用深度学习技术构建完善的传染病预测体系，健全基于精细闭环的风险感知与快速响应体系。

第2章 传染病传播分析方法的演变历程

一直以来，传染病严重威胁着人类健康，直接影响社会安定，甚至可能在短时间内造成人口骤减，因此传染病传播的流行周期分析与预测事关重大。一旦传染病传播的分析与预测出现偏差将可能承担不可估量的机会成本，造成巨大的社会损失。第二次世界大战结束以后，为了预防控制传染病的传播，基础医学、公共卫生等相关领域得到了飞速发展，特别是20世纪六七十年代抗生素和疫苗的使用，通过主动防治的方式部分传染病得到了有效的控制。随着生态环境恶化、人口密集程度增大、新的病原体出现、国内外人员与商品流动频繁，传染病流行呈现出新的特征与趋势，艾滋病、肺炎衣原体感染、新型冠状病毒感染等传染病不时发生。截至2022年12月，在全球流行的新型冠状病毒感染已累计确诊超6.5亿人，死亡率约为1.02%[①]，对人类健康和世界经济带来巨大冲击。因此，传染病传播的流行周期分析与预测是一项关乎全球公共卫生的重大问题。研究人员不断开展传染病传播的流行周期分析与预测，根据传染病的流行周期特征与预测结果进行早期预警，有效降低了传染病的社会经济危害，在这个过程中传染病传播分析方法的不断改进发挥了重要作用。随着几代研究人员的不懈努力，传染病传播分析方法不断完善，传染病预测模型的精准度不断提升（李扬等，2016；Brester et al.，2019）。这里从初步探索分析、经典模型分析与大数据分析三个阶段对传染病传播分析方法的演变历程进行梳理与总结。

2.1 传染病传播分析方法的初步探索

在20世纪80年代初期，随着传染病防治技术的提升和统计分析技术

---

① 资料来源世界卫生组织。

的进步，研究人员对传染病传播分析方法进行了初步探索，逐渐由病理知识的主观推理预测转变为使用简单的数学模型作预测分析，传染病传播分析方法的预测成效也得到了一定程度的提升。

2.1.1 由主观推理预测转变为利用简单统计分析工具的过渡阶段

在这一时期，许多国家相继建立了简单的传染病监测系统，对流感、乙型脑炎、疟疾、鼠疫、回归热等传染病进行监测与预警。根据传染病监测数据，我国传染病传播的分析与预测能力显著提升，开始由单纯的主观推理预测转变为利用简单的统计分析工具进行数理预测。在这一阶段，分析与归纳传染病传播数据资料，将传染病的传播规律及影响因素作为预测研究的依据，利用简单的数学公式对传染病的流行趋势、强度、周期、地点等进行估计（邱华士，1981）。在20世纪80年代，电子计算机和互联网传入中国，这一时期国内外研究人员逐步放弃人工统计手段，采用电子数据对传染病传播的流行周期进行分析与预测。研究结果表明，利用电子计算机，传染病传播的分析与预测更加准确、高效，但这时传染病传播分析方法尚不完善，缺乏使用电子计算机进行传染病传播分析预测的经验，因此传染病传播的分析与预测仍主要依据历史疫情资料、病原学资料、传染源的分布、易感者分布、人群免疫状态、自然因素以及社会因素等资料进行人工评判与简单预测。这个过程中，传染病分析方法由主观推理预测转变为基于简单统计分析的数理预测，具体过程如图2-1所示。

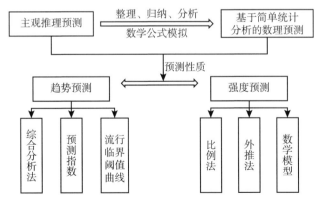

图2-1 主观推理预测转变为基于简单统计分析的数理预测过程

从预测性质来看，传染病预测方法可分为趋势预测与强度预测。根据趋势预测方法，可以预测传染病传播是否出现和传染病传播的发展趋势，包括综合分析法、预测指数和流行临界阈值曲线等。其中，采用综合分析法，在传染病传播过程的基础条件和社会影响稳定的前提下，对传染病的传播规律和趋势作分析与预测。按照综合分析法进行传染病传播分析，依据不同传染病的特点，着重研究影响传染病传播的主要因素，全面收集病发地的流行规律、群体免疫水平、病毒变异情况、流行病学资料和国内外传染病流行动态等数据，把人群的感染条件和机会、流行菌群变迁、易感性等作为传染病流行的基本因素，综合分析传染病的历年发病率、人群免疫水平、流行前期上呼吸道发病率、发病年龄以及人群的流动等，从而实现传染病传播的流行周期分析与预测（章灿明，2007）。

按照预测指数方法，结合传染病的流行季节特征，采用流行预测指数进行预测，主要适用于 1~2 年有流行倾向的传染病。采用预测指数方法，可以分析传染病季度发病率与年发病率的关系，对传染病的传播情况进行预测（邱华士，1981）。

传染病趋势预测的方法还有流行临界阈值曲线（翟志光，2012）。流行临界阈值曲线包含标准曲线和第 95（99）百分位数法等，而标准曲线的绘制方法包括全距法、中位数法，算数平均数、可信限法和几何均数法等。其中，采用全距法，根据传染病以往年份的各月发病率数据，将每年月发病率的最大值和最小值分别作为曲线的上下限，将各月平均发病率画出的曲线作为平均线，以此画出传染病传播的流行变异图，将此图与当年月发病率进行联合分析。若当年月发病率大于往年各月平均发病率，则说明此传染病在当年为多发传染病；若当年月发病率大于或等于每年月发病率的最大值，则说明此传染病在当年为流行性传染病。采用中位数法，计算传染病非流行时期 10~20 年的各月发病率，再根据月发病率的中位数与上下限画出三条线绘制成控制图（杨倬，2003）。若当年月发病率大于该图中的上限，则说明此传染病在当年为流行性传染病。采用算术均数及可信限法，根据以往年份的传染病各月发病率数据，计算各月平均发病率的标准误、算数平均值、标准差，在坐标图中画出 99% 上限与各月平均发病率，将传染病发病率的对数设置为纵坐标，从而得到传染病传播的控制图（杨维中，2004）。采用几何均数法，根据以往年份各月发病率的标准差、几何平均值和标准误，结合当地传染病传播的实际情况，对计算得到的几何平均值加上或减去标准误的若干倍，由此画出三条分别代表传染病常年、流行和大流行的临界阈值曲线。

在这一时期，强度预测方法不断完善，根据以往传染病的相关资料，分析传染病传播的基本条件与影响因素，借助统计学方法、数学和计算机技术等工具对传染病的发病数或发病率进行推理与预测，主要包含比例法、外推法及数学模型。其中，采用比例法，分析某些传染病的周期性变化规律，当传染病前后三年的升降具有一定比例递增或者递减关系时，使用本年度发病率×（本年度发病率/上年度发病率）对下一年度传染病传播情况进行预测；也可以采用月环比方式对传染病传播进行预测，即利用历年各月某传染病发病率的环比值对下一年各月的发病率进行预测。采用外推法，收集传染病传播的历史资料，寻找传染病相关影响因素，根据相关因素之间的依存关系对传染病传播进行推理研究，包括环比值的最小二乘法、回归分析法和相关分析法等。采用数学模型，结合传染病流行前期与发病率间的倍比关系对流行期的发病率进行预测，根据传染病的超额死亡预测传染病流行强度，分析传染病传播过程的影响因素等构建多因素、非线性的数学公式等。

总体来讲，这一时期的传染病分析方法与预测方法仍处于初步探索阶段，主要依靠历史疫情资料、病原学资料、社会因素等资料进行人工评判与简单预测，并逐渐向使用较为简单的统计分析方法过渡，仍需进一步研究传染病传播分析方法与预测技术以提升传染病传播的预测分析成效。

2.1.2 传染病传播模型的初步使用

为了更准确地刻画传染病传播的流行周期并进行预测，研究人员开始尝试构建了一些传染病传播模型，许多研究建立了指数曲线模型对传染病传播情况进行定量化的短期预测。

构建指数曲线模型，可以对符合指数增长规律的传染病观测数据建立指数曲线方程，依据该模型推测传染病的未来发展趋势与状态。此模型主要针对传染病数据随着时间的变化按照同一增长率增加或减少的情况，利用传染病的时间序列数据资料，拟合指数曲线，建立模型并进行短期预测。指数曲线模型广泛应用于研究传染病传播的流行过程，也适用于传染病传播的衰退阶段。依据传染病传播规律与特性，在传染病的传播得到有效控制后，发病率将不再遵循原有的流行规律，呈现持续下降趋势，遵循指数曲线规律，因此指数曲线模型可以作为分析预测传染病传播的工具之一。需要注意的是，在构建指数曲线模型时，传染病传播数据资料需要包含一个流行周期，同时影响传染病发病率的有关因素也要保持相对稳定。若出现因病毒变异导致传染病发病率剧增等情况，应对传染病传播数据资料进行重新调整（谢淑云和李跃军，1998）。

研究人员构建指数曲线模型对传染病的传播特征进行分析与预测。比如，利用指数曲线模型对肾综合征出血热（HFRS）进行了流行趋势预测，揭示肾综合征出血热的低强度流行特征和规律，模型的预测值与实际发病率结果基本一致（唐清和朱月芬，1998）。但是，指数曲线模型主要适用于经济社会较发达地区的传染病传播分析，这里人们生活水平和健康意识普遍较高，社会医疗卫生服务设施健全，各项传染病控制措施到位，可以使得传染病发病率快速下降。长期来看，社会因素或其他不可控因素等均会对传染病的传播造成影响，因此简单的指数曲线模型外推时间不能过长，一般只适用于短期预测，否则模型预测结果与实际情况会存在较大误差（成洪旗等，1997）。

2.1.3　传染病传播的机理分析

研究人员准确记录传染病传播数据流行的发生时间，根据传染病传播机理对传染病在时间维度上的分布作出准确的描述。在传染病传播的研究和分析中，按照传染病传播机理建立合理的传染病传播模型是非常必要的。

传染病传播模型需要充分的传染病传播数据，一般情况难以通过传染病传播的实验来获取数据，因此需要传染病信息系统和各级医疗卫生机构的数据支持。而在这一时期，传染病信息系统尚不完善，有时医疗卫生机构并不能收集到完整的传染病数据资料。因此，研究人员只能依据传染病传播机理构建传染病传播模型，传染病传播的预测成效也受到了一定程度的限制。根据传染病传播机理，传统的传染病传播模型只能在给定条件下描述模型参数的变化过程，往往容易受到各种限制。当尚不能完全掌握传染病传播资料时，灰色预测等模型得到了广泛的应用。在这一演变过程中，传染病传播机理主要内容如图 2-2 所示。

随着理论流行病学方法的发展，研究人员开始使用数学模型来描述传染病传播的数量变化过程，主要依赖于微分方程和概率统计方法等工具的发展。在微分方程中，传染病在人群中的传播被视为确定性的动力学过程；而在概率统计方法中，传染病在人群中的传播被看作随机性过程。当传染病的传播流行被视为确定性的动力学过程时，利用所求感染力等参数进行预测的结果可能与真实情形有较大差距；当传染病的传播与流行被视为随机过程时，需要有关随机变量的概率分布信息，但当时这种概率分布信息的获取有一定难度，研究人员难以完全掌握传染病传播的时间变化特征。除此之外，社会、精神等因素导致随机性影响加大，研究人员很难对其进行把握，精准分析传染病传播的流行周期和季节特性也存在一定的困

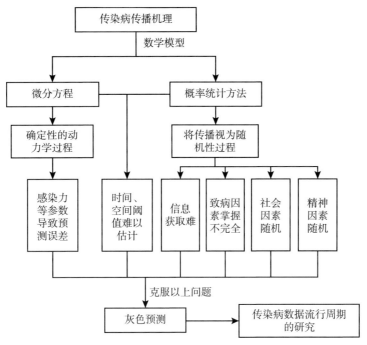

图 2 - 2 传染病传播的机理分析

难。研究人员也逐渐意识到，当易感人群的密度达到某个阈值时可能会引起传染病的流行，但基于时间和空间维度的阈值确定技术尚不成熟，只能从统计学估计等方面开展研究。因此，当微分方程和概率统计方法难以实现最优的预测分析效果，按照传染病传播机理灰色预测模型尝试克服这些问题，可以得到更加准确的预测结果，实现传染病传播的流行周期与预测分析。

灰色预测模型中的灰色介于黑色与白色之间。在灰色预测模型中，如果能掌握传染病传播的全部信息，则为白色系统；如果对传染病传播信息一无所知，则为黑色系统；当介于两者之间时，即对传染病传播的信息不是完全不知道，也不是完全都知道，则为灰色系统。在传染病传播的预测分析系统中，按照传染病传播机理由宿主、病因和环境构成的系统被视为一个传染病传播的灰色系统。根据传染病传播机理，传染病传播的致病因素、宿主和环境之间存在内在的规律性联系，灰色预测模型通过对传染病已知信息的挖掘，提取有价值的信息，实现对传染病传播系统运行行为和传染病传播演化规律的正确描述，准确预测传染病传播的流行与变化趋势。有研究按照传染病传播机理，利用灰色系统 $GM(1, 1)$ 模型对传染病的发病状况进行预测（张世勇等，2002；梁红慧等，2013）。通常传染病数据不能直接建立 $GM(1,1)$ 模型，因此运用"对数—幂函数变换"方法对原始数列进行数据预处理。此处理方法拓宽了灰色 $GM(1,1)$ 模型的应用范围（朱恩学和耿兴斌，1994；张小文，1995），使得灰色 $GM(1,1)$ 模型的传染病预测成效得到进一步提升。

构建传染病传播数据的灰色 $GM(1,1)$ 模型，可以分析传染病传播预测分析的作用机理。

首先，进行传染病传播数据处理，计算给定传染病传播数据序列的级比：

$$\lambda(k) = \frac{x^0(k-1)}{x^0(k)}, \quad k = 2, 3, \cdots, n \tag{2-1}$$

若所有级比 $\lambda(k)$ 都落在可容覆盖 $\theta = (e^{-\frac{2}{n+1}}, e^{\frac{2}{n+1}})$ 内，则传染病传播序列 $x^{(0)}$ 通过检验。否则，需要取适当的正常数 c，作平移变换：

$$y^{(0)}(k) = x^{(0)}(k) + c, \quad k = 1, 2, \cdots, n \tag{2-2}$$

对传染病传播序列 $x^{(0)}$ 进行变换处理，使序列 $y^{(0)} = [y^{(0)}(1), y^{(0)}(2), \cdots, y^{(0)}(n)]$ 的级比：

$$\lambda_y(k) = \frac{y^0(k-1)}{y^0(k)} \in \theta, \quad k = 2, 3, \cdots, n \tag{2-3}$$

其次，建立 $GM(1,1)$ 的灰微分方程模型：

$$\frac{\mathrm{d}x^{(1)}(t)}{\mathrm{d}t} + az^{(1)}(t) = b \tag{2-4}$$

即

$$x^{(0)}(k) + az^{(1)}(k) = b \tag{2-5}$$

其中，$x^{(0)}(k)$ 为灰导数；a 为发展系数；$z^{(1)}(k)$ 为白化背景值；b 为灰色作用量。

将时刻 $k = 2, 3, \cdots, n$ 代入式（2-5）中，有：

$$\begin{cases} x^{(0)}(2) + az^{(1)}(2) = b \\ x^{(0)}(3) + az^{(1)}(3) = b \\ \quad\quad \vdots \\ x^{(0)}(n) + az^{(1)}(n) = b \end{cases}$$

称 $Y = [x^{(0)}(2), x^{(0)}(3), \cdots, x^{(0)}(n)]^T$ 为数据向量，$u = (a, b)^T$ 为参数向量，$B = \begin{pmatrix} -z^{(1)}(2) & 1 \\ -z^{(1)}(3) & 1 \\ \vdots & \vdots \\ -z^{(1)}(n) & 1 \end{pmatrix}$ 为数据矩阵，则 $GM(1,1)$ 模型可以表示为矩阵方程 $Y = Bu$。

由最小二乘法可以求得 $\hat{u} = (\hat{a}, \ \hat{b})^T = (B^T B)^{-1} B^T Y$。

通过计算可以得到传染病传播序列的预测值：

$$\hat{x}^{(1)}(k-1) = \left(x^{(0)}(1) - \frac{\hat{b}}{\hat{a}}\right)e^{-\hat{a}k} + \frac{\hat{b}}{\hat{a}}, \ k = 2, 3, \cdots, n \quad (2-6)$$

其中，$\hat{x}^{(0)}(1) = \hat{x}^{(1)}(1)$，$\hat{x}^{(0)}(k+1) = \hat{x}^{(1)}(k+1) - \hat{x}^{(1)}(k)$，$k = 2$，$3$，$\cdots$，$n$。

然后，对预测数值进行误差检验，主要包括相对误差检验和级比偏差值检验两种方式。

计算相对误差：$\delta(k) = \dfrac{\left| x^{(0)}(k) - \hat{x}^{(0)}(k) \right|}{x^{(0)}(k)}$，$k = 1, 2, \cdots, n$ $(2-7)$

其中，$\hat{x}^{(0)}(1) = x^{(0)}(1)$，如果 $\delta(k) < 0.2$，则认为预测达到一般要求；如果 $\delta(k) < 0.1$，则认为预测达到较高要求。

由传染病传播参考序列计算出级比 $\lambda(k)$，然后结合发展系数 $\hat{a}$ 求出相应的级比偏差。

$$\rho(k) = \left| 1 - \left(\frac{1 - 0.5\hat{a}}{1 + 0.5\hat{a}}\right)\lambda(k) \right|, \ k = 2, 3, \cdots, n$$

如果 $\rho(k) < 0.2$ 则认为预测达到一般要求，$\rho(k) < 0.1$ 则认为达到较高要求。

最后，根据实际传染病传播预测需要，$GM(1, 1)$ 模型可以得到给定点的预测值，进而得出相应的预测预报。

2.2　传染病传播分析方法的经典模型

随着我国医疗体制的改革与发展，传染病传播的分析理论和方法不断完善，传染病传播的分析与预测技术也有了新的突破。特别是在经历了 2003 年的 SARS 传染病之后，传染病传播的数据分析和预测有了新的思路，建立了完善的传染病传播数据收集和报送系统，积极运用新方法进行传染病传播的分析和预测，建立了一系列传染病传播分析的经典模型。在这个过程中，传染病传播的分析方法与预测技术实现了较大突破，开始进行传染病传播的流行周期分析，为应对突发公共卫生事件提供了参考和支持。

2.2.1　经典传染病传播分析方法的进展及应用

随着医疗技术的发展，传染病病毒分子生物学的研究进一步深入，推动了同病毒类型传染病的传播特征分析与预测。当时的研究重点主要集中在传染病病毒变异和进化上，研究了传染病的传播来源和传播因素，对传染病的传播特征和潜在环境因素作了分析和判别，揭示出一些传染病传播存在明显的季节性特征。在这个阶段，根据传染病的流行病学基本理论，研究人员分析传染病传播面临的自然因素、社会因素及其他因素（如环境卫生、风俗习惯等）。对有上升趋势和可能暴发的急性传染病，从时间特征、地区特征、人群特征等方面作出分析与预测，按照传染病传播的传染源、传播途径、易感人群这三个环节，根据传染病传播的预测结果，提出传染病的预防对策和具体防治措施（章晓东，2000；赵新华，2004）。

这一时期，传染病传播理论不断丰富，传染病传播分析模型逐步完善，形成了一套经典的传染病传播分析方法体系，如图 2 - 3 所示。为了分析与预测传染病传播的流行周期，研究人员开始使用概率论与统计学中的马尔可夫链模型、指数平滑模型、Logistic 增长模型等方法。

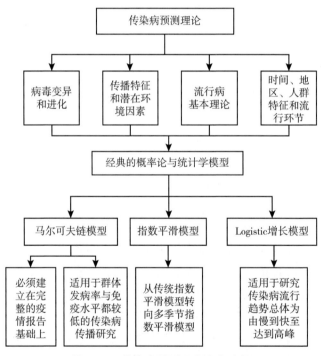

图 2 - 3 传染病预测理论演变过程

马尔可夫链模型主要研究无后效条件下时间和状态均为离散的随机转移问题，适用于群体发病率与免疫水平都较低的传染病传播研究。马尔科夫链模型的预测结果以区间形式呈现，以牺牲预测结果的精度来提高预测结果的准确度。当运用马尔科夫链模型对传染病传播作出预测时，其预测结果依赖于一步转移矩阵，因矩阵短期内不会发生变化，因此运用该模型得到的短期预测结果较好（Tsionas，2022）。下面介绍马尔可夫链模型在传染病传播分析中的具体应用（邓甦和李晓毅，2010）。

首先，根据传染病传播数据的分布情况和研究需要，划分各年份传染病传播所处状态，计算初始概率矩阵。设传染病传播数据时间序列 Z_t，$t \in T$ 的空间状态 S 是一整数集，若对 S 中的任意 n 个整数：i, j, i_1, i_2, $\cdots$, i_{n-2} 和 T 中任意 n 个整数（$0 \leqslant t_1 < t_2 < \cdots < t_n$）都有：

$$P\{Z_{t_n} = j \mid Z_{t_1} = i_1, \cdots, Z_{t_{n-2}} = i_{n-2}, Z_{t_{n-1}} = i\} = P\{Z_{t_n} = j \mid Z_{t_{n-1}} = i\}$$

$$(2-8)$$

则称传染病传播序列 Z_t，$t \in T$ 是马尔可夫链。传染病传播时间序列在 t_n 的状态只与 t_{n-1} 的状态有关，而与 t_{n-1} 时刻以前的状态无关。这种性质成为无后效性。

其次，计算状态转移概率矩阵。计算条件概率 $p\{Z_{t_n} = j \mid Z_{t_{n-1}} = i\}$，表示由 t_{n-1} 时刻的状态 i 到 t_n 时刻的状态 j 的状态转移概率，记为 $p_{ij}(t_{n-1}, t_n)$。对于任意 $t \in T$ 和任意自然数 k，马尔可夫链的 k 步转移概率 $p_{ij}(t, t+k) = p_{ij}(0, k)$，记为 $p_{ij}(k)$。特别地称一步转移概率为 $p_{ij}(1) = p_{ij}$。

一般地，由 k 步转移概率 $p_{ij}(k)$，（$i, j = 1, 2, \cdots, n$）构成的 n 阶方阵，为 k 步转移概率矩阵。

$$P(k) = \left[p_{ij}(k)\right]_{n \times n} = \begin{bmatrix} p_{11}(k) & p_{12}(k) & \cdots & p_{1n}(k) \\ p_{21}(k) & p_{21}(k) & \cdots & p_{2n}(k) \\ & & \vdots & \\ p_{n1}(k) & p_{n1}(k) & \cdots & p_{nn}(k) \end{bmatrix}$$

其中一部转移概率矩阵为 $P = (p_{ij})_{n \times n} = \begin{bmatrix} p_{11} & p_{12} & \cdots & p_{1n} \\ p_{21} & p_{21} & \cdots & p_{2n} \\ & & \vdots & \\ p_{n1} & p_{n1} & \cdots & p_{nn} \end{bmatrix}$

根据条件概率性质可得 $P(k) = P^k$，$k = 1, 2, 3, \cdots$，即 k 步转移矩阵恰好等于一不转移矩阵的 k 次幂。

最后，根据公式 $a(n) = a(0)P_1^n$ 对未来传染病传播数据进行预测，其中，$a(0)$ 为初始概率向量，$a(n)$ 中概率最大的即为当年传染病传播所属状态的预测值。将预测状态与实际状态进行比较，从而判断模型的准确性与实用性。

需要注意的是，只有拥有完备的传染病传播数据与资料，才能运用马尔可夫模型对传染病传播进行分析与计算，因此应统一传染病的报告标准，减少信息误差及疏漏。此外，当传染病处于流行环节或预防控制措施没有发生根本改变时，往往采用马尔可夫链模型可以取得较好的效果。比如，构建马尔可夫链模型对传染病传播进行预测，逐年分析传染病历史资料，检验马尔可夫链模型在传染病预测中的可行性，采用此模型预测一定时期内的传染病传播情况（巴剑波等，2001）。建立加权马尔科夫链模型分析传染病传播情况，假定传染病传播时间序列数据为相依随机变量，以规范化的各阶自相关系数为权重，用加权的马尔可夫链模型来预测和分析传染病传播的变化状况，以预测结果的长期效果最优化为标准，对模型进行评估和总结（彭志行等，2008）。

指数平滑模型在移动平均法的基础上发展起来，利用序列过去值的加权平均数预测未来的值，其中近期数据常被赋予较大的权重，而远期数据被赋予较小的权重（朱奕奕等，2013）。在指数平滑模型中，以时间为横坐标，以传染病的实际发病率为纵坐标，绘制散点图，观察传染病数据分布特征是否适用于指数平滑模型。使用传染病指数平滑模型对回归系数进行假设检验，当指数平滑模型的参数估计有意义时，可以进行外推预测，按照得到的指数平滑模型公式预测传染病的发病率。基于传染病传播数据，有研究结果表明指数平滑的加法模型预测效果优于其他模型，可以结合空间统计分析方法研究传染病的流行学特征和时空分布，通过对比研究得出指数平滑模型在时间序列的趋势预测中具有高精准度、高效性的优点（Rabbani et al.，2021；Shang et al.，2022）。

指数平滑模型可分为一次指数平滑模型、二次指数平滑模型和三次指数平滑模型（郭璐等，2019）。其中，一次指数平滑模型适用于无明显趋势及季节要素的情形。二次指数平滑模型进行两次单指数平滑，包含Holt-winters 双参数指数平滑法等，适用于有线性趋势但没有季节趋势的传染病传播情形。三次指数平滑法采用趋势季节模型预测法来消除季节影响，包含 Holt-winters 加法模型和乘法模型等，常用于预测传染病发病率。当使用三次指数平滑法预测传染病发病率时，将传染病传播数据绘制成曲线图，根据曲线图的特征选择线性模型或者非线性模型，利用模型中的参数计算式得到传染病预测方程求出趋势直线方程式，预测出传染病各季度实际值相对应的趋势值，再将得到的发病率乘以季节指数来消除季节因素的影响，得到传染病各季度的发病率预测值，因此其预测效果常优于趋势季节模型的直接预测（冯刘栋，2000）。研究人员从传统指数平滑模型转向多季节指数平滑模型。多季节指数平滑模型可对传染病传播数据进行可视化描述，研究传染病传播的流行周期，使传染病预测结果更加精准（Taylor，2011；Sulandari et al. ，2021；Djakaria and Saleh，2021）。

Logistic 模型最初用于人口增长的趋势预测，后被用于传染病传播的增长预测。Logistic 曲线模型为"慢—快—慢"的增长模型，有效匹配了传染病由慢到快至高峰后流行变缓的传播情况，即在新发传染病传播初期，累计的传染病确诊人数符合传染病传播的自然规律，为指数增长模式，之后随着防控政策或者群体免疫增强，新发传染病病例逐渐减少，累计感染人数也接近饱和状态，传染病流行态势也逐步缓和。当使用 Logistic 模型对传染病传播进行分析时，采用非线性最小二乘法对 Logistic 模型进行拟合。根据 Logistic 模型对传染病传播的时间点进行划分，可以推算出传染病传播过程的"始盛期""高峰期"及"盛末期"，从而便于依据传染病传播的流行周期开展防控工作。有研究使用 Logistic 增长模型对埃博拉出血热、SARS、甲型 H7N9 流感等传染病进行研究（徐付霞等，2005；朱佳怡，2014）。也有研究指出，Logistic 在辅助其他传染病动力学模型进行预测与评估方面也具有重要价值（王建锋，2003）。

2.2.2　经典传染病传播模型的改进与优化

根据经典的传染病传播分析方法，研究人员积累了大量传染病传播分析的经验，从多方面逐步完善和改进经典传染病传播模型，提高了传染病传播预测的精度与准确度，使改进后的传染病传播模型成为研究传染病流行周期的主要手段之一。改进后的传染病传播模型广泛用于传染病传播分析。第一类是以确定性模型与随机模型为主的数学模型（叶健莉等，2005）。确定性模型与随机模型的区别在于是否考虑传染病传播过程中所包含的随机因素影响，而随机模型通常更加符合客观实际情况。第二类是基于一维时间序列的数据分析模型，此类模型可以克服传染病传播的影响因素不明或过多、传染病数据资料难获取等问题，适用场景较多，被研究人员广泛使用。第三类是加入传染病影响因素的多元回归分析模型与空间计量模型等。当传染病数据资料完备时，使用此类模型进行分析，能够得到兼顾精确度与准确度的预测结果。

在确定性模型的改进方面，为了分析不同场景下传染病传播的特征，模拟模型可以在可能的场景下进行预测以提供决策支持。SEIR 模型在传染病的研判和控制中发挥了重要作用。根据 SEIR 模型，可以了解传染病的传播机制和控制机理。

SEIR 模型假设传染病系统内的每个个体都处于以下四种状态之一。

（1）易感态（S）：指个体处于传染病流行范围，但未被感染，属于高危人群。

（2）潜伏态（E）：指个体已被感染但仍未发病，处于潜伏期。

（3）感染态（I）：指个体已经发病且具有传染性，病毒可以传播给 S 类成员，将其变为 E 类或 I 类成员。

（4）移除态（R），指个体死亡或因病愈而具有免疫力，不会面临再次感染的危险。

SEIR 模型的演化过程如图 2 − 4 所示。

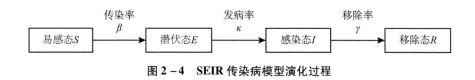

图 2 − 4　SEIR 传染病模型演化过程

传染率 β 表示一个感染态个体与易感态个体接触，导致易感态个体被感染进入潜伏期的概率；发病率 κ 是一个潜伏态个体在单位时间内转变为感染态的概率，$\frac{1}{\kappa}$ 表示潜伏期时长；移除率 γ 是一个感染态个体在单位时间内转变为移除态的概率。

假设传染率 β，发病率 κ 和移除率 γ 均为固定不变的常数，且系统内人口总数 N 保持不变，即 $N_{(t)} = S_{(t)} + E_{(t)} + I_{(t)} + R_{(t)}$。

可以得到微分方程：

$$\begin{cases} \dfrac{\mathrm{d}S_{(t)}}{\mathrm{d}t} = -\dfrac{\beta S_{(t)} I_{(t)}}{N} \\[2mm] \dfrac{\mathrm{d}E_{(t)}}{\mathrm{d}t} = \dfrac{\beta S_{(t)} I_{(t)}}{N} - \kappa E_{(t)} \\[2mm] \dfrac{\mathrm{d}I_{(t)}}{\mathrm{d}t} = \kappa E_{(t)} - \gamma I_{(t)} \\[2mm] \dfrac{\mathrm{d}R_{(t)}}{\mathrm{d}t} = \gamma I_{(t)} \end{cases} \qquad (2-9)$$

经典 SEIR 模型的求解方法很多，可以采用统计学软件或仿真平台进行模型构建与分析。此外，诸多研究人员不断改良经典 SEIR 模型，加入传染病传播的影响因素或其他条件进行研究，比如，进行经典 SEIR 模型的复杂扩展时可利用模拟工具评估各种干预措施的影响，研究结果显示严格执行传染病患者隔离措施，防止接触，可推迟感染高峰期（曹盛力等，2020；Schneider et al.，2020）。方匡南等（2022）考虑人口流动性对传染病传播的影响，构建动态 SEIR 模型准确描述突发传染病的传播趋势；申梅等（2021）研究了具有饱和传染率、垂直感染和免疫接种的 SEIR 传染病模型，进一步完善了传染病的分析方法。SEIDR 确定性模型微分方程组考虑 SARS 较高的病死率和潜伏期，在 SEIR 模型的基础上作改进，使模型更加符合传染病的实际发病过程。在 SEIDR 确定性模型基础上，考虑传染病传播过程的复杂性，引入随机性的 SIR 模型得出概率密度函数，在马尔可夫过程中使用极大似然法进行参数估计，以 SIR 模型描述 SARS 在人群中传播的特征来研究传染病的传播和发展。有研究基于 SARS 病例数据，探讨了传染病的传播速度与流行趋势（谭旭辉等，2006）。研究表明，根据传染病传播的季节波动，可以通过扩大社交距离减少接触来推迟感染高峰期，减少高峰数量，实现对传染病的防控。

在随机模型方面，研究人员借鉴流体力学中宏观偏微分方程和微观分子动力学方法相结合的方法，对每一个传染病病人的传染链进行追踪，构建 SARS 传播动力学随机模型。SARS 传播动力学随机模型的计算量大幅度增加，但传染病分析与预测结果的准确性和可靠性均得到提升（石耀霖，2003）。在 SARS 传播动力学随机模型中，定性模拟了 SARS 传播过程中的发展阶段，在给定参量的基础上定量反映了传染病传播持续时间、累计总感染病人数等特征及控制因素。还有研究将传染病空间分布考虑到模型中，将 SARS 传播与控制系统视为非线性、动态反馈的复杂系统，利用传染病统计数据，基于系统动力学的方法与原理，设定隔离措施强度、潜伏期天数、地区外每天输入病例数、每天接触人数等 6 个调控参数，从系统动态反馈机制对传染病传播态势的发展特征和隔离措施的作用程度进行研究，得到了更加准确的结果（李仲来和张丽梅，2004）。对传染病的时空数据分析具有较高的价值，能够揭示传染病复杂的时间及空间分布规律。随着计算机技术的进步与空间计量领域的不断发展，建立空间面板数据模型进行传染病的相关研究成为热点，该模型能更充分地利用传染病的时空数据资料，可以通过增加样本数量减小变量间的多重共线性，修正因缺乏某些数据所造成的误差，有利于空间个体效应的估计以及对未知变量的探究。在使用空间面板数据模型时，常常使用空间权重矩阵表达空间相关性，增大了模型估计的有效性。例如，根据手足口病监测数据、气象监测数据及人口数据，再结合空间计量领域的前沿理论，探究数据间存在的空间差异性与空间相关性等问题（黄勇等，2013）。

根据传染病自身的变动规律建立基于一维时间序列的时序模型是一种行之有效的传染病传播分析方法，能够清晰地判断传染病传播的特征、趋势以及发展规律，克服传染病数据资料难以获取等问题。传染病的传播通常具有长期趋势、季节性、周期性、短期波动和不规则变动等特征（方积乾等，2002），在进行传染病传播分析时需要将这些特征考虑在内，若采用简单的时间序列模型如 ARIMA 模型，难以充分反映疾病本身的特点，因此在组合随机季节模型和 ARIMA 模型基础上形成的 ARIMA 乘积季节模型被广泛应用于传染病传播分析（潘欢弘等，2018；丁勇等，2020）。ARIMA 乘积季节模型可以将具有季节性因素的时间序列数据分解为趋势因子、季节性因子和随机因子，其表达式为 $ARIMA(p, d, q) \times (P, D, Q)_s$，参数 p、P 和 q、Q 代表自回归、移动平均阶数，d、D 为差分次数，S 为循环长度（田庆，2021）。

另外，研究人员开始将加入传染病影响因素的多元回归分析模型和空间计量模型应用于传染病传播分析中。多元回归分析模型通过建立自变量和因变量之间关系的回归方程作为传染病预测模型。在传染病数据资料完备时，使用多元回归分析模型进行分析，能够明确影响因素和传染病传播之间的关系，有助于传染病流行暴发后治疗方案的提出（郭秀花等，2003；王玥等，2023）。其中，多元线性回归分析可以用来分析传染病发病人数与多个影响因素之间的线性关系，其一般形式为：

$$y = \beta_0 + \beta_1 x_1 + \beta_2 x_2 + \beta_3 x_3 + \cdots \beta_k x_k + \varepsilon \qquad (2-10)$$

其中，y 为传染病预测发病人数，β_0、β_1、β_2、$\cdots$、β_k 为模型参数，x_1、x_2、x_3、$\cdots$、x_k 为传染病传播的影响因素，ε 为误差项，代表除自变量与线性关系外的随机因素对传染病预测发病人数 y 的影响。

传染病的传播呈现出复杂的空间分布规律，时空数据分析成为传染病传播空间特征分析的重要途径。在此背景下，研究人员采用空间计量模型对影响传染病传播的因素进行分析，充分利用传染病传播数据的时空信息，分析数据中的空间差异性和相关性（黄勇等，2013）。空间计量模型可以在传染病传播研究中较好地捕捉传染病数据的空间依赖性，增强模型估计的准确性（孙亚红等，2022）。Mello（2020）使用空间计量模型发现医疗卫生设施的空间可达性是影响传染病传播的一个重要因素。原云霄等（2020）通过空间计量分析探究我国传染病传播的时空演变特征，为传染病防控工作提供支持。李小平和余东升（2022）通过空间计量模型来评估城市化对传染病传播的空间影响效应。

2.3　传染病传播分析方法的大数据技术

随着全球化人口不断增长、人员流动速度加快和移动频率增大，传染病能在较短时间内进行大范围传播，新型冠状病毒在全球的迅速蔓延就是一个典型例子。及时准确地判断传染病传播的发展趋势，掌握传染病传播的流行周期，才能精准有效地进行传染病传播的风险防控。利用大数据技术，社交平台数据与网络搜索引擎数据可以为传染病传播的流行预测提供重要的数据支持。高效、准确的大数据技术在传染病传播的分析与预测中起到了重要作用，利用互联网大数据进行传染病传播的有效预测与预警成为研究重点，有助于制定更加有效的传染病防控政策，为传染病传播的分析与预测提供技术支持（秦磊和谢邦昌，2016；林梦宣等，2021）。

2.3.1　大数据时代传染病传播分析方法的变化

随着信息世界和真实世界的深度融合，我国传染病监测内容不断丰富，研究范围更广、程度更深、速度更快，传染病传播数据呈现出体量大、传播快、种类多、价值高等典型的大数据 4V（volume、velocity、variety、value）特征（霍添琪等，2021）。大数据技术收集、汇总、提取及融合各类传染病相关的数据，整合临床、舆论、气象、社会和地理等多源数据。利用收集到的传染病传播大数据，可以掌握与分析传统传染病的传播特征，还可以挖掘信息不明即未完全掌握传染病的流行特征。在这种状况下，如何获取大数据以及如何处理大数据成为传染病传播分析与预测领域的重点。基于多源异构数据的关联分析，可以更有效地对传染病传播进行监测评估，保证传染病传播分析与预测的主动性和时效性。

大数据技术在传染病传播分析中的运用主要有三个方面，如图 2 - 5 所示。第一，运用大数据技术进行传染病传播数据的收集、汇聚和提炼，在多元异构数据之间建立联系，监测评估传染病的传播特征，对传染病传播状况进行实时、有效、多维的监测，保证传染病传播分析与预测的时效性和主动性。第二，大数据技术在传染病传播的预测与预警方面有重大应用，利用机器学习等方法对传染病传播大数据进行深层次全面的分析与预测，对多种数据类型包括图像进行数据挖掘和智能分析。第三，大数据分析技术在传染病传播的动态模拟方面应用广泛，构建传染病数学模型，使用大数据分析技术拟合传染病传播的发展，提出传染病控制的对策和应对方案。

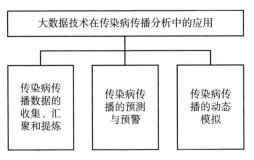

图 2-5　大数据在传染病传播分析中的应用种类

　　大数据技术可以单独使用，也逐渐与人工智能等技术相融合，在医疗领域得到了广泛应用，开发的预防医疗模式更加符合时代发展方向，更加贴合国情民情。部分发达国家的公共卫生工作已经发展到以疾病预防为主（Safi and Sanusi，2021），而我国正积极运用大数据技术等，紧跟人工智能发展趋势做好传染病传播的预测和预防工作。随着深度学习技术等大数据技术的发展，人工智能呈现出爆发式发展的态势。大数据技术和人工智能技术在传染病传播的分析与预测方面涉及健康管理、医疗服务和临床医学等领域。大数据技术和人工智能技术的深度融合可以进一步为人们的健康生活提供保障。运用大数据技术和人工智能技术进行传染病传播的预测建模，需要重点做好数据预处理、特征选择等环节（徐亮等，2018）。大数据技术和人工智能技术可以高效率地减少传染病病毒检测中的重复性工作，有助于实现传染病的早期预警，有效预测传染病传播动态与趋势，从而采取控制传染病传播的措施，降低传染病感染风险（邢梦雨等，2021）。

　　大数据时代下，海量数据的发布、传播、获取及收集都是以网络的形式进行的。网络数据具有实时、便携和公开的特点，覆盖面更广，网络所产生的大数据可应用于传染病传播的监控与数据分析研究中。在传染病的传播分析中，鉴于传染病的发生、演变、流行具有明显的时空特征，传统数学模型在这方面有一定的局限性。大数据技术在非线性系统建模和预测方面显示出较大的优越性，可以构建开源传染病传播数据征候与传染病传播真实态势之间的映射关系。考虑到传染病传播数据的时间演变规律以及众多特征之间的关联性，以网络数据为基础，构建传染病传播征候指标体系，利用大数据技术对传染病传播数据进行时序建模，结合注意力机制挖掘传染病传播征候指标的关联影响，分析传染病的传播特征，证明大数据技术在传染病传播分析与预测应用中的有效性（陆敏等，2020）。采用时间卷积神经网络与指数平滑作传染病传播数据的预测效果对比，结果表明采用大数据技术的传染病预测效果更佳（Kusuma et al.，2021）。基于网络爬虫技术获取网络大数据，构建疫情、民情和舆情为主的信息分析框架，分析传染病传播的发展态势（彭宗超等，2020；黄婧等，2020）。以医院为中心的人工智能传染病预警系统，运用大数据、人工智能采集医院病例信息，对患者的影像数据、检验数据、流行病史等进行数据融合，集中可视化传染病传播信息，实现对传染病传播数据的统一调度，可解决传染病预警不及时、响应速度慢等弊端。使用大数据预测技术可以提高传染病传播预测精度，为传染病传播的科学防治、精准施策提供有力支撑。

2.3.2 基于大数据技术的传染病传播预测与预警

伴随着不同传染病的反复发生，公共卫生部门的工作重点开始转向传染病传播的早期预测与预警，重点关注更加精准的传染病传播预测与预警技术。大数据技术提供了传染病传播分析的技术保障与高效处理模式，可以有效满足传染病传播预测与预警的需求（见图2-6）。

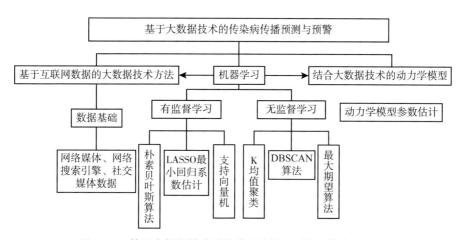

图2-6 基于大数据技术的传染病传播预测与预警主要方面

已有的传染病传播预测与预警依靠传染病直报系统实现，由基层医疗卫生机构将不明原因疾病和疑似传染病向县、市、省、国家疾病预防控制部门报告，从而形成逐级上报系统。该方法主要依据传染病的实验室检测结果，具备较高的准确性，但存在时效性较差的问题，有时难以满足当前的公共卫生预警需求。基于互联网数据的大数据技术方法为传染病传播的预测与预警提供了新思路。这类传染病传播的预测与预警方法主要依据来自网络媒体、网络搜索引擎、社交媒体的数据，如谷歌、百度、新闻网站、推特、微博等。人工神经网络技术在传染病传播的预测与预警方面也取得了突破性的进展，开始应用于传染病防控的各个领域，尤其在传染病传播的预测方面具有较大优势。

在大数据技术中，机器学习凭借在拟合能力与预测能力等方面的优势，可对不同传染病的传播过程进行有效预测与预警。充分挖掘大量的传染病传播数据，机器学习利用特定算法模型可以学习到更多有用的信息。机器学习主要可分为有监督学习和无监督学习两种不同类型的学习算法。其中，有监督学习包括朴素贝叶斯算法、LASSO 最小回归系数估计、局部加权线性回归等，而无监督学习包括 K 均值聚类、最大期望算法、DBSCAN 算法等。深度学习是一种复杂的机器学习方法，研究人员将深度学习技术和传染病传播预测预警相结合，比如利用传染病个案数据、天气数据、人口数据、经济数据进行预测，数据合并后超过 10 亿条，使用Python、分布式 MySQL 存储技术，解决了 10 亿条数据的远程快速访问，利用深度学习技术的 LSTM 网络对不同流行周期、不同种类传染病传播进行预测，其预测结果的准确率明显高于传统预测方法（黄鹏，2019）。

在传染病的预测预警中，较为常用的大数据方法包括人工神经网络、支持向量机等。人工神经网络模型在多学科理论的基础上不断发展而来，几乎可以表达所有的非线性关系，使用范围很广。人工神经网络可以利用大量的数据识别传染病传播的流行特征，推测传染病传播的流行周期和传播趋势，评价传染病传播的防控效果，评估在传染病传播期间导致的经济损失等，具有较高的应用价值。人工神经网络的理论趋于成熟，人工神经网络的研究不断完善和改进，取得了丰硕的研究成果。随着人工神经网络研究的不断深入，人工神经网络方法已经形成了完善的体系，在计算速度与效率、预测结果的准确性与学习理论发展三个方面均取得了重大突破。人工神经网络能够通过大规模的并行分布式结果实现较为复杂的非线性映射，这也使得其具备更强的综合分析能力，应用前景广阔，因此逐渐得到医学与生物学领域等研究人员的青睐（徐俊芳和周晓农，2011）。有研究人员运用人工神经网络理论建立了 SARS 的预测模型，较好地预测了传染病感染人数，体现出人工神经网络模型在传染病发病率及死亡率预测上的应用前景（刘云忠等，2004）。

采用支持向量机可以将传染病传播数据通过核函数映射到高维空间，求解最优分类面得到输入变量与输出变量间存在的非线性关系（张华和曾杰，2010）。支持向量机与其他算法相比具有较好的泛化能力，能够更好地处理小样本、高维度、非线性的识别问题（王定成等，2003）。收集传染病传播数据资料，利用支持向量机构建传染病预测模型，传染病传播的预测数据与真实值吻合度非常高，具有良好的预测精度。当传染病发病率影响因素多样且复杂时，采用支持向量机的回归模型具有一定优势（徐学琴等，2017）。

基于传染病传播的动力学特征，建立结合大数据技术的动力学模型，能够使模型的预测能力得到较大提升。结合大数据技术的动力学模型可以阐述传染病传播过程，分析传染病传播规律，预测传染病传播的动态趋势，更好地实现传染病传播的预测预警目标。以 SIR 模型为基础，引入政府管控力及其他相关的多个参数，采用机器学习方法进行参数估计，更准确地模拟和预测了传染病传播的发展趋势，分析政府管控力对传染病发展的影响（黄梅，2020）。在 SIR 模型上考虑潜伏期，构建拓展的 SEIR 模型，被广泛应用于新型冠状病毒感染的预测与预警。将传染病的流行特征、易感人群人口学特征、防控措施等因素纳入模型中，利用人工神经网络等大数据技术，解决传染病动力学模型涉及参数较多的问题，结果显示对传染病的发展趋势具有很好的预测效果，能够有效估计预测传染病的传染率，可提供传染病防控的措施建议（Umar et al.，2020；王钰铭等，2022）。

第3章 传染病传播流行 周期的理论模型

　　传染病的传播严重威胁着人民群众的生命安全，尤其是近年来新型冠状病毒感染、麻疹、禽流感、乙型肝炎、手足口病等流行性传染病在世界范围内快速传播，每年数以万计的人民群众死于流行性传染病，给人类的生命健康和全球社会经济的发展带来了巨大冲击，造成了严重社会动荡和巨大财富损失。例如，截至2022年12月，在全球流行的新型冠状病毒感染（COVID - 19）已累计确诊超6.5亿人，死亡率约为1.02%，远高于乙类传染病死亡率，对人类健康和经济发展造成了持续影响。面对传染病的大范围传播，如何科学掌握传染病的传播规律，如何实现传染病传播的准确预测，如何根据传染病分析预测结果建立监测预警体系，是当前全球面临的紧迫问题，对全球传染病防控和公共卫生安全具有重大意义。

　　传染病传播流行周期的研究由来已久，传统研究方法多为经验统计法。研究人员不断总结与吸收原有成果，深入剖析传染病传播机制和流行周期特征，丰富传染病传播模型，传染病传播流行周期的研究框架不断完善，应用的理论场景不断优化，形成了一系列传染病传播流行周期的理论模型。从系统科学的角度来看，传染病在人群中的传播、流行和扩散是一个复杂的过程，需要理解传染病的扩散规律，探讨传染病的控制成效，构建传染病的传播模型，分析传染病传播的流行周期。因此，重点是剖析传染病的传播机制和流行机理，以此建立传染病传播流行周期模型，采用理论模型对传染病尤其是高暴发型的传染病数据进行监测、分析和预测，准确、及时地表征和量化传染病的传播特征，达到精准掌控传染病流行周期和流行趋势的目的，从而正确选择干预措施，合理进行防控决策，高效防治传染病，保证人民生命健康与社会经济稳定发展。

　　传染病传播是伴随人类发展的长期问题，国内外研究人员不断深入展开传染病传播流行过程和流行周期的研究，传染病传播流行周期的建模范式和理论模型不断丰富，根据不同的研究范式形成了不同的传染病传播理论模型，逐步形成了较为完善的传染病传播流行周期理论体系。近年来，很多研究人员利用理论模型探究传染病在不同环境下的发展过程，根据不同的理论假设进行微观建模，逐步将复合群体、网络特性和传播链条等引入理论模型（张发等，2011；李贻芬，2019），为研究传染病的流行特性、传播规律和流行周期提供新的思路。这里将传染病传播流行周期的理论模型分为单一群体模型（经典的 SIR 模型）、复合群体模型、网格网络模型和传染病传播链条模型。

3.1 单一群体模型的传染病流行周期分析

在单一群体模型中，通常从宏观视角将传染病感染人群视为一个整体，进而考察整体状态变动。仓室模型为单一群体模型中最典型的模型，强调传染病的起源和传播流动都出现在单独仓室之间，将所考察的属于同种状态的传染病感染人群组成一个仓室。随着时间的推移，考察传染病感染人群在仓室之内不断移动的状态过程。仓室模型的前提假设条件包括：个人无差异性、个人与群体均匀混合性、接触的瞬间性与无记忆性以及仓室人数足够多。在研究传染病传播的流行周期时，仓室模型的感染率与治愈率均为常数。

3.1.1 仓室模型

在传染病传播的流行周期分析中，应用最为广泛的单一群体模型为仓室模型，而克马克和麦肯德里克（Kermack and McKendrick）提出的 SIR（susceptible-infective-removed）模型是仓室模型中的经典模型，也是传染病传播理论模型中的最典型模型，主要适用于研究感染痊愈后可实现终身免疫的传染病。

SIR 模型由 S、I 和 R 构成，包含 β 和 γ 两个转化过程，具体如图 3-1 所示。

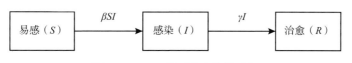

图 3-1 SIR 模型状态转化过程

在图 3 - 1 中，S 为易感染传染病的状态，表示尚未感染传染病个体可能受到感染的状态；I 是已感染传染病的状态，表示个体已经受到传染病感染并且具备传染条件的状态；R 是治愈传染病的状态，表示受到传染病感染的个体已经恢复并具备抵抗能力，处于免疫状态；假定感染状态 I 具有将传染病传染给易感染状态 S 的能力，用 β 表示传染率，即在单位时间内每个感染者感染易感人群的比例，单位时间内一名感染者可以传染的人数为 βS，所有感染者能够传染的人数为 βSI，γ 表示单位时间内传染病可痊愈的人数，$\frac{1}{\gamma}$ 表示传染病的传播周期（Kermack and McKendrick，1927）。

假设个体总数为 N，将人群分为易感染者、感染者和治愈者，其人数分别为 $S(t)$、$I(t)$ 和 $R(t)$，三种群人数在个体总数中的占比分别为 $s(t)$、$i(t)$ 和 $r(t)$，其中 t 表示单位时间，可构建 SIR 模型如下：

$$
\begin{cases}
\dfrac{\mathrm{d}S(t)}{\mathrm{d}t} = -\beta S(t)I(t) \\[2mm]
\dfrac{\mathrm{d}I(t)}{\mathrm{d}t} = \beta S(t)I(t) - \gamma I(t) \\[2mm]
\dfrac{\mathrm{d}R(t)}{\mathrm{d}t} = \gamma I(t)
\end{cases}
\qquad (3-1)
$$

并且满足条件：

$$
S(t) + I(t) + R(t) = N \qquad (3-2)
$$

可根据 γ 求得患传染病后痊愈的平均天数 $D = \dfrac{1}{\gamma}$，同时引入感染者在感染期间的平均有效接触人数 $\sigma = \beta/(\gamma + \mu)$，可得到结论：若 $\sigma s_0 \leqslant 1$，当 $t \to \infty$ 时，$i(t)$ 减小至 0，即传染病不存在，若 $\sigma s_0 > 1$，$i(t)$ 先递增为峰值，后减小为 0。

上述 SIR 模型尚未考虑人口动力学的过程，未纳入出生和死亡的现实影响因素。考虑到部分传染病传播的流行周期较长，高暴发的传染病可能导致人口数量发生显著变化，需要将人口变动这一过程融入 SIR 模型之中。因此，提出新的理论模型假设：出生率 = 死亡率，同时用参数 μ 对出生率和死亡率进行表示，可建立的 SIR 模型如式（3-3）所示：

$$
\begin{cases}
\dfrac{\mathrm{d}S(t)}{\mathrm{d}t} = \mu N - \mu S - \beta IS/N \\[2mm]
\dfrac{\mathrm{d}I}{\mathrm{d}t} = \beta IS/N - \gamma I - \mu I \\[2mm]
\dfrac{\mathrm{d}R(t)}{\mathrm{d}t} = \gamma I - \mu R
\end{cases}
\qquad (3-3)
$$

运用国内外传染病传播数据，大量研究人员根据 SIR 理论模型使用最小二乘法等方法拟合数据，对传染病的传播过程与流行周期进行分析和预测，将模型预测结果和实际传染病确诊数据作对比分析，证实了 SIR 模型在传染病传播流行周期分析与预测方面的有效性（Roberts and Tobias，2000；黄德生等，2004；Yu H et al.，2014；罗成等，2016）。

3.1.2　仓室模型的拓展

为了完善经典的 SIR 模型，研究人员对广泛使用的仓室模型进行了拓展。采用不同仓室设置，研究不同传染病和干预措施对传播过程的影响；综合考虑随机性因素和群体异质性因素，更精准地实现传染病传播流行周期的分析与预测。

3.1.2.1　仓室设置

不同的仓室对应着传染病传播过程的不同态势，因此仓室的选择和划分要考虑传染病传播的自身特性。比如，经典的 SIR 模型适用于治愈后能获得终身抵抗能力的传染病，SIS 模型适用于感染后得到痊愈但仍不具备免疫力的传染病，SIRS 模型适用于感染痊愈后具备一定免疫力，但是免疫能力会随着时间推移而消失的传染病，SEIR 模型适用于存在一定潜伏期的传染病，而 MSEIR 模型适用于随年龄增长人类与生俱来的免疫能力逐渐消失的传染病（李学志等，2005；王双明等，2020）。在传染病传播流行周期的理论模型中，存在适用于不同特性传染病的仓室设置模式。除此之外，干预举措也是影响仓室设置的另一重要因素。通过增加仓室，容纳干预措施造成的状态变动，可以有效研究干预举措的作用效果。比如，基于传统仓室模型设置的 SEQIJR 模型，包括易感者、潜伏者、被隔离观察者、未隔离感染者、被隔离感染者和痊愈者六个仓室，用于研究干预举措对传染病传播流行周期的作用效果（Meyers et al.，2006）。

把总人口分为易感染者 $S(t)$，潜伏者 $E(t)$，隔离者 $Q(t)$，患病者 $I(t)$，确诊者 $J(t)$，恢复者 $R(t)$ 六个仓室。假定输入的都是易感者，单位时间输入量为 Λ，μ 表示自然死亡率，δ 表示因病死亡率，η 表示易感者中自我排除率，λ 表示潜伏者到隔离者中的转移率，ε 表示潜伏者到患病者的转移系数，ω 表示隔离者的排除率，σ 表示隔离者到确诊者的转移率，θ 表示患病者到确诊者的转移率，γ 表示恢复率，β_1、β_2 表示传染率，k 表示潜伏期传染率与患病期传染率之比。假定传染后，一部分是潜伏者，另一部分是隔离者。根据仓室结构可以得到 SEQIJR 模型，具体形式如式（3-4）所示：

$$
\begin{cases}
\dfrac{\mathrm{d}S}{\mathrm{d}t} = \Lambda - (\mu + \eta)S - (\beta_1 + \beta_2)S(kE + I) \\[2mm]
\dfrac{\mathrm{d}E}{\mathrm{d}t} = \beta_1 S(kE + I) - (\mu + \lambda + \varepsilon)E \\[2mm]
\dfrac{\mathrm{d}Q}{\mathrm{d}t} = \beta_2 S(kE + I) + \lambda E - (\mu + \omega + \sigma)Q \\[2mm]
\dfrac{\mathrm{d}I}{\mathrm{d}t} = \varepsilon E - (\mu + \delta + \theta) \\[2mm]
\dfrac{\mathrm{d}J}{\mathrm{d}t} = \theta I + \sigma Q - (\mu + \delta + \gamma)J \\[2mm]
\dfrac{\mathrm{d}R}{\mathrm{d}t} = \gamma J - \mu R
\end{cases}
\qquad (3-4)
$$

为了控制传染病蔓延，可以实施有效的隔离。构建 SEQIJR 模型，加入潜伏者和隔离者。考虑到处于潜伏期内的人也具有传染力，这一模型更加符合实际。

基于 SEQIJR 模型的传染病传播流程，如图 3-2 所示。

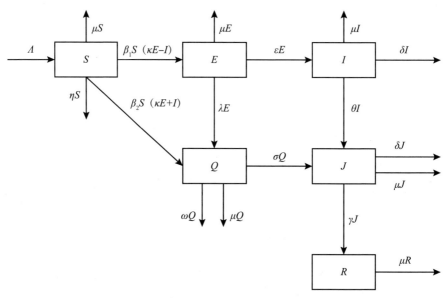

图 3-2　基于 SEQIJR 模型的传染病传播流程

3.1.2.2　群体异质性

传统的仓室模型尚未考虑群体的差异特性，即在进行模型分析时将群体看作是毫无差别的，而实际上群体在多数情况下具有显著差异性，因此研究人员尝试在理论模型中加入群体异质性。将群体差异纳入模型可采用多种方法，例如根据不同标准进行人口分组研究，可以依据传播途径的差异、接触方式的不同、潜伏期和感染期时间的长短、社会经济的发展情况和人口分布等，更精准地进行传染病传播的流行周期分析。

加入群体异质性，开展涵盖感染时间和潜伏期的传染病传播分析。已有研究和经验表明，感染时长是影响传染病传播的重要因素之一，传染病的传播与病毒携带者被感染的时间长短密切相关（Bentout et al.，2020）。不同传染病的窗口期有所差别，在窗口期内监测不到病毒抗原或抗体，但体内已感染传染病病毒。当体内传染病病毒载量达到峰值时，传染病的传染率会大幅提高。在研究传染病传播的流行周期时，考虑到感染窗口期和传染率的特征，国内外研究人员主要采取考虑感染时间和潜伏时长的传染病模型，探究动力学行为的平衡态和局部稳定性（McCluskey，2016；梁霜霜等，2021）

马加尔等（Magal et al.，2010）提出了考虑感染时长结构的 SIR 模型，探讨感染时长结构在传染病传播过程中的影响，具体模型表现为：

$$
\begin{cases}
\dfrac{\mathrm{d}S(t)}{\mathrm{d}t} = \Lambda - \mu S(t) - S(t) \displaystyle\int_0^\infty \beta(a)i(t,a)\mathrm{d}a \\
\dfrac{\partial i(t,a)}{\partial t} + \dfrac{\partial i(t,a)}{\partial a} = -\delta(a)i(t,a) \\
i(t,0) = S(t) \displaystyle\int_0^\infty \beta(a)i(t,a)\mathrm{d}a \\
S(0) = S_0 \in \mathbb{R}^+,\ i(0,\cdot) = i_0 \in L_+^1(\mathbb{R}^+)
\end{cases}
\tag{3-5}
$$

其中，$L_+^1(\mathbb{R}^+)$ 是可积泛函和正泛函的空间；$i(t,a)$ 为感染时间为 a（自被感染后所经过的时间）的感染者在 t 时刻的密度；$\beta(a)$ 和 $\delta(a)$ 分别为感染者的传染率和出生率（或死亡率、恢复率）；假定输入的都是易感者，单位时间输入量为 Λ；μ 表示人口的死亡率。

当研究结核病和 HIV 等潜伏期较长的传染病时，在具有感染时长结构的 SIR 模型中传染率 $\beta(a)$ 可以考虑到潜伏阶段，但生物学精度会降低。某些传染病在变得具有传染性之前，潜伏期可以从几个月到几年甚至几十年。此外，传染病的早期识别对于获得适当的治疗策略至关重要。因此，麦克卢斯基（McCluskey，2016）引入潜伏期，研究了具有感染时长结构的 SEI 模型，具体形式表现为：

$$
\begin{cases}
\dfrac{\mathrm{d}S(t)}{\mathrm{d}t} = \Lambda - \mu S(t) - S(t)\displaystyle\int_0^\infty \beta(a)i(t,a)\mathrm{d}a \\[3mm]
\dfrac{\partial e(t,a)}{\partial t} + \dfrac{\partial e(t,a)}{\partial a} = -\left[\gamma(a)+\mu(a)\right]e(t,a) \\[3mm]
\dfrac{\partial i(t,a)}{\partial t} + \dfrac{\partial i(t,a)}{\partial a} = -v(a)i(t,a) \\[3mm]
e(t,0) = S(t)\displaystyle\int_0^\infty \beta(a)i(t,a)\mathrm{d}a \\[3mm]
i(t,0) = \displaystyle\int_0^\infty \gamma(a)e(t,a)\mathrm{d}a
\end{cases}
\tag{3-6}
$$

其中，$e(t,0)$ 表示潜伏时间为 a 时在 t 时刻系统中处于潜伏状态的密度，处于潜伏状态的个体可以以 $\gamma(a)$ 的速率进入感染状态，$\mu(a)$ 表示潜伏时长为 a 的自然死亡率，$v(a)$ 为从感染状态移除的速率。

在 SIR 模型中引入感染时长结构之后，传染病传播流行周期的理论模型更加复杂，理论分析更为烦琐，但是综合考虑感染年龄结构和潜伏时长之后的理论模型可以精准诠释与感染时长有关的传染率变化在传染病传播过程中的作用和影响。

3.1.2.3 随机性因素

随机性因素贯穿传染病传播与流行过程的始终，在理论模型中加入随机性因素更有助于传染病传播的流行周期分析。描述传染病传播的随机性模型和确定性模型在历史上几乎同时出现。随机性模型出现得很早，但直到近些年随机性模型对传染病动力学的重要意义才被研究人员充分认识到。当构建随机性模型对应的确定性模型时，数学期望常被用于替代随机性模型中的随机变量。在传染病传播数据量足够大的情况下，随机性模型与确定性模型有基本相同的性质，但在特定情况下，随机性模型与确定性模型存在质的差异（Isham，2005）。例如，在传染病传播的初期和末期，由于感染人数相对较少，随机性发挥明显的作用，这种情况下一般随机性模型的精度比确定性模型高。除此之外，当描述一些反复出现的传染病传播过程时，随机性模型所探讨的入侵门槛、续存条件、传染病消失时间等内容比确定性模型更为精准（Nasell，2002）。当面临个体差异较小的传染病时，确定性模型除使用负指数分布外，采用其他分布形式的现实意义不明显。对某些潜伏期较长、个体差异较大的传染病，如艾滋病，确定性模型采用不同的分布形式会带来不同的结论。

由于传染病传播会受到包括环境因素在内的多种随机因素的影响，研究人员尝试将随机因素纳入传染病流行周期分析，出现了一批将各类随机因素考虑在内的传染病流行周期模型。比如，基于 SIR 模型延伸出的具有饱和发生率的随机 SIQR 模型，有良好的拟合效果（刘世杰和刘茂省，2021）。SIQR 模型的形式表现为：

$$\begin{cases} \mathrm{d}S(t) = \left[\Lambda - \mu S(t) - \dfrac{\beta S(t)I(t)}{1+\alpha I(t)} \right] \mathrm{d}(t) + \sigma_1 S(t)\mathrm{d}B_1(t) \\ \mathrm{d}I(t) = \left[\dfrac{\beta S(t)I(t)}{1+\alpha I(t)} - (\varepsilon + \mu + \gamma)I(t) \right]\mathrm{d}t + \sigma_2 I(t)\mathrm{d}B_2(t) \\ \mathrm{d}Q(t) = \left[\gamma I(t) - (\mu + \varsigma)Q(t) \right]\mathrm{d}t + \sigma_3 Q(t)\mathrm{d}B_3(t) \\ \mathrm{d}R(t) = \left[\varepsilon I(t) + \varsigma Q(t) - \mu R(t) \right]\mathrm{d}t + \sigma_4 R(t)\mathrm{d}B_4(t) \end{cases} \qquad (3-7)$$

其中，S 为易感者、I 为感染者、Q 为隔离者、R 为恢复者，Λ 为种群的输入率，μ 为种群的自然死亡率，γ 为传染病感染者的隔离率，ε 为传染病感染者的恢复率，ς 为隔离者的恢复率，β 为传染病的传染率。$B_1(t)$，$B_2(t)$，$B_3(t)$，$B_4(t)$ 表示独立标准布朗运动，σ_1，σ_2，σ_3，σ_4 为随机环境噪声的强度。上述方程组存在唯一的正解，当 $R_0 = \dfrac{\beta\Lambda}{\mu(\mu+\gamma+\varepsilon)} > 1$ 时，模型存在唯一的平稳分布。同时，$R_0^s = \dfrac{\beta\Lambda}{\mu(\mu+\lambda+\varepsilon+\sigma^2/2)} < 1$ 时，证明传染病全部灭绝。

在现实生活环境中传染病传播受到很多随机因素干扰，因此在确定性模型的基础上加入白噪声更加符合传染病传播的实际过程，实证对比确定性模型和随机性模型的情况，可看出当噪声足够大时，传染病会趋于灭绝。考虑随机因素的传染病传播模型对于识别传染病流行周期，制定传染病防控策略具有重要意义。

3.2 复合群体模型的传染病流行周期分析

现实中，不同区域间人员的移动往往会导致传染病快速传播甚至出现大规模暴发，因此需要研究人口的移动方式和规律对传染病传播流行周期的影响，而忽略人口移动的单一群体模型很难实现这一过程。在单一群体模型的基础上加入人口移动因素，起源于生态学领域的复合群体（复合种群、集合种群）模型得到了广泛应用（Grenfell and Harwood，1997）。在复合群体模型中，一个相对独立的地理区域内由各局域种群构成，各局域种群因为个体的移动而连为一个整体，其中每个社会单元视为一个子群体，所有的社会单元视为一个复合群体（Hanski，2004）。

复合群体模型有不同的表现形式,主要具有子群体之间耦合和子群体内部动态表达两个基本特征。

在复合群体模型中,子群体之间的耦合方式主要表现为三种。一是子群体的全连接结构,各子群体之间完全互通,可实现个体向任意子群体的移动。在全连接结构中,群体 A 可以直接移动到群体 B,如图 3 - 3 所示。

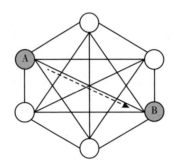

图 3 - 3 复合群体模型的全连接结构

二是子群体的局部连接结构,子群体的个体只能向相邻的子群体移动,一般采用规则化的网格。在局部连接结构的复合群体模型中,从群体 C 向群体 A 移动的最快方式是通过群体 B 或群体 D,而不能直接实现群体 C 到群体 A 的直接移动,具体形式如图 3 -4 所示。

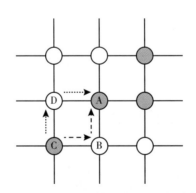

图 3 - 4 复合群体模型的局部连接结构

三是子群体的网络结构,子群体的个体只能向相邻的子群体移动,一般用网络形式描述,具体形式如图 3 -5 所示。从群体 A 向群体 C 移动有两种方式,群体 A 经过群体 B 进而向群体 C 移动,或者群体 A 首先经过群体 D,再经过群体 B,最后移动到群体 C。

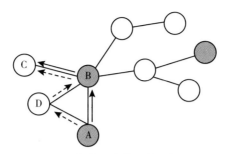

图 3-5 复合群体模型的网络结构

复合群体考虑了子群体之间的迁移，有助于更好地进行传染病传播的流行周期，可以得到具有现实意义的传染病传播结论。这里重点从全连接结构和网络结构两种复合群体耦合方式介绍群体的动态变化。

假设群体之间不存在移动交流，即群体是孤立的，此时群体的动态可以表示为：

$$\begin{cases} S_i' = \mu_i N_i - \mu_i S_i - \beta_i S_i \dfrac{I_i}{N_i} + \lambda_i \\ I_i' = \beta_i S_i \dfrac{I_i}{N_i} - (\mu_i + \lambda_i) I_i \end{cases} \tag{3-8}$$

其中，N_i 为 i 区的种群数量，μ_i 为出生率和死亡率，β_i 为单位时间内感染的平均接触次数，λ_i 为感染者的恢复率。

在考虑各个群体之间的移动交流和纳入人口动力学因素之后，即两个群体能连接在一起时，此时全连接结构的两群体模型的群体动态由式（3-9）决定。

$$\begin{cases} \dfrac{dS_1}{dt} = \mu_1 N_1 - \mu_1 S_1 - \beta_1 S_1 \dfrac{I_1}{N_1} + \lambda_1 I_1 - \delta_1 S_1 + \delta_2 S_2 \\ \dfrac{dS_2}{dt} = \mu_2 N_2 - \mu_2 S_2 - \beta_2 S_2 \dfrac{I_2}{N_2} + \lambda_2 I_2 + \delta_1 S_1 - \delta_2 S_2 \\ \dfrac{dI_1}{dt} = \beta_1 S_1 \dfrac{I_1}{N_1} - (\mu_1 + \lambda_1) I_1 - \eta_1 I_1 + \eta_2 I_2 \\ \dfrac{dI_2}{dt} = \beta_2 S_2 \dfrac{I_2}{N_2} - (\mu_2 + \lambda_2) I_2 - \eta_2 I_2 + \eta_1 I_1 \end{cases} \tag{3-9}$$

其中，δ_1 表示易感个体从第一个群体迁移到第二个群体的速率，δ_2 表示易感个体从第二个群体迁移到第一个群体的速率。η_1 表示感染个体从第一个群体迁移到第二个群体的速率，η_2 表示感染个体从第二个群体迁移到第一个群体的速率。在这个模型中，我们忽略了个体分散时的死亡和出生过程，假设 μ_i，β_i，$i = 1$，2 为正常数，δ_i，η_i，$i = 1$，2 为非负常数。

在全连接结构中所有的个体相互接触是等可能的。实际上，群体水平的传染病传播是在社会网络结构上的传播，而社会网络是一个异质网络。传染病传播是基于个体接触之间的异质关系，每个个体具有不同的接触概率，反映了网络结构中传染病传播的异质性。异质网络的 SEIRS 模型的具体形式表现为：

$$\begin{cases} \dfrac{\mathrm{d}S_k(t)}{\mathrm{d}t} = \delta R_k(t) - \lambda k S_k(t) \sum_{m=1}^{C} \dfrac{\phi(m)p(m)I_m(t)}{\langle k \rangle} \\[3mm] \dfrac{\mathrm{d}E_k(t)}{\mathrm{d}t} = \lambda k S_k(t) \sum_{m=1}^{C} \dfrac{\phi(m)p(m)I_m(t)}{\langle k \rangle} - \gamma E_k(t) \\[3mm] \dfrac{\mathrm{d}I_k(t)}{\mathrm{d}t} = \gamma E_k(t) - \mu I_k(t) \\[3mm] \dfrac{\mathrm{d}R_k(t)}{\mathrm{d}t} = \mu I_k(t) - \delta R_k(t) \end{cases} \qquad (3-10)$$

其中，$S_k(t)$、$E_k(t)$、$I_k(t)$、$R_k(t)$ 分别表示度为 k 的易感者、潜伏者、染病者、恢复者在时间 t 时的密度；δ 为恢复者变成易感者的比例；λ 为易感者每次接触感染者被传染的概率；γ 为潜伏者成染病者的比例；μ 为感染者变成恢复者的比例；$\phi_m(t)$ 为 m 节点在单位时间内的有效接触时间，度分布 $p(m) = \dfrac{N_m}{N}$，网络平均度为 $\langle k \rangle$。

在现实中，传染病传播包括网络接触方式，还存在随机接触方式。在随机网络模型中，人际接触是随机的，每个个体具有相同的接触概率。通过结合随机网络和异质网络，这种复合群体模型可以更准确地捕捉到人际接触以及随机性对传染病传播的异质性影响。随机接触与异质网络共存的 SEIRS 模型表现为：

$$\begin{cases} \dfrac{\mathrm{d}S_k(t)}{\mathrm{d}t} = \delta R_k(t) - \dfrac{(1-\varphi)\lambda k \phi(m) S_k(t)}{\langle k \rangle} \sum_{m=1}^{C} \dfrac{p(m)I_m(t)}{N_m} - \alpha\varphi \dfrac{S_k}{N} \sum_{m=1}^{C} I_m \\[3mm] \dfrac{\mathrm{d}E_k(t)}{\mathrm{d}t} = \dfrac{(1-\varphi)\lambda k S_k(t)}{\langle k \rangle} \sum_{m=1}^{C} \dfrac{p(m)I_m(t)}{N_m} + \alpha\varphi \dfrac{S_k}{N} \sum_{m=1}^{C} I_m - \gamma E_k(t) \\[3mm] \dfrac{\mathrm{d}I_k(t)}{\mathrm{d}t} = \gamma E_k(t) - \mu I_k(t) \\[3mm] \dfrac{\mathrm{d}R_k(t)}{\mathrm{d}t} = \mu I_k(t) - \delta R_k(t) \end{cases}$$

$$(3-11)$$

其中，S_k、E_k、I_k、R_k 分别表示度为 k 易感染者、潜伏者、感染者和恢复者的数量，且每个节点的度小于 C；N_k 表示 k 的节点总数；N 表示网络中所有节点的总数，即 $N = N_1 + N_2 + \cdots + N_C$；$\alpha$ 表示随机接触时的传染率；φ 表示随机接触在传染病传播时的贡献率；$1 - \varphi$ 则是网络接触在传染病传播时的贡献率。其他参数表示含义与异质网络模型 SEIRS 所代表的含义相同。

当 $1 - \dfrac{(1-\varphi)\lambda\phi(m) + \alpha\varphi}{\mu} < 0$ 时，可得到 $R_0 = \dfrac{(1-\varphi)\lambda\phi(m) + \alpha\varphi}{\mu}$；进而可知 $R_0 > 1$ 时，模型有唯一的正平衡解。

子群体的内部动态表达主要有两种形式。一是子群体内部包含传染病的感染状态和未感染状态，强调子群体内部传染病的传播对于复合群体状态的整体影响。此种形式的复合群体模型较为简单且利于理解分析，在复合群体中的传染病流行态势研究中发挥了重要作用。这种形式的复合群体模型也存在一定的弊端，没有考虑恢复者、潜伏期和隔离措施等因素对传染病传播的影响，有时难以有效拟合真实复杂情况下传染病的传播情况，从而不能得到精准的分析和预测。

二是复合群体模型刻画子群体内部动态，可以基于 SIR 模型等构建子群体内部动态的复合群体模型，SIR 模型包含了传输和恢复动力学的潜在机制，并已能够在许多情况下解释实验数据，反映复杂子群体关系的实际传播情况。但模型的公式求解较为麻烦，且无法实现复杂结构的复合群体模型分析研究。

在复合群体模型的传染病流行周期分析过程中，考虑了各个群体之间的移动交流情况，纳入了人口动力学因素，因此传染病传播流行周期的研究更具客观性和真实性（Wang and Mulone, 2003）。当人类迁移的途径和模式存在异质性时，复合群体模型可以发挥更好的效果，实现空间的异质性表达，能实现较大区域范围内传染病流行特征和传播趋势的研究分析。传染病传播具有时滞和空间扩散的特性，考虑人群中的异质性和空间分布后，可建立带有时滞和空间扩散的 SIR 传染病模型。时滞指的是传染病传播的延迟效应，即感染后出现症状或传播的时间间隔。在带有时滞的 SIR 模型中，个体的感染和恢复状态转换存在一定的时间延迟，这反映了传染病的潜伏期和康复过程。空间扩散指的是考虑传染病在空间中的传播和传染的效应。带有空间扩散的 SIR 模型考虑了人群在空间上的分布和接触模式，例如使用空间邻近关系或地理位置信息来描述人群之间的空间接触和传播。将时滞和空间扩散考虑在内的 SIR 传染病模型被认为是一种复合群体模型，结合了传染病传播的时间延迟效应和空间传播的特征，考虑了人群中的异质性和空间分布，能够更准确地描述传染病在时空上的传播过程。

带有时滞和空间扩散的 SIR 传染病模型具体形式表现为：

$$
\begin{cases}
\dfrac{\partial S}{\partial t} = d_1 \dfrac{\partial^2 S}{\partial x^2} + \Lambda - \mu S(t,\ s) - \dfrac{\beta S(t,\ s) I(t-\eta,\ x)}{1+\alpha I(t-\tau,\ x)} \\[3mm]
\dfrac{\partial I}{\partial t} = d_2 \dfrac{\partial^2 I}{\partial x^2} + \dfrac{\beta S(t,\ s) I(t-\eta,\ x)}{1+\alpha I(t-\eta,\ x)} - (\mu+\varepsilon+\gamma) I(t,\ x) \qquad (3-12) \\[3mm]
\dfrac{\partial R}{\partial t} = d_3 \dfrac{\partial^2 R}{\partial x^2} + \varepsilon I(t,\ x) - \mu R(t,\ x)
\end{cases}
$$

其中，$S(t)$ 为易感者，$I(t)$ 为感染者，$R(t)$ 为免疫者，Λ 为种群的输入率，μ 为种群的自然死亡率，ε 为感染者的恢复率，γ 为感染者的病死率，η 为潜伏期，β 为传染病的传染率。带有时滞和空间扩散的 SIR 模型，当 $R_0 < 1$ 时，无病平衡态 $E_0(A/\mu)$ 是局部渐进稳定的；当 $R_0 > 1$ 时，E_0 不平稳且地方病平衡 $E^*(S^*,\ I^*,\ R^*)$ 是局部渐进稳定的。

基于复合群体模型，研究人员依托大型计算设备对传染病的传播和流行态势进行分析和预测，考虑传染病传播过程中的各类影响因素和现实情况，不断优化传染病传播的复合群体模型，基于拟合结果制订传染病防疫方案，在传染病预防控制方面成效显著（Hufnagel et al.，2004）。

3.3 网格网络模型的传染病流行周期分析

在传染病流行周期分析中，基于 SIR 模型的经典单一群体模型和复合群体模型占据重要地位，而网格网络（微观个体）模型凭借其优越性能逐渐成为新的传染病传播分析热点模型（靳祯等，2014）。在单一群体模型和复合群体模型的子群体中，假设个体同质、人群均匀混合。在传染病的实际传播过程中，由于每个微观个体只能接触有限的个体，且接触模式有较大差异，因此微观个体的同质性假设往往不能得到满足。当微观个体不能满足同质性假设时，单一群体模型和复合群体模型不再适用，而网格网络模型进一步丰富了前提假设，更好地刻画了传染病传播的特征，在传染病传播流行周期分析中更具优势，对传染病传播过程的模拟更符合实际情况。网格网络模型在传染病传播领域得到了广泛应用，主要包括理想网络上的传染病传播模型和现实网络上的传染病传播模型。

3.3.1 理想网络

当社会接触数据获取难度较大时，理想网络上的传染病传播模型可以最大限度地构造较接近真实传染病传播的接触性网络，分析网络特性与传染病传播间的关系，揭示网络特性对传染病动力学的影响。

3.3.1.1 理想网络上的传染病传播

在网格网络模型中，接触性网络在传染病流行周期分析中具有重要作用。在接触性网络中，网络中的节点表示微观个体或者组织，边表示各个微观个体或组织间的相互作用或联系，可有效刻画传染病在人类社会中的传播过程。当不能及时准确掌握真实社会的接触性网络时，构建理想网络的网格网络模型进行传染病传播分析是一种常见选择。理想网络的网格网络模型有不同的具体表现形式，包括随机网络、规则网络、小世界网络、无标度网络等。值得注意的是，小世界网络和无标度网络能最大限度地对真实社会传染病传播的网格属性进行刻画，模拟效果较好（Moore and Newman，2000；Klemm K and Eguiluz，2002；Pastor－Satorras and Vespignani，2002）。

小世界网络模型主要描述现实社交关系网络，体现了社交网络中的同质性和弱联系性，能够很好地解释为什么任意两个个体能够通过极少的中间个体就能建立联系（Watts and Strogatz，1998）。在小世界网络模型中，同质性特征刻画了现实生活中的强三元闭包结构，即彼此熟悉的人之间存在亲近的关系；弱联系性特征意味着除了同质性亲近个体外，每个微观个体的社交网络中还包括与自身联系较远的微观个体。在小世界网络模型中，按照社交网络彼此不相识的微观个体可以通过较短的熟人链条将彼此联系起来，被称为小世界特征。许多真实社交网络具备小世界特征，根据社交关系在网格上加入一些边可以构建连接微观个体间的"捷径"，通过小世界特征的"捷径"使得传染病可以更快地传播，而掌握传染病传播的小世界特征可以更好地描述传染病传播的流行周期特征。小世界网络模型的传染病传播门槛低于规则网络，因此传染病在小世界网络模型中传播速度更快。现实中很多传染病传播的网络关系介于规则网络与随机网络之间，而小世界网络能够表现出类似规则网络的高集聚特征，也可以体现出随机网络之间的最短路径，往往会取得更好的分析与预测效果。小世界网络模型的内部特征可以使用聚类系数 C 与平均最短距离 L 表示（刘汉卿，2021）。聚类系数 C 定义为：

$$C_i = \frac{2k_i}{k(k-1)} \tag{3-13}$$

其中，k_i 为节点 i 与相邻节点实际相连的边的个数，$k(k-1)/2$ 为节点 i 与相邻节点相连的边的最大数目。平均最短距离表示网格中任意两个节点之间最短路径上的边数的平均数，表现为：

$$L = \frac{2}{N(N-1)} \sum_{i>j} d_{i,j} \qquad (3-14)$$

其中，L 为平均最短距离，i，j 为节点，$d_{i,j}$ 为最短路径上的边数，N 为网络中的节点数。

为了更加深入地了解小世界网络上传染病的传播，介绍具有潜伏节点且采取隔离措施的传染病在小世界网络上的传播行为，分析该类传染病传播的临界阈值（楚扬杰等，2010）。将小世界网络中节点定义为易感状态 S，潜伏状态 E，感染状态 I 和隔离状态 Q 四种，t 时刻时各状态节点所占的比例分别为 $S(t)$、$E(t)$、$I(t)$ 和 $Q(t)$。β_1、β_2 分别表示潜伏状态和感染状态的传染率，ε 表示从潜伏状态转变为感染状态的概率，γ 为隔离率，δ 为恢复率。对于小世界网络，度高度峰化，度扰动很小，近似为平均度 $<k>$，即 $k_i \approx <k>$。

假定网络节点总数不变，各状态节点均匀分布，则小世界网络上 SEIQ 模型的传播过程如图 3-6 所示。

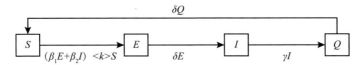

图 3-6 均匀小世界网络上的 SEIQ 模型传播过程

根据平均场理论，假定人口总量不变，SEIQ 模型的传播动力学方程表现为：

$$\begin{cases} \dfrac{\mathrm{d}S(t)}{\mathrm{d}(t)} = -<k>[\beta_1 E(t) + \beta_2 I(t)]S(t) + \delta Q(t) \\[2mm] \dfrac{\mathrm{d}E(t)}{\mathrm{d}(t)} = <k>[\beta_1 E(t) + \beta_2 I(t)]S(t) - \varepsilon E(t) \\[2mm] \dfrac{\mathrm{d}I(t)}{\mathrm{d}(t)} = \varepsilon E(t) - \gamma I(t) \\[2mm] \dfrac{\mathrm{d}Q(t)}{\mathrm{d}(t)} = \gamma I(t) - \delta Q(t) \end{cases} \qquad (3-15)$$

利用归一化条件 $S(t) + E(t) + I(t) + Q(t) = 1$，可将简化为三维模型，表现为：

$$\begin{cases} \dfrac{\mathrm{d}E(t)}{\mathrm{d}(t)} = <k>[\beta_1 E(t) + \beta_2 I(t)][1 - E(t) - I(t) - Q(t)] - \varepsilon E(t) \\[3mm] \dfrac{\mathrm{d}I(t)}{\mathrm{d}(t)} = \varepsilon E(t) - \gamma I(t) \\[3mm] \dfrac{\mathrm{d}Q(t)}{\mathrm{d}(t)} = \gamma I(t) - \delta Q(t) \end{cases}$$

$$(3-16)$$

考虑区域 $M = \{(E(t), I(t), Q(t) \mid E(t), I(t), Q(t) \geq 0,$ 且 $E(t) + I(t) + Q(t) \leq 1)\}$ 可知 M 是系统的正向不变集，系统的零点是其平衡点，因此点 $(1, 0, 0, 0)$ 是式（3-15）的疾病消除平衡点。除平衡点 $(1, 0, 0, 0)$ 外，区域 M 中也存在式（3-15）的平衡点，令系统的右端等于零，用 I 表示所有其他变量，可以得到：

$$\begin{cases} S(t) = \dfrac{\gamma}{<k>[\beta_1 E(t) + \beta_2 I(t)]} I(t) \\[3mm] E(t) = \dfrac{\gamma}{\varepsilon} I(t) \\[3mm] Q(t) = \dfrac{\gamma}{\delta} I(t) \end{cases}$$

$$(3-17)$$

即 $I(t) + \dfrac{\gamma}{<k>[\beta_1 E(t) + \beta_2 I(t)]} I(t) + \dfrac{\gamma}{\varepsilon} I(t) + \dfrac{\gamma}{\delta} I(t) = 1$，

整理可得，$\dfrac{\gamma}{<k>\left(\dfrac{\beta_1 \gamma}{\varepsilon} + \beta_2\right)} + I(t)\left(1 + \dfrac{\gamma}{\varepsilon} + \dfrac{\gamma}{\delta}\right) = 1$

$$I(t) = \dfrac{\left(1 - \dfrac{\varepsilon\gamma}{<k>(\beta_1\gamma + \beta_2\varepsilon)}\right)}{\left(1 + \dfrac{\gamma}{\varepsilon} + \dfrac{\gamma}{\delta}\right)} = \dfrac{1 - B}{\left(1 + \dfrac{\gamma}{\varepsilon} + \dfrac{\gamma}{\delta}\right)}, \quad B = \dfrac{\varepsilon\gamma}{<k>(\beta_1\gamma + \beta_2\varepsilon)}$$

$$(3-18)$$

由此可知，当 $B<1$ 时，系统在区域 M 内存在唯一的正平衡点（S^*，E^*，I^*，Q^*），其中，S^*、E^*、I^*、Q^* 由式（3-16）和式（3-17）得到。当 $M \geq 1$ 时，式（3-15）只有唯一平衡点 $(1, 0, 0, 0)$，不存在正平衡点。在均匀分布的小世界网络里，$M = 1$ 是 SEIQ 传染病传播模型的阈值。由 M 的表达式可知具有潜伏期和采取隔离措施的传染病在小世界网络上传播时，存在有限的传播临界阈值，该阈值与隔离率 γ、潜伏期变为染病者的比率 ε 等有关，为传染病传播防控措施的制定提供了一定的理论支撑。

无标度网络模型（scale-free network）较早应用于社会、生物和贸易网络中，凭借无标度网络的特性在传染病的传播分析中也得到了广泛的应用。在无标度网络模型中，大多数普通节点具备较少的连接，而少数"热门"节点则和其他节点具备较多的连接（Pastor and Vespignani，2000）。其中，网络中具有较多网络连接的节点被称为枢纽节点。在传染病传播的无标度网络中，大多数微观个体的"度"会很小，而少数微观个体的"度"会很大，而这些具备枢纽节点特性的微观个体在传染病传播过程中发挥着关键作用。

无标度网络中节点的连接度没有明显的特征长度，为了能更好地刻画无标度网络上的传染病传播情况，我们需要考虑节点间度的差异，初始状态为 m_0 个节点，每隔一个时间间隔引进一个新的节点，并与网络中已经存在的 m 个节点相连，且 $m \leqslant m_0$；无标度网络模型中的节点度分布服从幂律分布，表现为：

$$P(k) \sim k^{-\gamma} \tag{3-19}$$

其中，$P(k)$ 为节点度分布的概率，代表无标度网络中度为 k 的节点出现的频率。

无标度网络具有优先连接的特性，即当新的节点引入时，这些节点会优先与高度数的节点连接，记一个新节点与节点 i 的优先连接概率 p_i，表现为：

$$p_i = \frac{k_i}{\sum_i k_j} \tag{3-20}$$

其中，k_i 代表节点为 i 的度，$\sum_i k_j$ 代表所有存在节点的度的总和。

为了深入了解传染病在无标度网络上的传播情况，讨论 SEIR 模型在无标度网络上的传播过程，分析传染病传播阈值（赵璇等，2018）。假设 t 时刻时各状态节点占度为 k 节点的比例分别为 $S_k(t)$、$E_k(t)$、$I_k(t)$ 和 $Q_k(t)$，且 $S_k(t) + E_k(t) + I_k(t) + Q_k(t) = 1$。$\beta$ 分别表示潜伏状态和感染状态的传染率，ε 为转移率，表示从潜伏状态转变为感染状态的概率，δ 为恢复率。

设 $\Theta(t)$ 表示网络中染病边的比例，即度为 k 的易感者所连接的边的另一端是感染者的概率：$\Theta(t) = \dfrac{\sum_k kP(k)I_k(t)}{\langle k \rangle}$。

根据动力学方程可得：

$$
\begin{cases}
\dfrac{\mathrm{d}S_k(t)}{\mathrm{d}t} = -\beta k S_k(t)\Theta(t) \\[2mm]
\dfrac{\mathrm{d}E_k(t)}{\mathrm{d}t} = \beta k S_k(t)\Theta(t) - \varepsilon E_k(t) \\[2mm]
\dfrac{\mathrm{d}I_k(t)}{\mathrm{d}t} = \varepsilon E_k(t) - \delta I_k(t) \\[2mm]
\dfrac{\mathrm{d}R}{\mathrm{d}t} = \delta I_k(t)
\end{cases}
\qquad (3-21)
$$

由初值 $S_k(0) \approx 1$，对式（3-21）中第一个等式进行积分，可得：

$$
S_k(t) = \exp l^{-\beta k \int_0^t \Theta(t')\mathrm{d}t'} \qquad (3-22)
$$

定义辅助函数 $\varphi(t) = \int_0^t \Theta(t') = \dfrac{1}{\delta}\dfrac{\sum kP(k)R_k(t)}{<k>}$，又有：

$$
\frac{\mathrm{d}\varphi(t)}{\mathrm{d}t} = \Theta(t) = \frac{kP(k)}{k}I_k(t) \qquad (3-23)
$$

将式（3-21）第三个等式乘以 $\dfrac{kP(k)}{k}$ 并对 $<k>$ 求和，可得：

$$
\sum \frac{kP(k)}{<k>}\frac{\mathrm{d}I_k(t)}{\mathrm{d}t} = \varepsilon \sum \frac{kP(k)}{<k>}E_k(t) - \delta \sum \frac{kP(k)}{<k>}I_k(t)
$$

$$
(3-24)
$$

当 $t \to \infty$ 时，因为传染病传播网络中总节点数目不变，潜伏期节点和感染节点的数目先增加，到达峰值之后，随着传染病传播系统的演化减少而趋于零，所以有 $E_k(\infty) = 0$，$I_k(\infty) = 0$。由于 $\dfrac{\mathrm{d}\varphi(t)}{\mathrm{d}t} = 0$，可以得到：

$$
\varepsilon\varphi_\infty - \gamma\varphi_\infty = 0,\ 1 - \sum kP(k)<k>^{-1}e^{-\beta k\varphi_\infty} - \varepsilon\varphi_\infty = 0 \qquad (3-25)
$$

其中，$\varphi_\infty = \lim\limits_{x\to\infty}\varphi(t)$，由此可以得到 $\dfrac{1}{\gamma}\left(1 - \sum \dfrac{kP(k)}{<k>}e^{-\beta k\varphi_\infty}\right) = \varphi_\infty$，将 $\varphi_\infty = 0$ 代入式（3-25），等号成立，故 $\varphi_\infty = 0$ 是上述自相关方程的一个平凡解。

令 $f(\varphi_\infty) = \delta^{-1}\left(1 - \sum \dfrac{kP(k)}{<k>}e^{-\beta k\varphi_\infty}\right)$，则 $0 < f\left(\dfrac{1}{\delta}\right) < \dfrac{1}{\delta}$，如果上述自相关方程存在非零解，必须满足以下条件：

$$
\frac{\mathrm{d}}{\mathrm{d}\varphi_\infty}\left[\delta^{-1}\left(1 - \sum \frac{kP(k)}{<k>}e^{-\beta k\varphi_\infty}\right)\right]\Big|_{\varphi_\infty=0} \geqslant 1 \qquad (3-26)
$$

求解式（3-18），得到 SEIR 模型的基本再生数 $R_0 = \dfrac{<k^2>\beta}{<k>\delta}$。

在无标度网络情况下，由于无标度网络具有很大的异质性，当网络中

总结点数 $N \rightarrow \infty$ 时，会导致 $<k^2> \rightarrow \infty$，从而 $R_0 \rightarrow \infty$。故在无标度网络上，即使传染率 β 非常小，SEIR 模型下传染病也可以传播（$R_0 > 1$）。

由基本再生数结果，可以看出若要降低基本再生数 R_0，使其小于1，可针对恢复率和感染率采取相应的措施来控制传染病的传播。比如，疫苗的接种可有效增加社会人群中的免疫群体，减少易感人群数量，有效地控制传染病传播（刘勇等，2023）。

除了常用的网格网络模型，针对传染病传播的不同特点研究人员提出了一系列新的网格网络模型。比如，基于接触不对称理论所提出的半有向网络模型，结合有向边网络模型和无向边网络模型，能够很好地解决不同个体的传染病传播门槛值和最终感染人数不同的问题（Zhang et al.，2013）；基于度的平均场理论假定具有相同度的节点在结构特征和动力学特征上是完全等价的，得到不同条件下传染病传播的临界阈值，为公共卫生机构政策的制定提供了重要的理论依据（Ruan，2020）。

3.3.1.2 理想网络上的传染病控制策略

如何有效抑制传染病传播，一直以来都是流行病学关注的重点，基于理论网络的"目标免疫"和"熟人免疫"等免疫策略在传染病的传播过程中能够起到较好的控制作用。其中，"目标免疫"策略是目前最为常用的传染病免疫策略之一，针对理想网络上度大的节点实现优先免疫，具有较高的免疫效率；而根据"熟人免疫"策略，在接种疫苗时先在理想网络上随机选择一个微观个体，然后对该微观个体的相邻个体进行免疫，一般来说，熟人免疫比随机免疫的方法更为有效（Cohen et al.，2002）。研究人员通过理想网络的目标免疫、熟人免疫等策略效果的对比，发现现实中"目标免疫"策略能够更有效地遏制传染病传播（Xu and Sui，2009）。

根据网格网络模型，接触追踪策略也逐渐得到传染病研究人员的关注与重视。一些研究表明，接触追踪策略在聚集网络上的拟合效果比随机网络更好（倪顺江等，2016）。在无标度网络中，提高接触追踪策略的强度可以有效控制传染病。网络的同配性或异配性对传染病的接触追踪效果有较大影响。当传染病的感染率较低时，同配性网络有较快的初期增加率和较短的流行期，接触追踪措施对同配网络中的大规模、低追踪率传染病比较有效。

3.3.2 现实网络

现实网络上的传染病传播以实际调查为基础，从而构建接近实际情况的接触网络模型。建立传染病传播的接触网络模型需要深入认识到人际的混合关系，在实际中认识现实接触网络面临着较大困难。为了获知研究个体的接触关系，首先需收集和整理个人数据和人际关系数据，工作量很大。由于不同传染病的传染特性和传播方式差异悬殊，接触网络也难以明确。在调查个体信息时，面临着个人信息泄露和移动定位是否精准等问题。与此同时，接触网络往往并不稳定，随着时间的动态变化，数据收集整理的难度较大，接触网络也可能发生较大改变。

在网格网络模型中，对现实人群的现实网络进行实证研究，有利于了解传染病传播的接触网络性质（Keeling and Eames，2005）。获取接触网络主要有传染追踪、接触追踪和记录式研究三种方法。

根据现实网络的传染追踪方法，从感染个体出发对传染病的感染源进行追溯，可以分析出传染病感染源与感染个体间的传播链，从而发现传染病感染源所感染的所有个体。传染追踪所获取的接触均为有效接触，并没有考虑未导致感染的接触，可能会使得获取到的接触网络不完整。

按照现实网络的接触追踪方法，考察某一传染病感染者，调查传染病感染者的所有有效接触。接触追踪方法可以获取最接近真实情况的接触网络，但接触追踪所涉及的人群规模较大，实施难度较大。

在现实网络的记录式研究方法中，对一组个体的日常接触进行记录，根据记录获得人际关系网络。记录式研究方法具有工作量较小、方法简便等优势，但所得到的接触网络可能是分裂的，与实际情况可能存在一定程度的偏差。

3.4 传染病传播链条的流行周期分析

传染病由各种致病性微生物或病原体引起，按照传染病传播链条进行传播，掌握传染病传播链条对分析传染病流行周期具有重要作用。比如，为减少传染病对人类健康造成的伤害，各国致力于传染病疫苗的研发，以保护易感人群的手段切断传染病传播链条，抑制传染病的传播与流行。随着研究人员掌握已有传染病传播链条的特征，一些传染病的控制成效显著，但新型传染病病原体的侵袭容易导致传染病大范围传播。积极应对新旧传染病，剖析传染病传播链条，分析传染病传播的流行周期，保障全球人类生命安全和社会稳定。

传染病病原体从被感染者排出，经过一定的传播途径，传到易感人群而形成新的传染，构成了一个传染病传播链条。传染病在人群中的流行必须具备传染源、传播途径和易感人群三个环节，这三个环节形成了传染病的传播链条。缺少任一环节就会破坏传染病传播链条，实现传染病传播的不发生或终止（徐致靖等，2011）。

3.4.1 传染源

在传染病传播链条中，携带传染病病原体或致病微生物的人和动物成为传染源，传染源体内存在病原体并可将其排出。患有传染病的人群是重要传染源，感染者所处病程的不同所具备的传染性也有所差异，这取决于传染病种类、传染源密接频率、传染源排出病原体的数量等。多数情况下，当表现临床症状时，传染病患者排出病原体数量较多，对所接触人群的传染性较强，对密接人群的威胁更大。

在传染病的传染源中，病原体携带者虽不表现临床症状，但仍排出病原体，是传染病传播链条中较为特殊的群体。病原体携带者主要包括病后携带者和健康携带者。其中，病后携带者表现为临床症状消失、机体功能得到恢复，但仍具备传染性的个体；健康携带者没有疾病既往史，但使用检验可查明携带病原体的个体，所携带病原体的时间多为暂时性。另外，人和动物可患有同种传染病，均可成为传染源，但因身体机理差异所患病的临床表现有所不同。

3.4.2 传播途径

在传染病传播链条中，传染病病毒传播途径的研究不断深入，一些传染病传播途径逐渐明晰。研究人员将传播途径看成病原体从传染源排出后，再传染给易感染者之前所经过的途径，比如传染病可以通过飞沫、接触和空气传播等传播途径扩散。传染病的传播途径形式多样，主要包括水平传播和垂直传播两种。

3.4.2.1 水平传播

在传播途径的水平传播（横向传播）中，传染病病原体在传染源与易感染者之间传播，或者传染病等重大疾病在群体或个人之间进行传播，包括介质传播、接触传播、医源传播等。

在传染病的介质传播中，传染病病原体通过空气、水、食物等介质在传染源与易感人群之间传播。在经空气介质的传播中，感染者呼出气流将呼吸道中的病原体分泌物传入空气，病毒在空气流通中被易感者吸入造成传染。经空气传播的传染病传播范围较为广泛、发病率较高，多发于春冬季节，居住条件与人口密度对传染病传播的影响较大，在未免疫人群中流行周期较长。在经水介质的传播中，饮用或接触受到传染病病毒污染的水会造成感染。经水传播的传染病多具暴发性、流行性，传染病传染程度与供水区域、水中含病毒量以及居民卫生习惯有关，在停用污染水源、采取消毒和净化措施后，传染病的流行可慢慢平息。在经食物介质的传播中，通常为食用含有寄生虫、肠道传染病等病毒食物而造成感染。经食物传播的传染病患者具有食用同种食物的历史，一次大量污染将导致该传染病大规模暴发，在停止供应污染食物后，传染病暴发快速终止。

以呼吸道传染病为例，建立空气传播模型，分析传染病传播链条和传播特征，为呼吸道传染病防治提供决策依据。空气传播也称为气溶胶传播，患者呼出的带有传染病病毒的飞沫中有很多小粒径颗粒，这些小粒径的颗粒蒸发后如果半径小于$5\,\mu m$，就可以在空气中悬浮很久，并随着气流运动到很远距离，从而造成空气传播（雷浩等，2021）。

假设 t 时刻空气中粒径为 r 的飞沫核的浓度是 $C_a(r, t)$，易感者在室内暴露时间为 T_a，那么在暴露时间 T_a，易感者的暴露计量表现为：

$$D_a = \int_0^{T_a} \int_0^{T_a} pC_a(r, t) \frac{4}{3}\pi r^3 L(r_0, t)\ \mathrm{d}r\mathrm{d}t \qquad (3-27)$$

其中，r_a 为可以通过空气传播的飞沫最大半径；P 为肺呼吸率；r_0 为飞沫呼出时的最初半径，假设蒸发后的飞沫核半径 $r = r_0/3$；$L(r_0, t)$ 为最初半径为 r_0 的飞沫在呼出时间 t 后其中有活性的呼吸道传染病病原体的浓度。

空气中半径为 r 的飞沫核的浓度 $C_a(r, t)$ 表现为：

$$\frac{\mathrm{d}[C_a(r, t)L(r_0, t)]}{\mathrm{d}t} = G_i(r_0)L(r_0, 0) - (q + b_a + kr^2)VC_a(r, t)L(r_0, t)$$

$$(3-28)$$

其中，$L(r_0, t)$ 是半径为 r_0 的飞沫中呼吸道传染病病毒的浓度；q 为房间换气次数；b_a 为气溶胶中呼吸道传染病病毒的死亡率；V 为房间体积；kr^2 为量化空气中粒径为 r 的飞沫在水平环境表面的沉积率，考虑到垂直表面飞沫沉积率相对较小，故不考虑飞沫在垂直表面的沉积；$G_i(r_0)$ 为呼吸道传染病患者呼出的半径为 r_0 的飞沫的速率，假设呼吸道传染病患者每小时呼出飞沫的总量为 N_d，呼出飞沫的粒径分布为 $f(r_0)$，那么 $G_i(r_0) = N_d f(r_0)$。

研究表明飞沫粒径分布一般是右倾的，假设呼出的飞沫的最大半径为 $r_e = 2\,000\,\mu m$，分布如式（3-29）所示：

$$\begin{cases} \dfrac{0.71f_1(2r_0) + 0.29f_2(2r_0)}{\displaystyle\int_0^{2\,000} [\,0.71f_1(2r_0) + 0.29f_2(2r_0)\,] \mathrm{d}r}, & r_0 < 2\,000\mu\mathrm{m} \\[4mm] 0, & r_0 < 2\,000\mu\mathrm{m} \end{cases} \qquad (3-29)$$

其中，$f_1(r_0)$ 和 $f_2(r_0)$ 是两个对数正态分布，其几何均数和几何标准差分别为 9.8、9μm 和 160、1.7μm。

在稳态 $\dfrac{\mathrm{d}[\,C_a(r,\ t)L(r_0,\ t)\,]}{\mathrm{d}t} = 0$ 时，

飞沫核的浓度为：

$$C_a(r,\ t)L(r_0,\ t) = G_i(r_0)L(r_0,\ 0)/[\,(q + b_a + kr^2)V\,] \qquad (3-30)$$

接触传播也是常见的传染病水平传播方式，主要包括直接接触传播和间接接触传播。在直接接触传播中，没有外界因素的参与，易感者与传染源的直接接触造成传染病感染，比如性传播疾病、狂犬病等；在间接接触传播中，传染源的分泌物附着用品造成污染，被易感染者吸入体内造成传染病感染的传播，传染病感染较为分散，不具暴发特性，且一般不表现出季节性。此类传播又称日常生活接触传播。许多肠道传染病、体表传染病和肝炎都可以经过间接接触传播。

传染病患者的呼吸活动可产生大量的含有传染病病毒的飞沫。在大粒径的飞沫沉降过程中，部分黏附在传染病患者的手上。当传染病患者与易感者握手或触摸表面时，病毒在表面和手之间传播。如果易感者用被病毒污染的手指触摸眼、鼻和口腔黏膜，可能造成感染。病毒沉降到感染者手上的速率 S 表现为：

$$S_s = \frac{A_p}{A_d} \int_5^{1\,000} N_d f(r_0) \frac{4}{3}\pi r_0^3 L(r_0,\ 0) \mathrm{d}r_0 \qquad (3-31)$$

其中，A_p 和 A_d 分别为手和大粒径飞沫沉降范围的面积。

在稳态下患者手上病毒量 $\bar{n}_{ip}$ 维持平衡，即单位时间内病毒沉降到感染者手上的量等于病毒自然死亡的量，则 $\bar{n}_{ip} = \dfrac{S_s}{\eta_{np}}$，其中，$\eta_{np}$ 为病毒在手上的自然死亡率。

假设患者与易感染者触摸环境表面的频率为 $c_{p,s}$，握手的频率为 $c_{p,p}$，则易感染者手上和第 k 个环境表面上病毒量 $n_p(t)$ 和 $n_{sk}(t)$ 满足式（3-32）：

$$\begin{aligned} \frac{\mathrm{d}n_p(t)}{\mathrm{d}t} = {} & \sum_{k=1}^{2} c_{p,s}\alpha_{sk,p} \frac{A_{cps}}{A_s} n_{sk}(t) + c_{p,p}\alpha_{p,p} \frac{A_{cpp}}{A_p} \bar{n}_{ip} \\ & - \left(\sum_{k=1}^{2} c_{p,s}\alpha_{p,sk} \frac{A_{cps}}{A_s} + c_{p,p}\alpha_{p,p} \frac{A_{cpp}}{A_p} + \eta_{np} \right) n_p(t) \qquad (3-32) \end{aligned}$$

$$\frac{\mathrm{d}n_{sk}(t)}{\mathrm{d}t} = \left[n_p(t) + \bar{n}_{lp} \right] c_{p,s} \alpha_{p,sk} \frac{A_{cps}}{A_p}$$

$$- \left(c_{p,s} \alpha_{sk,p} \frac{A_{cps}}{A_s} + \eta_{nsk} \right) n_{sk}(t) \quad k = 1, 2 \cdots\cdots \quad (3-33)$$

其中，$\alpha_{p,sk}$，$\alpha_{sk,p}$ 和 $\alpha_{p,p}$ 分别为传染病病毒从手到第 k 个环境表面、从第 k 个表面到手以及从手到手的传播效率，A_s 为环境表面的面积，A_{cps} 和 A_{cpp} 分别为手触摸环境表面时和手接触手的接触面积，而 η_{nsk} 为病毒在第 k 个环境表面上的自然死亡速率。假设洗手和清洁表面按一定频率在一些时间点上进行，其中洗手的频率为 r_p，洗手效率为 η_p，清洁表面的频率为 r_s，表面清洁的效率为 η_s。

在暴露时间 T 内，易感染者的暴露计量可以通过式（3-34）来计算：

$$D_f = \int_0^T c_{p,m} \alpha_{p,m} \frac{A_f}{A_p} n_p(t) \mathrm{d}t \quad (3-34)$$

其中，$c_{p,m}$ 为易感染者触摸黏膜的频率，$\alpha_{p,m}$ 为病毒从手到黏膜的传播效率，A_f 为手指的面积。一般采用 dose-response 模型来评估易感者患病风险，在暴露计量为 D 的情况下，其患病风险为：$P = 1 - e^{-\eta D}$，η 为感染系数，在不同情形和不同暴露部位条件下传染病传播感染系数有所差别。

除介质传播和接触传播外，传染病传播途径还包括医源性传播，在医源性传播中，医护人员对传染病感染者进行诊断或治疗时造成的传染病传播，多因器械消杀不合格造成的伤口感染。例如，在患者输血时感染艾滋病、丙型肝炎等传染病。

3.4.2.2 垂直传播

在传播途径的垂直传播中，传染病从上一代传向下一代的传播。比如，孕妇在怀孕和生产阶段将病原体传给下一代，包括经胎盘、上行性和分娩导致的传染病传播。

3.4.3 易感人群

在传染病传播的传播链条中，易感人群是关键环节，人群的易感性表现为受到传染病感染的程度。当人群中具备传染病免疫能力的人口数量多时，人群易感性低，反之则高。在传染病传播链条中，人群易感性在一定程度上影响传染病的流行速度，而提升传染病疫苗接种率可有效抑制传染病的传播。当人群中免疫个体足够多时，免疫个体可构建免疫屏障使传染源接触易感个体的概率大为降低，进而阻断传染病的传播，可称为"免疫屏障"现象。

传染病的传播受到诸多因素的影响，如自然因素和社会因素。在自然因素中，空气湿度、温度以及降水量可能影响传染病病原体的繁殖，但不能影响人群的易感性，在传染病传播链条中也会发挥一定作用。在社会因素中，风俗文化和社会制度等均能在传播链条各环节中影响传染病的传播，进而对传染病传播与流行起到促进或抑制作用。总之，这两种影响因素可通过传染链条中的传染源、传播途径和易感人群影响传染病传播，相对而言社会因素对传染病传播的影响更加重要。

　　综上所述，传染病传播是伴随人类发展的长期问题，构建不同的传染病传播流行周期理论模型，可以阐释传染病的传播特征，对剖析传染病的传播规律和发展趋势具有重要意义。各个理论模型的适用场景不同，对传染病传播数据的要求不同。其中，单一群体模型形式相对简单且易于分析，对数据的要求较低，但是在传染病传播的初期和末期分析中表现较差，难以揭示个体间相互作用对传染病传播的影响效应；复合群体模型综合考虑了空间异质性，子群体多采用仓室模型，更适合跨地区的传染病传播分析；网格网络模型阐释了接触模式对传染病传播的影响，可建立更接近真实情况的模型，对传染病防控和监督体系具有重要意义，但是网格网络模型对于传染病传播数据的要求相对较高；在传染病传播链条模型中，重点关注传染源、传播途径和易感人群三个环节。因此，在传染病传播流行周期和预测研究中，应综合探究各个理论模型的适用性，结合实际情况和数据的可获得性选择合适、有效的传染病传播理论模型。

第4章 传染病传播的深度学习
技术与实时预测

各种传染病持续暴发，甚至上升为全球性公共卫生事件，威胁着全人类的生命、财产安全与各个国家的社会稳定。新型冠状病毒感染呈现出明显的时间和空间传播特征，在世界范围内造成了较大影响，一度上升为全球性公共卫生安全事件（桑茂盛等，2021）。研究人员尝试采用各种手段对新型冠状病毒感染进行分析和预测，从而采取相应的防控措施（王旭艳等，2020；蔡毅，2021）。面对传染病的较快传播速度和严峻防控形势，亟须提高传染病传播预测的科学性与精准度，尤其是精准实现传染病传播的实时预测，为传染病传播的有效决策与科学管控提供依据和支撑。

传染病传播对经济社会造成了较大影响，尤其是新型冠状病毒的大流行在一段时间内对我国进出口与产业链安全造成巨大冲击，因此传染病传播的实时精准预测对传染病防控政策的有效制定与全球经济的可持续发展具有重要意义。这里选取美国在2020年3月22日至2021年11月1日新增新型冠状病毒感染病例作为数据集，构建传染病传播的实时预测深度学习模型，将指数平滑模型作为基准模型，综合比较多种评价指标下传染病传播的实时预测与多期预测效果，验证基于RNN循环神经网络的深度学习方法在新型冠状病毒感染实时预测中的精准度、有效性和可行性。充分挖掘RNN循环神经网络等深度学习技术，对传染病传播进行实时预测与多期预测，可有效降低由传染病传播预测偏误所带来的损失，提高社会运行效率，为传染病传播预警体系的建立提供方法体系和实证依据。

4.1 传染病传播的经济影响

传染病传播冲击了全球的宏观经济和大宗商品市场，尤其是新型冠状病毒感染在一定程度上导致了部分产业的全球供应链中断，国际贸易需求端、供给端受到巨大冲击，一段时间内对我国经济造成了巨大影响（黄群慧，2020；沈国兵和徐源晗，2020）。首先，从宏观经济冲击来看，传染病的全球流行在一定程度上导致我国产业增加值、需求和一般公共预算收入下降，传染病的防疫和救援支出显著提升，对居民收入产生了一定影响。传染病的传播造成世界经济产出显著下降，对中国乃至世界经济体产生了不利影响；其次，从中观产业冲击来看，为防止传染病进一步恶化，全球多地区实行严格限制措施，对我国产品进出口、行业发展和全球产业链造成一定影响。作为供给方，传染病的流行限制了我国出口，阻碍了我国服装、家电、化学品等产业的发展。从需求方来看，我国机电、运输设备和车辆及零件大部分依赖国外，相关产业受传染病冲击较大。我国航空、旅游等相关服务业以及农产品的进出口受到传染病的冲击。传染病的传播限制了各国经贸与文化的交流，在一定程度上阻滞了国际贸易乃至世界的经济发展（董念清，2021）；最后，从微观的冲击来看，传染病的蔓延导致劳动力市场产生动荡，对就业市场影响颇深。传染病的暴发通过全球产业链影响就业岗位，导致部分企业停产，引发了劳动力转岗、劳动力供给要素中断等问题，对企业发展和居民就业产生较大影响。鉴于此，亟须加强传染病传播特征的分析与预测，及时做到科学防控、精准防控，保障人民生命安全，提高全社会运行效率（李强，2020）。

4.2　相关研究分析

面对传染病传播的紧迫形势，有效应对传染病传播的社会经济冲击至关重要。国内外研究人员不断深入开展传染病传播的研究，逐步加深传染病传播特征的认识，优化传染病传播的应对措施，形成了一系列的研究成果，为传染病传播的预测分析提供了参考和借鉴。已有的传染病传播预测研究探索了新型冠状病毒感染传播与预测模型的选择问题，主要包括传统统计学模型、动力学模型以及大数据模型三种。第一，基于传统统计学模型的新型冠状病毒感染预测。根据传统统计学模型，使用传统时间序列模型、回归模型以及数据挖掘模型，对新型冠状病毒感染进行预测（Ahmed et al.，2020）；有些传统统计学模型无法刻画新型冠状病毒感染的传播特征和传播变化态势，导致预测结果与实际的新型冠状病毒感染情况相比存在较大误差（梅文娟等，2020）。第二，基于动力学（SIR）模型的新型冠状病毒感染预测。SIR模型作为传染病动力学的经典模型，诸多研究人员基于 SIR 模型及其改进模型进行新型冠状病毒感染预测分析。比如,结合新型冠状病毒感染的阶段性特征构建 SIR - F 模型,描述新型冠状病毒感染的走势和规律,分析与预测新型冠状病毒感染发展态势(凡友荣等,2020);也有研究人员考虑新型冠状病毒传播的潜伏期特性,基于 SEIR 模型针对不同情形进行新型冠状病毒感染的拐点预测,为新型冠状病毒感染防控提供政策建议与依据(范如国等,2020)。第三,基于大数据分析方法的新型冠状病毒感染预测。对于大型数据集的数据挖掘和分析,大数据分析方法具有显著优势,成为实现传染病传播数据预测的重要工具。比如,采用 ARIMA 模型与 RNN 模型(recurrent neural network,RNN)对新型冠状病毒感染进行预测,通过 MAPE、RMSE 等指标进行模型预测精度对比,实证结果表明在新型冠状病毒感染预测中大数据分析模型具有较好的预测效果(李忠奇等,2021)。有研究基于组合神经网络模型对新型冠状病毒感染进行预测,证实了大数据分析模型在新型冠状病毒感染预测方面的有效性(吴志强和王波,2020)。

已有研究为传染病传播的预测工作提供了参考和借鉴,但仍具有进一步探索的空间。首先,受到宏观、微观等复杂因素影响,新型冠状病毒感染具有动态性、非线性、复杂性等多种特性,存在多元异构特征,使用确定线性函数难以刻画新型冠状病毒感染的因素影响机理,而深度学习等技术可进行新型冠状病毒感染复杂因素的映射预测;其次,新型冠状病毒感染传播数据波动频繁,具有波动不对称性特征,亟须及时关注新型冠状病毒感染数据的实时动态变化,进行新型冠状病毒感染的实时预测与多期预测;最后,新型冠状病毒感染影响因素具有时序特征,而深度学习技术弥补了已有研究忽略传染病传播发展时序性问题的缺憾,自动刻画因素间的时间相关性,具较强的记忆性和适用性。因此,这里基于新型冠状病毒感染数据,选择深度学习技术进行新型冠状病毒感染的实时预测与多期预测。

传染病传播具有明显的地域性特征。美国作为新型冠状病毒感染累计确诊和死亡病例最多的国家,其新型冠状病毒传播具有连续性和广泛性。美国新型冠状病毒感染形势严峻,准确分析美国新型冠状病毒感染可预防传染病的境外输入,有助于提前制定应对措施。鉴于美国的国际地位和国际影响力,美国新型冠状病毒感染的蔓延广泛影响了其他国家的经济发展,对各国的贸易产生了破坏效应。在美国新型冠状病毒大流行期间,从美国进口农产品受到影响,电子信息业和汽车制造业的上游供给出现短缺,影响国际社会民生和经济的发展。这里选用美国每日新增新型冠状病毒感染病例数据作为研究对象，构建基于新型冠状病毒传播的 RNN 循环神经网络深度学习模型，创新性地实现新型冠状病毒感染在多个预测时段的实时预测。与基准模型对比多个评价指标，综合比较深度学习模型的预测精度，探讨深度学习技术在新型冠状病毒感染实时预测方面的有效性与优势，较为精准地实现美国新型冠状病毒传播的实时预测和多期预测，构建传染病传播的预测预警模型，为应对传染病传播提供方法与依据。

4.3　深度学习模型的构建

鉴于传染病传播对经济社会危害程度较大，综合考虑传染病传播所受宏观、微观等复杂因素影响，基于 RNN 循环神经网络的深度学习方法具备获取动态非线性信息、可提供实时预测与多期预测、预测精度高、速度快等优势，在传染病传播的数据挖掘和分析预测方面具备天然优势，提高了传染病传播模型的预测精度，传染病传播预测结果更贴近现实。这里将 RNN 循环神经网络模型与基准模型的评价指标作对比分析，验证 RNN 模型在新型冠状病毒传播预测中的精准性、有效性和可行性，利用深度学习技术提高传染病传播预测的精准度。

4.3.1　RNN 循环神经网络模型的理论基础

深度学习技术可被视为一种更深层次的机器学习方法，其中神经网络的运行涉及机器学习原理。简单神经网络模型通常单独处理传染病传播的离散输入，无法刻画传染病传播的前后联系，采用此种运算方法构建传染病传播预测模型所得预测结果不甚理想。在传染病传播预测分析中，需考虑相互关联的预测信息，而基于 RNN 神经网络模型的深度学习方法可刻画传染病传播的序列信息关系，具有较强的"记忆性"进而影响后面结点输出。RNN 模型允许网络中出现回路，网络隐藏层之间结点以时间为纽带相互连接，某一时间节点隐藏层的输入受该时点输入信息以及上一时点隐藏层输出信息的影响（方雪清等，2021），综合考虑了传染病传播数据时序上的前后关系，实现了模型内部信息的循环传递，让其演变为不同样本，并将其泛化（范竣翔等，2017；吴章玉等，2021）。

RNN 神经网络模型作为一种深度学习模型，隐藏层类似于循环链式结构，保证了传染病传播数据在网络中的持续传播，且隐藏层内各节点存在密切联系，这一特性使得 RNN 神经网络模型在处理传染病传播数据时具有较大优势。在神经网络模型中，x 为输入，s 为隐藏层值，o 为输出，U 为输入层到隐藏层权重，V 为隐藏层到输出层权重，W 为上一时刻隐藏层作为这个时刻输入的权重，t 表示时刻，具体如图 4-1 所示。图 4-1 刻画了 RNN 神经网络模型结构图的展开形式。

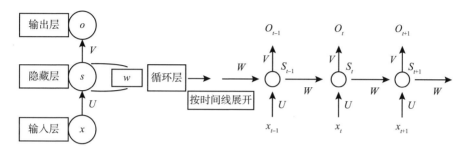

图 4-1 RNN 神经网络模型按时间线的展开形式

RNN 循环神经网络模型可用于传染病传播的预测与分析，表达式为：

$$O_t = g(Vs_t) \tag{4-1}$$

$$s_t = f(Ux_t + ws_{t-1}) \tag{4-2}$$

循环网络中于 t 时刻收到 x_t 输入信息，s_t 为隐藏层数值，表明每次都具备上一时刻记忆，O_t 意为输出值，g 为归一化指数函数 Softmax。此外，s_t 数值为受 x_t 与 s_{t-1} 共同作用后的结果，f 一般为非线性的激活函数，如 sigmoid 函数，双曲正切函数 tanh 或线性整流函数 ReLU。

sigmoid 函数的表达形式为 $f(x) = \dfrac{1}{1+e^{-x}}$，此函数也用于逻辑回归。与阶梯激活函数相比，sigmoid 函数为连续可导，其数学性质更好，将节点的输出限制在 (0, 1)。但输入靠近两端时，S 型导数趋向于 0，在训练神经网络时，可能导致"梯度消失"，使得梯度下降法失效。

双曲正切函数 tanh 的表达式为 $f(x) = \dfrac{1-e^{-2x}}{1+e^{-2x}}$，是广义的 S 型函数。tanh 激活函数将节点的输出限制在 (-1, 1)。

修正线性单元（ReLU），也称"线性整流函数"，表达式为 $f(x) = \begin{cases} 0, & if: x \leq 0 \\ x, & if: x > 0 \end{cases}$。与 S 型激活相比，线性整流函数 ReLU 在一定程度上缓解神经网络训练中的梯度小时问题，加快梯度下降的收敛速度。

sigmoid 激活函数和 tanh 激活函数的特点在于变换过程中全程可导，

适用于网络层数不多的情形。ReLU 激活函数的梯度一般为常数，有利于解决网络层数过多导致的不收敛问题。

为衡量 RNN 神经网络模型的精度和误差，需综合多个指标对其进行评估，这里使用 RMSE、MAE 和 MAPE 检验预测值与真实值之间的偏差。

在 RNN 神经网络模型中，训练集表示为：

$$T_{rain} = \{(x_1, y_1), (x_2, y_2), \cdots, (x_N, y_N)\} \qquad (4-3)$$

而对应的测试集表示为：

$$T_{est} = \{(x_1, y_1), (x_2, y_2), \cdots, (x_M, y_M)\} \qquad (4-4)$$

其中，N 表示训练集样本的总数，M 表示测试集样本的总数。将训练模型表示为 $f(x)$，则预测值可表示为 $\hat{y} = \{\hat{y}_1, \hat{y}_2, \cdots, \hat{y}_M\}$。

RNN 循环神经网络应用于传染病传播实时预测与多期预测的优势在于：第一，RNN 循环神经网络模型可获取动态非线性信息。传染病传播数据包含大量非线性信息，而 RNN 循环神经网络模型可通过网状结构获取传染病传播数据所形成时间序列之间的高度非线性关系，有效提取传染病传播的非线性信息。第二，RNN 循环神经网络模型能提供传染病传播的实时预测与多期预测。RNN 循环神经网络模型能够为决策者提供实时的预测信息，实时监控传染病传播的动态变化，为传染病防控举措的制定提供方法与依据。鉴于 RNN 循环神经网络模型具有较强的"记忆性"，可用于时序性较强的传染病数据预测，更加精准实现传染病的实时预测与多期预测。第三，RNN 循环神经网络模型的预测精度高。在传染病传播的数据挖掘和分析预测方面效果更佳，提高传染病传播模型的预测精度，使传染病传播的预测结果更贴近现实。

4.3.2 传染病传播实时预测的预测方式

传染病传播的实时预测采用多步预测法，实时预测未来 21 天的新型冠状病毒感染每日新增病例。采用多种训练方式，构建新型冠状病毒传播的 RNN 循环神经网络模型。

第一，递归法。每一步均使用同一个模型，将新型冠状病毒传播的预测值涵盖进入模型训练的过程。这样训练的好处是增大了样本量。但同时存在严重的错误累积问题，当进行新型冠状病毒传播的长期预测时，会使用过多的估计从而使得估计的方差增大。递归法公式为：

$$y_{t+1} = f(y_t, \cdots, y_{t-n+1}) + w_{t+1} \quad t \in \{n, \cdots, N-1\} \qquad (4-5)$$

第二，直接法。对于不同步数预测，可以使用不同的模型进行新型冠状病毒传播的预测。由于不使用任何估计值来预测，因此不会出现错误累积的情况。直接法的缺点也显而易见，由于使用独立的模型进行估计，因此没有刻画出新型冠状病毒传播的依赖关系，同时也需要消耗大量的资源，这就意味着虽然其方差小，但是其偏差较大。直接法公式为：

$$y_{t+h} = f_h(y_t, \cdots, y_{t-n+1}) + w_{t+h} \quad t \in \{n, \cdots, N-H\} \ \& \ h \in \{1, \cdots, H\} \tag{4-6}$$

第三，融合法。融合法则融合了直接法和递归法的结构和算法，在递归地预测时，也使用不同的模型进行新型冠状病毒传播的训练。这样做能够使得我们可以在偏差和方差中间存在一个平衡。融合法公式为：

$$y_{t+h} = f_h(y_t, \cdots, y_{t-n+1}) + w_{t+h} \quad t \in \{n, \cdots, N-H\} \ \& \ h \in \{1, \cdots, H\} \tag{4-7}$$

综上所述，融合法能够使得新型冠状病毒传播模型在方差和偏差之间平衡，故这里使用融合法来进行新型冠状病毒感染每日新增病例预测模型的训练。

4.3.3 传染病传播实时预测的评价方式

不同评价方法其评价的范围、重点均不同，使用多样的评价指标有利于更全面地掌握传染病传播模型的表现。综合地，这里采用了 RMSE、MAE 和 MAPE 三种评价指标，计算公式分别为：

$$\text{RMSE} = \sqrt{\frac{1}{n} \sum_{i=1}^{n} (\hat{y}_i - y_i)^2} \tag{4-8}$$

$$\text{MAE} = \frac{1}{n} \sum_{i=1}^{n} \left| \hat{y}_i - y_i \right| \tag{4-9}$$

$$\text{MAPE} = \frac{100\%}{n} \left| \frac{y_i - y_i}{y_i} \right| \tag{4-10}$$

在这三种评价指标中，RMSE 能够惩罚较大的误差，更关注传染病传播样本中拟合不好的部分；MAE 施加更多的惩罚给样本集中的部分，而不过多关注预测误差较大的部分；MAPE 能够评价预测值和真实值差异的百分比，考虑了误差和真实值的比例。当 RMSE、MAE 和 MAPE 越小时，传染病传播模型的预测效果越好。

4.4 基于深度学习技术的实时预测实证分析

基于美国在 2020 年 3 月 22 日至 2021 年 11 月 1 日新型冠状病毒感染

每日新增病例数据，采用 RNN 循环神经网络深度学习方法，讨论不同数据处理方式对新型冠状病毒感染预测结果的影响，将指数平滑模型作为基准模型，综合比较 RNN 循环神经网络模型与基准模型在多种评价指标下新型冠状病毒传播的实时预测和多期预测效果，为制定新型冠状病毒传播的预防控制政策、优化公共卫生资源配置提供方法与参考。

4.4.1　美国新型冠状病毒感染每日新增病例的数据来源与数据处理

本节数据获取自美国约翰·霍普金斯大学（JHU）系统科学与工程中心所设的新型冠状病毒感染数据存储库。该数据存储库系统统计了各国新型冠状病毒感染每日新增病例数据，在该数据存储库中提取美国新型冠状病毒感染每日新增病例的历史数据。新型冠状病毒感染新增病例可较为精确地反映新型冠状病毒感染传播的发展态势和防控效果，可为后续传染病防控政策的制定提供依据（耿浩等，2022）。鉴于 2020 年 3 月后北美地区新型冠状病毒感染情况严峻，3 月 23 日后美国新型冠状病毒感染每日新增病例突增，因此这里选取数据为美国地区 2020 年 3 月 23 日至 2021 年 11 月 1 日新型冠状病毒感染每日新增病例，共计 589 条数据。美国新型冠状病毒感染每日新增病例的年度统计（见表 4 - 1）。

表 4 - 1　　　　美国新型冠状病毒感染每日新增病例的年度统计　　　　单位：人

年份	新型冠状病毒感染的新增病例
2020	70 877
2021	85 111

在表 4 - 1 中，2020 年和 2021 年的美国新型冠状病毒感染每日新增病例并不完全相同。整体来看，2021 年新型冠状病毒感染每日新增病例明显高于 2020 年，呈现递增态势。

在图 4 - 2 中，新型冠状病毒感染每日新增病例的直方图与核密度估计曲线呈现右偏分布，说明新型冠状病毒感染每日新增病例数值高的出现概率高于正态分布。从峰度来看，相比正态分布，新型冠状病毒感染每日新增病例的分布较陡峭，这说明新型冠状病毒感染每日新增病例数值相对集中。

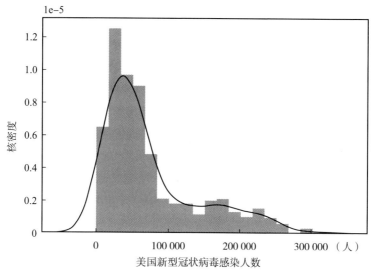

图 4 - 2　新型冠状病毒感染每日新增病例的直方图及核密度估计曲线

4.4.2　新型冠状病毒传播数据的预处理

传染病传播数据的预处理是时间序列数据分析与预测中的重要一环。无论是多元回归等传统模型还是深度学习模型，一个平稳的时间序列能够实现传染病传播的更好预测，得到稳定的预测结果。深度学习方法能够对很多类型的数据进行有效建模，但如果不作适当的数据预处理，深度学习技术会变得不稳定导致局部最优。鉴于新型冠状病毒传播的高传染特性，美国每日新增确诊病例数据的起伏较大，同时由于美国区域传染病防控政策的差异性和民众配合程度的不同，导致新型冠状病毒传播数据有很多极高点和极低点。尽管新型冠状病毒传播极值点的占比不高，但会影响深度学习模型的训练结果，因此需对新型冠状病毒感染每日新增病例数据进行预处理。

这里使用了数据转换（对数转换）方法作新型冠状病毒传播数据处理。对数转换使得新型冠状病毒传播数据在方差上平稳，减缓极端值对模型的影响。将原新型冠状病毒传播序列与经对数化后的序列进行对比（见图 4 - 3）。从图 4 - 3 可以看出，经过对数化之后的新型冠状病毒传播序列较原序列而言，左右分布更为均匀。图 4 - 3 中存在部分区间的密集分布，可能在于美国周六、周日为休息时间，人员流动发生变化，造成新型冠状病毒感染人数比平时少。

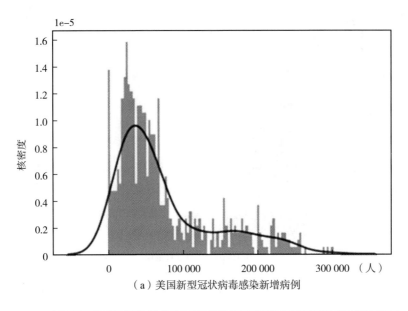

（a）美国新型冠状病毒感染新增病例

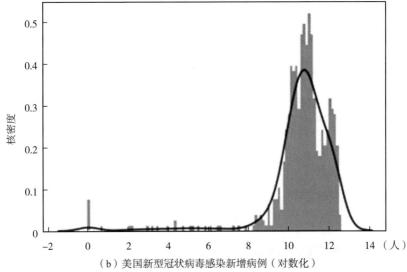

（b）美国新型冠状病毒感染新增病例（对数化）

图4-3　新型冠状病毒感染新增病例直方图与对数化后新型冠状病毒感染新增病例直方图

　　基于 RNN 循环神经网络模型进行序列取对数前后效果的对比分析
（见表4-2）。从表4-2可以看出，对于 RNN 循环神经网络模型而言，
经过对数化处理之后的序列，RMSE、MAE 和 MAPE 的数值都实现较大程
度的下降，这主要归因于取对数后的新型冠状病毒传播数据能够较好地满
足 RNN 循环神经网络模型的需要，从而使得新型冠状病毒传播数据估计
的准确度能够大幅上升，具备更佳的预测效果。综上所述，这里选用取对
数后数据进行深度学习模型的训练。

表 4 – 2　　　　新型冠状病毒感染新增病例是否取对数效果对比

评价指标	原序列（RNN）	对数序列（RNN）
RMSE	99 667. 9662	36 866. 1952
MAE	87 621. 5294	27 473. 9825
MAPE	0. 9999	0. 4265

4.4.3　新型冠状病毒感染传播的实时预测及多期预测分析

在训练集中，RNN 循环神经网络模型的表现能够较为有代表性地预测新型冠状病毒感染每日新增病例。这里绘制出美国在 2020 年 3 月 23 日至 2021 年 11 月 1 日新型冠状病毒感染每日新增病例在训练集内的拟合情况，结果如图 4 – 4 所示。

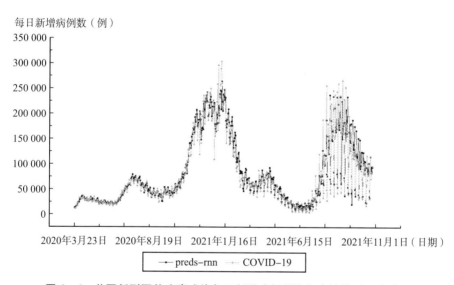

图 4 – 4　美国新型冠状病毒感染每日新增病例训练集内的模型拟合情况

观察图 4 – 4 可知，RNN 循环神经网络模型在预测美国新型冠状病毒感染每日新增病例的数值时，取得了很好的拟合效果。由于美国各地传染病防控措施的制定与实施程度的较大差异以及民众配合程度的差异，导致新型冠状病毒感染新增病例数据的变动幅度较大，对 RNN 循环神经网络模型的预测精准度造成一定影响。从整体来看，在训练集内的预估值与真实值趋势基本一致，数值相差较小，表明 RNN 循环神经网络模型具有较强预测能力与较佳的拟合效果，实现了新型冠状病毒传播预测和真实数据的高度吻合。同时 RNN 循环神经网络模型及时预测到美国新型冠状病毒传播的波峰，精准预测在 2020 年末和 2021 年 10 月新型冠状病毒感染的大规模暴发。实证结果表明 RNN 循环神经网络模型能比较精准地提供美国新型冠状病毒感染每日新增病例训练集的预测。

为进一步说明 RNN 循环神经网络模型在新型冠状病毒感染测试集预测中的适用性，运用 RNN 循环神经网络模型与指数平滑模型，将美国新型冠状病毒感染每日新增病例实时预测与多期预测结果作对比分析。将新型冠状病毒传播的预测分为实时预测（未来 7 天内），中期预测（未来 7 天至 14 天）和长期预测（未来 14 天至 21 天），这样能够充分度量深度学习模型预测的稳定性。利用 RNN 循环神经网络模型不仅能够提供新型冠状病毒感染每日新增病例的实时预测情况，而且能够提供新型冠状病毒感染每日新增病例的多期预测情况，丰富决策信息。

在表 4 – 3 中，从实时预测的三个评价指标来看，RNN 循环神经网络模型在三个评价指标中均占有较大优势。无论是更关注大误差的 RMSE，还是小误差的 MAE，还是更为均衡的 MAPE，RNN 循环神经网络模型均优于指数平滑模型。相较基准模型而言，RNN 循环神经网络模型的精度至少提升了 87.46%。因此在新型冠状病毒传播预测中，RNN 循环神经网络模型的实时预测效果比指数平滑模型更好，预测精度更高。

表 4 – 3　　美国新型冠状病毒感染每日新增病例的实时预测分析

评价指标	RMSE	MAE	MAPE
指数平滑模型	41 044.5766	34 719.5405	0.6953
RNN 循环神经网络模型	5 147.3345	4 208.4448	0.0651
精度提升占比	– 87.46%	– 87.88%	– 90.64%

在实时预测方面，RNN 循环神经网络模型的三种评价指标均优于指数平滑模型，有效减少预测带来的偏误。由图 4 – 5 可知，RNN 循环神经网络模型测试集的估计值与新型冠状病毒感染每日新增病例真实值偏差不大，较为精准地预测了新型冠状病毒感染的传播走势，拟合效果很好。

从表 4 – 4 的中期各指标来看，RNN 循环神经网络模型在三项指标中占据较大的优势，与基准模型相比在 RMSE、MAE 和 MAPE 指标上分别减少了 34.96%、47.20% 和 65.26% 的误差，这表明相比于基准的指数平滑模型，RNN 循环神经网络模型的中期预测效果模型效果更好，预测精度更高。

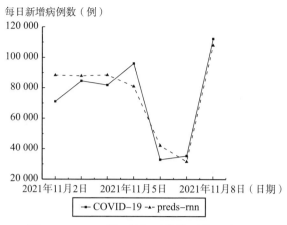

图 4 - 5　RNN 循环神经网络模型的实时预测

表 4 - 4　　　美国新型冠状病毒感染每日新增病例的中期预测分析

评价指标	RMSE	MAE	MAPE
指数平滑模型	38 688. 6282	33 421. 1737	0. 6172
RNN 循环神经网络模型	25 161. 9206	17 647. 2221	0. 2144
精度提升占比	- 34. 96%	- 47. 20%	- 65. 26%

在中期预测方面，RNN 循环神经网络模型的三种评价指标明显优于
基准模型指数平滑模型。根据图 4 - 6 可知，RNN 循环神经网络模型的估
计值与新型冠状病毒感染每日新增病例真实值偏差不大，很好地预测了新
型冠状病毒感染传播走势，具有一定的新型冠状病毒感染预测预警的
意义。

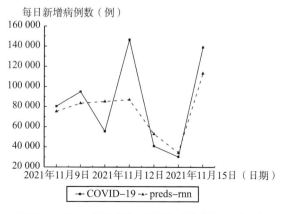

图 4 - 6　RNN 循环神经网络模型的中期预测分析

从表4-5长期预测的各指标来看，RNN循环神经网络模型的RMSE、MAE和MAPE指标均优于基准的指数平滑模型，预测精度至少提升了55.61%，这表明RNN循环神经网络模型的长期预测效果比指数平滑模型效果更好，预测精度更高。

表4-5　　　美国新型冠状病毒感染每日新增病例的长期预测分析

评价指标	RMSE	MAE	MAPE
指数平滑模型	40 878.3359	45 995.7490	0.8501
RNN循环神经网络	18 144.7000	17 060.9319	0.2407
精度提升占比	-55.61%	-62.91%	-71.69%

图4-7中，在长期预测方面，RNN循环神经网络模型的三种评价指标均优于基准模型。RNN循环神经网络模型实现了新型冠状病毒传播的准确长期预测，RNN循环神经网络模型测试集的估计值与新型冠状病毒感染每日新增病例真实值偏差不大，精准预测了新型冠状病毒感染每日新增人数，对于分析新型冠状病毒传播形势和预测预警新型冠状病毒传播具有一定意义。

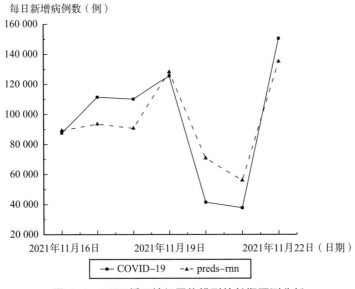

图4-7　RNN循环神经网络模型的长期预测分析

综上所述，RNN循环神经网络模型比基准模型（指数平滑模型）的预测准确度更高。而从预测时期来看，各个时期 RNN 循环神经网络模的预测偏差存在一定差异，其中在实时预测中的 RMSE、MAE 和 MAPE 偏差相对较小，而在中期和长期预测中三项指标的差异并不明显，其中 MAE 偏差稳定在 17 000 左右，MAPE 在 0.2 左右。而指数平滑模型的 RMSE、MAE 和 MAPE 均较为集中，偏差相较 RNN 循环神经网络模型明显偏大，其中在短期预测中体现得尤为明显。从实时预测与多期预测的精准度来看，RNN 循环神经网络比基准模型的测试集预测效果更好，可为新型冠状病毒传播流行的发展趋势提供精准预测。

4.5　本章小结

根据传染病传播数据作实时预测分析，构建传染病传播的 RNN 循环神经网络深度学习模型和基准模型，对比分析两个模型的实时预测和多期预测效果以及预测精度，表明利用 RNN 循环神经网络深度学习技术，测试集的预测值精确匹配了传染病传播数据的真实值，具有较高的准确率。RNN 循环神经网络深度学习技术充分挖掘传染病传播的非线性信息，具有较好记忆性、时序性和适用性等优势，可应用于传染病传播的预测与预警。对传染病传播数据作预处理，通过 RNN 循环神经网络的深度学习方法和指数平滑模型的实时和多期预测效果以及预测精度作对比分析，验证了 RNN 循环神经网络模型在传染病传播预测中的精准度和有效性，为传染病预警体系的建立提供了方法和依据。

根据传染病传播的深度学习技术与实时预测结果，为更好控制新型冠状病毒的蔓延和传播，提出如下建议。

第一，加强新型冠状病毒感染的实时监测与预测，提升传染病防控和应急处置能力。选取哨点医院和代表性口岸开展新型冠状病毒全基因组测序工作，密切跟踪研究病毒变异和传播情况，分析病毒特性和逃逸能力，提升传染病早发现、早处置能力。按照点面结合、传染病监测系统与其他部门监测系统结合的原则，拓宽新型冠状病毒感染监测渠道，以多个子检测系统完善新型冠状病毒感染监测体系，提高监测质量。实施养老机构、社会福利机构、学校以及社区等重点场所的实时监测和预测，开展健康监测和定期检测工作，动态分析重点场所人员感染变化趋势，完善新型冠状病毒感染监测数据收集、存储和报告流程，为新型冠状病毒感染预警体系建设提供翔实可靠的数据支撑。

第二，加强专业人才的大数据分析技术培训，提升新型冠状病毒感染预测预警水平。高素质的公共卫生人才对新型冠状病毒感染新型冠状病毒感染预警和及时处理具有重要作用。一方面，应加大对流行病与卫生统计、公共卫生管理和统计学等相关学科的建设高校之间搭建培训平台共同培育不同层次的综合性人才，以信息化数据分析技术实现新型冠状病毒感染防控的关口前移，基于 RNN 循环神经网络等深度学习技术实现对上报数据的自动分析和新型冠状病毒感染时空聚集性实时识别，对传染病暴发的早期自动预警；另一方面，加强公共卫生专业人才的国际合作与交流，改进传染病预测算法，提升新型冠状病毒感染预测预警能力，加强工作人员的专业技能培训，以提升专业人员的整体应急能力，降低新型冠状病毒感染防控的成本与风险。

第三，利用大数据手段促进传染病医疗资源供需平衡，健全新型冠状病毒感染应急预案，提升新型冠状病毒感染救治能力。利用大数据手段以科学的诊疗体系和方案保证患者就医需求，科学有效地对患者进行救治。依托网格化医联体制度，构建分级管理、分类收治的新型冠状病毒感染分级诊疗服务网络，为患者提供系统连续的分级诊疗服务。提升基层医疗卫生机构建设能力，发挥高风险人群健康监测和管理作用，由不同级别和服务能力的医疗机构按疾病种类及病情变化作诊疗和转诊，以重点医院系统建设保障急危重症的患者需求。完善各部门权责机制，调配好床位、人力、药品等医疗资源，通过优化配置，使整个系统发挥最大的作用。完善新型冠状病毒感染的监测预警系统，认识到新型冠状病毒感染识别的滞后性，根据新型冠状病毒感染的预测预警启动应急预案，建立标准、高效的新型冠状病毒感染预案以提高响应速度。结合法律强制力，加强监督以落实权责机制，从而建立全面具体且执行度高的新型冠状病毒感染应急预案。

第四，根据实时预测结果及时锁定重点区域和重点人群，实行新型冠状病毒感染的分类管控，加快推进新冠疫苗接种，筑牢传染病防控的社会大防线。加强区域卫生监管力度，做好区域新型冠状病毒感染的检疫与预测分析工作。及时科学研判国内外传染病传播态势，严格把控境外人员和物资输入工作，精准把控和落实分流运转工作流程，强化责任落实，切实降低新型冠状病毒感染传播风险并提高防控效率。当传染病传播病毒感染传播迅速时，展开新型冠状病毒感染的快速检测，系统全面地对传染病感染群体、感染数量进行统计，根据实时预测结果及时切清传染病传播链条，强化传染病的定点检测工作。卫生检疫部门应做好食品卫生检疫工作，尤其要保证进口产品的食品卫生安全。完善区域消毒工作，如若出现局域传染病传播，需及时隔离感染人员，并迅速展开潜在感染人员的筛查工作，快速切断传染病传播途径，实现新型冠状病毒感染的有效防控。在严格保证疫苗接种安全的前提下，提高疫苗接种率，以主动防控的姿态建立有效免疫屏障。

第5章 传染病传播的流行趋势
分析技术与长期预测

在人类社会的历史长河中，传染病的传播一直没有间断，某些传染病已被有效控制甚至被消灭，而有些传染病尤其是重大新发突发传染病却越发严重，危害人民生命健康和社会经济发展。因此，掌握传染病传播的长期变化情况，正确评估传染病传播的长期流行趋势，有助于调整传染病防控工作重点，制定精准高效的传染病防控策略，维护国家安全可持续发展。

乙类呼吸道传染病在全世界范围内造成了大范围影响，是传播范围较大的严格管理传染病。收集大范围传播的乙类呼吸道传染病数据，分析传染病传播的流行趋势，开展传染病传播的长期预测，可以为制定防控政策提供科学依据。呼吸道传染病病毒通过多种方式侵入呼吸道引发呼吸道感染，具有传播范围广、传播速度快的特征。尤其是乙类呼吸道传染病是受到严格管理的传染病，危害性极高，往往容易造成大范围影响，对人类健康构成严重威胁。席卷全球的新型冠状病毒感染属于乙类呼吸道传染病，波及范围超过215个国家和地区，造成了较大范围的传播与感染。新型冠状病毒感染对全球供应链产生了较大冲击，使得全球经济运行风险提升，中长期运行不确定性因素增加，产业结构失衡程度加剧。乙类呼吸道传染病给经济社会发展和人民生活带来较大影响，分析乙类呼吸道传染病传播流行趋势，开展乙类呼吸道传染病的长期预测分析，可以进一步优化乙类呼吸道传染病防治工作。自2003年以来，我国颁布突发公共卫生事件应急条例等法律法规，修订相关传染病的法律法规，推动传染病防治法治化和规范化。这种情况下，乙类呼吸道传染病的分析与预测预警工作十分迫切。这里对中国乙类呼吸道传染病传播的月度时间序列数据进行分解，从传染病传播的时间序列中分离出流行趋势因素，研究传染病传播的长期流行趋势规律，开展传染病传播的长期预测，为后续调整公共卫生政策、做好医疗保障、提升医疗服务水平和防范传染病流行提供相应建议。

5.1 乙类呼吸道传染病的传播分析

乙类呼吸道传染病传播不断呈现出新的变化和特征，新的病原体和新型传染病不断出现，已有乙类呼吸道传染病也存在复发现象。在各国各界的共同努力下，已有的乙类呼吸道传染病在预防和控制方面取得了显著成就，但尚未被完全消灭。重大新发突发乙类呼吸道传染病的暴发给人类造成严重危害，例如2003年暴发的急性重症呼吸综合征（SARS），在局部范围内迅速蔓延，波及许多国家和地区。又如，中国新生儿在出生24小时内被注射肺结核防治疫苗，但是肺结核这一"白色瘟疫"依然在较大范围内威胁着人民生命健康。面对造成较大范围影响的乙类呼吸道传染病病毒，中国始终把人民的生命安全和身体健康放在首位，以对全人类负责的态度，有效开展传染病防控阻击战，防止传染病的扩散和蔓延，传染病防控方面成果显著。研究人员对乙类呼吸道传染病的传播方式和传播特点进行研究，对于有效阻断乙类呼吸道传染病的传播具有重要影响。

现阶段，乙类呼吸道传染病面临着复杂的形势。已有乙类呼吸道传染病没有完全得到控制，重大新发突发乙类呼吸道传染病又对全球经济社会造成严重影响，人民群众受到新旧乙类呼吸道传染病的双重威胁。乙类呼吸道传染病导致很多人失去生命，远远超过战争对人类生命的威胁。乙类呼吸道传染病的致死率并不比甲类传染病的致死率高，但新型病毒的出现和已有乙类呼吸道传染病的反复都不容忽视。汇总整理中国疾病预防控制局发布的2022年各月份全国法定报告传染病发病死亡统计表，结果显示百日咳、猩红热、肺结核、流行性脊髓膜炎、人感染高致病禽流行性感冒、传染性非典型肺炎、麻疹、新型冠状病毒感染等乙类呼吸道传染病发病995 018例，死亡4 586人。研究乙类呼吸道传染病的传播规律和流行情况，可以为相关部门制定乙类呼吸道传染病防控措施提供决策支持。由于病原体和致病微生物变异以及特异抵抗力的缺乏等原因，重大新发突发乙类呼吸道传染病不断出现，乙类呼吸道传染病大范围迅速传播。新旧乙类呼吸道传染病对人体健康和生命安全造成严重危害，关于乙类呼吸道传染病的传播特点和流行规律研究还存在进一步拓展的空间。当今交通便捷，人口流动性显著增加，这也给乙类呼吸道传染病的快速传播创造了条件，许多因素都给乙类呼吸道传染病防控工作带来了新的挑战。认识并了解乙类呼吸道传染病的传播水平和流行规律对传染病防控工作十分必要。

自 2003 年传染性非典型肺炎流行暴发后，我国越来越重视对乙类呼吸道传染病传播和流行规律的研究，不断加强公共卫生体系建设，利用现代信息技术，建立了高效统一、快速准确的疾病信息报告系统，形成了纵横贯通的信息报告网络，加强对乙类呼吸道传染病的监测。这些措施的实施为乙类呼吸道传染病的防控工作带来极大便利，也为乙类呼吸道传染病的相关研究提供了一系列的数据支撑（杨丽娟，2019）。

为了研究乙类呼吸道传染病的长期变化情况，这里重点分析乙类呼吸道传染病传播的长期趋势特征，选取七种乙类呼吸道传染病的监测数据作分析，了解乙类呼吸道传播的长期流行特点，预测乙类呼吸道传染病的传播趋势，为制定相应防控措施提供科学依据。

5.2　相关研究分析

汇总分析各月份全国法定传染病疫情概况，结果显示 2022 年乙类呼吸道传染病共报告发病例 995 018，在全部法定传染病中占比为 13.3%，严重威胁着人民健康。乙类呼吸道传染病研究在传染病流行学中占有重要的地位，国内外许多研究人员进行了广泛的研究。主要研究可大致分为以下三类。

第一，使用自回归滑动平均混合模型（autoregressive integrated moving average，ARIMA）及其拓展模型，分析乙类呼吸道传染病的波动特征。比如，研究人员使用 ARIMA 模型对研究地区乙类传染病数据进行预测分析（牟瑾等，2009；宁少奇等，2018；谭慧仪等，2020），也有研究人员使用 ARIMA 季节模型对研究地区乙类呼吸道传染病猩红热发病情况作分析和预测，预测结果良好（赵梦娇等，2016；张琪等，2017；孔德川等，2020）。此外，研究人员通过乙类呼吸道传染病数据预测模型之间的对比，验证 ARIMA 模型在乙类呼吸道传染病预测方面的有效性。比如，采用 ARIMA 模型和误差逆传播（back propagation，BP）神经网络模型对结核病的发病率作了分析和预测（杨文姣等，2019）、基于传染病数据采用 ARIMA 模型与 $GM(1, 1)$ 进行预测模型对比（邵升清和夏桂梅，2021），结果表明 ARIMA 模型可较好应用于乙类呼吸道传染病数据预测。ARIMA 模型常用于乙类呼吸道传染病的短期预测，当进行流行趋势分析时，模型长期预测的精度会有所下降，需加入新的数据重新拟合模型作预测，才可达到更好的预测效果。同时，乙类呼吸道传染病的发病可能与温度、湿度、降水等气候环境因素、人群免疫水平以及病原特征的变化等有关，采用单一ARIMA 模型对乙类呼吸道传染病作预测，有时难以实现较好的预测效果。

第二，研究乙类呼吸道传染病发病规律与流行特点。使用集中度和圆形分布法分析乙类呼吸道传染病的发病规律，比如毛龙飞和何苓清（2014）采用集中度和圆形分布法分析了乙类呼吸道传染病的季节性特征；杨春梅等（2015）使用了集中度和圆形分布法对乙类呼吸道传染病的发病规律作了分析，结果表明乙类呼吸道传染病的发病规律呈现明显季节特性。也有研究利用季节分析得出乙类呼吸道传染病发病的高峰期和低谷期，研究乙类呼吸道传染病的发病规律（宋丽娟等，2017），比如对乙类呼吸道传染病猩红热发病情况作流行病学研究，发现猩红热的发病高峰期为 5 月至 6 月（初夏），11 月至次年 1 月初发病率高峰较小（Mahara et al. ，2016）。此外，有研究人员基于地理位置和空间的分布研究乙类呼吸道传染病发病规律，如运用空间自相关反向距离权重法（IDW），分析肺结核的空间相关性（山珂，2014）。采用空间滞后模型对肺结核发病率作空间自相关分析，对比二元和三元空间滞后模型，发现三元权重模型更优，更为稳定，更有利于研究乙类呼吸道传染病发病规律（李莹，2013）。

第三，使用不同研究方法预测乙类呼吸道传染病的传播。比如，研究人员利用灰色系统 $GM(1，1)$ 模型对乙类呼吸道传染病的发病率作预测分析（安晓红，2019）。也有研究人员采用平均绝对百分误差（MAPE）对 ARIMA 乘积季节模型和 $GM(1，1)$ 模型对肺结核预测模型作出评价，结果表明 $GM(1，1)$ 模型对我国肺结核发病预测误差更小（孙娜等，2019）。但 GM 模型有其自身的限制性，有时不适合作长期预测，时间超过三年的预测不宜采用 GM 模型。此外，一些研究人员对乙类呼吸道传染病预测模型作对比，如采用乙类呼吸道传染病数据，拟合简单季节、Holt－Winters 相加和 Holt－Winters 相乘三种模型，对不同的模型结果作了简单的比较（唐广心等，2018）。也有研究选择 $GM(1，1)$ 模型、ARIMA 模型和 BP 神经网络三种模型对研究地区乙类呼吸道传染病猩红热进行分析与预测，结果表明 ARIMA 模型的预测效果更佳（刘莹钰，2018）。有研究表明经过对数变换后的预测模型拟合效果更佳，预测精度更高（孔德川等，2019）。由于乙类呼吸道传染病的传播过程会受到病原体变异、气候变化等自然因素以及政策干预等社会因素共同作用的影响，在流行过程中会呈现出动态变化的特点，表现出复杂的线性和非线性交互效应。为改善传统单一线性或非线性预测所带来的缺陷，准确预测乙类呼吸道传染病未来的流行趋势，有研究人员选用了 SARIMA 模型、ESSS 模型、BP 神经网络模型等进行预测，为建立乙类呼吸道传染病的预测预警体系提供了重要思路（陈佳，2018；叶明等，2021）。

通过文献梳理发现，研究人员对乙类呼吸道传染病传播的研究从未停止，对乙类呼吸道传染病传播数据的分析模型也不断更新，模型拟合程度、预测精度均有所提高。在借鉴已有研究成果的基础上，这里利用季节调整方法分析乙类呼吸道传染病的长期趋势特征，实现乙类呼吸道传染病传播的长期趋势预测，为中国乙类呼吸道传染病传播的预测和防控提供指导借鉴和决策参考。

5.3 数据来源与研究方法

目前，乙类呼吸道传染病大多没有药物可以预防，其病死率和对人类健康的危害程度都要明显高于丙类呼吸道传染病。乙类呼吸道传染病普遍易感且传播速度快、范围广，在一定程度上乙类呼吸道传染病防控工作比较严峻，影响了人们的正常生活，加重了经济社会负担。因此应深入探讨乙类呼吸道传染病的发病特征和流行趋势，优化乙类呼吸道传染病的长期预测研究。

5.3.1 数据来源

乙类呼吸道传染病数据资料来源于中国疾病预防控制系统的传染病信息报告管理系统，数据范围为全国（不含港澳台地区），数据周期为2012年1月至2019年12月。对收集到的传染病传播数据进行严格整理，确保乙类呼吸道传染病数据的完整性。其中七种乙类呼吸道传染病分别为百日咳、猩红热、肺结核、流行性脊髓膜炎、人感染高致病禽流行性感冒、传染性非典型肺炎、麻疹。为了解乙类呼吸道传染病的整体情况，这里对以上七种乙类呼吸道传染病月发病数据汇总后进行分析与预测。

5.3.2 研究方法

在预测建模前，绘制乙类呼吸道传染病时序图对数据作出初步判断，采取合适的统计方法分解数据并建模预测，具体研究方法如下。

5.3.2.1 CensusX-12 季节调整法

目前，针对乙类呼吸道传染病时间序列数据的季节调整有许多方法，而 CensusX-12 季节调整法就是经常用于乙类呼吸道传染病传播分析与预测的一种季节调整方法。该方法是在 CensusX – 11 的基础上发展而来的，一般要求至少有三年及以上的数据量。同其他月度或季度经济指标一样，乙类呼吸道传染病时间序列数据可分解为趋势成分（T）、季节成分（S）、循环周期成分（C）和不规则成分（I）四部分。其中长期循环成分（TC）表示乙类呼吸道传染病的长期趋势特征；季节成分是指每年循环出现的可能会影响乙类呼吸道传染病传播的因素，如温度、湿度等因素；不规则成分是指由一些偶然因素所引起的对乙类呼吸道传染病有影响的因素，多指一些无法预测的突发事件。为了更加准确反映乙类呼吸道传播的实际规律，需要剔除季节成分和不规则因素，从而使得我们的研究和预判更加准确。基于此，采用 CensusX – 12 进行乙类呼吸道传染病各成分的分解，提取乙类呼吸道传染病传播的长期特征。

模型的构建形式主要有乘法模型、加法模型、伪加法模型和对数加法模型。乘法模型可以用相对数表示季节要素，避免由于计量单位不同和绝对数值大小产生的影响，增强不同变量之间的可比性，因此这里选用乘法模型来对所收集的乙类呼吸道传染病数据进行调整。

CensusX – 12 季节调整法的具体模型为：

$$Y_t = TC_t \times S_t \times I_t \tag{5-1}$$

其中，t 为时间，此处为月度时间，TC_t 为趋势循环要素；S_t 为季节要素；I_t 为不规则要素，CensusX – 12 是将季节要素 S_t 从 Y_t 中分离出来。

该模型的建模思路如下。

第一，用移动平均法平滑序列，所得结果为趋势循环分量 TC_t。该方法是求原序列的一个 K 项平均数序列，用 K 项平均数组成的新序列抑制和削弱了原序列中的波动性，把原序列分离成 TC_t 和 $S_t \times I_t$，$t = 1$，2，$\cdots$，t。

$$TC_t = \frac{y_t + y_{t+1} + \cdots + y_{t+k-1}}{k} t = 1, \ 2, \ \cdots, \ t \tag{5-2}$$

一般 k 值的选择与循环波动的周期相一致，可以有效地抑制循环变化。

第二，使用趋势循环分量 TC_t 对时间 t 作回归分析，求长期趋势 T。

$$T = TC_t = \beta_0 + \beta_1 t \tag{5-3}$$

使用 TC_t 除以 T，求出循环分量 C，从而把 TC_t 分离成 T 和 C。

$$C = \frac{TC_t}{T} \tag{5-4}$$

第三，确定季节分量 S_t。

根据移动平均序列 TC_t，使用序列值 Y_t 除以 TC_t，得出季节不规则分量。

$$\frac{Y_t}{TC_t} = S_t \times I_t \tag{5-5}$$

季节因子序列常用来评价一个具体时期与平均水平的差别，因此用季节不规则分量相同期的全部值求平均数。

第四，求不规则成分 I_t。

$$\frac{S_t \times I_t}{S_t} = I_t \tag{5-6}$$

5.3.2.2 HP 滤波法

乙类呼吸道传染病的常见趋势分解法包括移动平均法、阶段平均法、HP 滤波法和 BP 滤波法。HP 滤波法是最具有代表性的趋势分解方法，应用广泛且其效果长期以来被一致认可。

利用 HP 滤波技术，将乙类呼吸道传染病月发病数据的周期性波动看作序列对一个缓慢变动路径的偏离，以路径分离对不同频率叠加而成的总波进行分解，其中用来研究乙类呼吸道传染病走势的部分称为趋势（trend）部分，而偏离的幅度和频率被称为波动（cricle）部分。利用 HP 滤波技术将乙类呼吸道传染病传播数据进一步分解为趋势成分和波动成分，通过最小化波动方差，寻找到可以描绘该序列变量发展方向的趋势成分，具体模型形式如下。

设 $\{Y_t\}$ 是包含趋势成分和波动成分的乙类呼吸道传染病时间序列数据，$\{Y_t^T\}$ 是其含有的趋势成分，$\{Y_t^C\}$ 是其中含有的波动成分。则

$$Y_t = Y_t^T + Y_t^C, \ t = 1, \ 2, \ \cdots, \ T \tag{5-7}$$

计算 HP 滤波，从 $\{Y_t\}$ 中将 Y_t^T 分离出来。一般地，时间序列 $\{Y_t\}$ 中的不可观测部分趋势 $\{Y_t^T\}$ 常被定义为最小化问题的解：

$$\min \sum_{t=1}^{T} \{(Y_t - Y_t^T)^2 + \lambda [c(L)Y_t^T]^2\} \tag{5-8}$$

其中，$c(L)$ 为延迟算子多项式：

$$c(L) = (L^{-1} - 1) - (1 - L) \tag{5-9}$$

将此公式代入式（5-8），则 HP 滤波的问题就是使下面损失函数最小，即

$$\min \left\{ \sum_{t=1}^{T} (Y_t - Y_t^T)^2 + \lambda \sum_{t=2}^{T-1} [(Y_{t+1}^T - Y_t^T) - (Y_t^T - Y_{t-1}^T)]^2 \right\} \tag{5-10}$$

其中，$\sum_{t=1}^{T} (Y_t - Y_t^T)^2$ 是时间序列中波动成分的度量，$\lambda \sum_{t=2}^{T-1} [(Y_{t+1}^T - Y_t^T) -$

$(Y_t^T - Y_{t-1}^T)]^2$ 则是趋势项平滑程度的度量，λ 为平滑参数，需先验给定，用来调节趋势项与波动项的权重。最小化问题用 $[C(L)Y_t^T]^2$ 来调整趋势的变化，并随着 λ 的增大而增大。HP 滤波技术的关键在于平滑参数 λ 的设定，不同的 λ 取值决定了不同的周期方式和平滑程度。当 $\lambda = 0$ 时，满足最小化问题的趋势序列为 $\{Y_t\}$ 序列；随着 λ 值的增加，估计的趋势逐渐光滑不断接近线性函数。

普莱斯考特（Prescott，1986）曾指出，HP 滤波可以看作一个近似的高通（high-pass）滤波。金和里贝罗（King and Rebelo，1993）证明，当 $T \to \infty$ 时上式在频域内可解，HP 滤波的频率响应函数为：

$$T(\omega) = \frac{4\lambda\,[1 - \cos(\omega)]^2}{1 + 4\lambda\,[1 - \cos(\omega)]^2} \qquad (5-11)$$

HP 滤波具有良好的性质。HP 滤波一般不会引起相位漂移，具有去趋势的特性，频率响应函数在零频率处响应值为零，较好地逼近高通滤波。

为保证 HP 滤波技术中平滑权数的确定是在主观判断下，对序列跟踪程度和趋势光滑程度作出选择，根据一般经验，λ 的取值如下：

$$\lambda = \begin{cases} 100，\text{年度数据} \\ 1\,600，\text{季度数据} \\ 14\,400，\text{月度数据} \end{cases} \qquad (5-12)$$

HP 滤波的运用比较灵活，增大周期的频率，使周期波动减弱。

5.3.2.3　Holt – Winter 季节指数平滑模型

乙类呼吸道传染病的指数平滑法有三种模型分别为简单指数平滑法、Holt 两参数指数平滑法和霍尔特 – 温特三参数指数平滑法。

简单指数平滑法适用于既没有长期趋势，也没有季节性趋势的序列，即认为在一个比较短的时间间隔内，序列取值比较稳定的数据，其预测模型为：

$$\hat{x}_{t+1} = \alpha x_t + \alpha(1-\alpha)x_{t-1} + \alpha(1-\alpha)^2 x_{t-2} + \alpha(1-\alpha)^3 x_{t-3} + \cdots$$

$$(5-13)$$

其中，α 为平滑系数，且满足 $0 < \alpha < 1$，显然上式的系数和为 1。

经推导可得出：

$$\hat{x}_{t+1} = \alpha x_t + (1-\alpha)\hat{x}_t \qquad (5-14)$$

简单指数平滑法需要确定 $\hat{x}_1$ 的初始值，最简单的方法是指定 $\hat{x}_1 = x_1$。

此外，平滑系数 α 的数值一般是由序列变化速度决定的，随着序列变换速度不断提高，α 取值不断加大，经验 α 通常介于 $0.05 \sim 0.3$。

由预测模型可知简单指数平滑法的预测值恒为常数，所以使用简单指数平滑法最好只做一期预测。同时发现我们所选取的乙类呼吸道传染病数据同时具有长期趋势和季节性因素，简单指数平滑法无法将其考虑在内，因此在这里并没有选用简单指数平滑法进行分析。

$$s_i = \alpha \times x_i + (1 - \alpha) s_{i-1} \qquad (5-15)$$

s_i 是第 i 步经过平滑的值，x_i 是这个时间的实际数据。α 是加权因子，取值范围为 $[0, 1]$，根据新旧信息之间的重要性对 α 进行取值。当 α 接近 1 时，我们就只保留当前数据点；当 α 接近 0 时，我们只保留前面的平滑值，整个曲线是一条水平的直线。在该方法中，越小的平滑值作用越小。

Holt 两参数指数平滑法的优势在于对平滑信息与趋势信息的保留，相比于简单指数平滑法，它可以对具有长期趋势的时间序列进行建模预测。Holt 两参数指数平滑法假定时间序列具有相对固定的线性趋势，序列每期以固定值 r 作递增或递减变动，依据此假定，第 t 期的估计值为 $\hat{x}_t = x_{t-1} + r$，其中 x_{t-1} 为第 $t-1$ 期的观察值。由于存在随机因素的扰动影响，实际情形中每期的递增值或者递减值很难以一个固定值来变动，它会随着时间变化存在一定程度的波动，所以通常情况下，趋势序列被看作时间序列 $\{r_t\}$，因此，第 t 期的估计值修正为 $\hat{x}_t = x_{t-1} + r_{t-1}$。考虑到第 t 期的观察值与第 $t+1$ 期的预测值模型为：

$$\hat{x}_{t+1} = \alpha x_t + (1 - \alpha) \hat{x}_t$$
$$\Rightarrow \hat{x}_{t+1} = \alpha x_t + (1 - \alpha)(x_{t-1} + r_{t-1}), \ 0 < \alpha < 1 \qquad (5-16)$$

为使得趋势序列 $\{r_t\}$ 更加平滑，对 $\{r_t\}$ 进行一次修匀处理：

$$\hat{r}_t = \beta(\hat{x}_{t+1} - \hat{x}_t) + (1 - \beta) r_{t-1}, \ 0 < \beta < 1 \qquad (5-17)$$

代入之后得到：

$$\hat{x}_{t+1} = \alpha x_t + (1 - \alpha)(x_{t-1} + r_{t-1})$$
$$\hat{r}_t = \beta(\hat{x}_{t+1} - \hat{x}_t) + (1 - \beta) r_{t-1} \qquad (5-18)$$

其中，α、β 为两个平滑系数，且满足 $0 < \alpha, \beta < 1$。平滑系数的选择与简单指数平滑法中平滑权数一样需要根据研究人员的经验作出选择。同时在使用两参数指数平滑法时需要确定两个序列的初始值，初始值的确定要遵循以下准则：对于平滑序列初始值 $\hat{x}_1$，通常情况下将设定为 $\hat{x}_1 = x_1$，即初始值为观测值；对于趋势序列初始值 r_0，最为便捷的方法为随机设定一个区间长度 n，并将此区间的平均趋势设定为趋势序列初始值，$r_0 = \dfrac{x_{n+1} - x_1}{n}$。

使用 Holt 两参数指数平滑法，向前 l 期的预测值为：

$$\hat{x}_{t+l} = \hat{x}_{t+1} + (l-1)\hat{r}_t \qquad (5-19)$$

二次指数平滑法有两个等式和两个参数：

$$s_i = \partial \times x_i + (1-\alpha)(s_{i-t} + t_{i-1})$$
$$t_i = \beta \times (s_i - s_{i-1}) + (1 - \beta t_{i-1}) \qquad (5-20)$$

t_i 代表平滑后的趋势，利用这种方法作预测，就取最后的平滑值，然后每增加一个时间步长，就在该平滑值上增加一个 t_i：

$$x_{i+h} = s_i + h \times t_i \qquad (5-21)$$

Holt 指数平滑法针对有趋势但是没有季节特性的时间序列，可以向前预测 l 期，但是经过对所选取中国疾病预防控制系统监测的 2012 年 1 月至 2019 年 12 月乙类呼吸道传染病数据分析发现该时间序列既含有季节性因素又含有趋势性因素，所以我们介绍霍尔特－温特指数平滑法。

霍尔特－温特（Holt－Winter）指数平滑法，也叫三次指数平滑法，适用于既含有趋势又含有季节效应的序列，由以下三个基本公式构成：

$$U_t = \alpha \frac{d_t}{F_{t-L}} + (1-\alpha)(U_{t-1} + b_{t-1}) \qquad (5-22)$$

$$b_t = \beta(U_t - U_{t-1}) + (1-\beta)b_{t-1} \qquad (5-23)$$

$$F_t = \gamma \frac{d_t}{U_t} + (1-\gamma)F_{t-L} \qquad (5-24)$$

其中，α、β、γ 为平滑系数，取值在（0，1）；U_t 是稳定成分，它是指没有季节因素影响的时间序列指数平滑平均数；b_t 是线性成分，它是指时间序列变化趋势的指数平滑平均数；F_t 是季节成分，它是指季节因子的指数平滑平均数；d_t 是当前时刻的实际值；L 是季节长度或时间周期。

基于 Holt－Winter 季节指数平滑模型的预测公式如下：

$$f_{t+m} = (U_t + mb_t)F_{t-L+m} \qquad (5-25)$$

其中，m 为要预测的时刻距离现在时刻的时刻间隔数。

5.3.2.4 线性回归模型

经过季节调整和趋势分解，乙类呼吸道传染病时间序列数据中的长期趋势部分表现出明显的线性特征。长期趋势变量 y 依赖于时间自变量 x 和误差项 ε，线性回归模型可以表示为：

$$y = \beta_0 + \beta_1 x + \varepsilon \qquad (5-26)$$

其中，$\beta_0 + \beta_1 x$ 反映了由于 x 的变化而引起 y 的线性变化，ε 是被称为误差项的随机变量，反映了除 x 和 y 之间的线性关系之外的随机因素对 y 的影响。β_0 和 β_1 称为模型的参数，这两个参数值可使用最小二乘估计来确定。

5.4 实 证 分 析

分析中国乙类呼吸道传染病传播的波动规律并作出长期趋势预测，为制定防控策略提供科学依据。利用 CensusX – 12 季节调整法和 Hodrick – Prescott（HP）滤波法对中国乙类呼吸道传染病传播的月度时间序列数据进行分解，将时间序列中不规则变动、季节因素、趋势因素和循环因素分离，研究乙类呼吸道传染病的波动规律，实现乙类呼吸道传染病的长期趋势预测。

5.4.1 乙类呼吸道传染病传播的季节分解

首先根据乙类呼吸道传染病传播的月度数据作出 2012 年 1 月至 2019 年 12 月的时间序列图，如图 5 – 1 所示。从图中可以看出，乙类呼吸道传染病传播的月度数据具有明显的季节周期性变动特征。2012 ~ 2019 年每年该疾病传播均呈现出先上升后下降的波动，传播高峰期主要集中在每年的 3 月、4 月、5 月，并且在每年的 12 月也有一个小的传播高峰期。从图中还可以看出，2018 年 1 月与往年同期相比传播数量明显增多，主要原因在于该段时间内肺结核发病数突然增多。从总体来看，乙类呼吸道传染病传播数在总体上呈现出逐步下降的趋势。

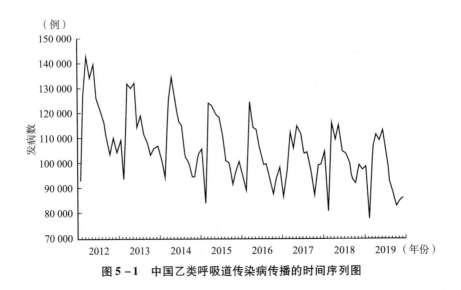

图 5 – 1　中国乙类呼吸道传染病传播的时间序列图

为了更好地分析其趋势性和循环周期性，采用 CensusX – 12 季节调整法对该数据序列进行分解，剔除原始时间序列中的季节因素，得到季节调整后的序列、季节因素序列、随机因素序列和趋势循环序列四个序列。

剔除时间序列中的季节因素后，分解得到季节调整后的序列，能更加准确地反映乙类呼吸道传染病数据本身的趋势，使得数据具有了可比性且能及时地反映该类疾病的短期变化（见图 5 – 2）。可以看出 2012 年 1 月至 2012 年 4 月乙类呼吸道传染病传播经历了急剧增加到快速下降的过程，但其总体呈现出较为明显的下降趋势，短期内的波动也较为明显。但是乙类呼吸道传染病的波动并不稳定，仍比较复杂，需要进一步分解。

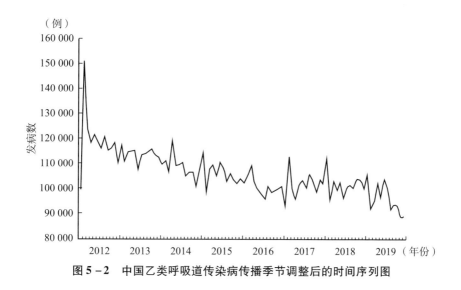

图 5 – 2 中国乙类呼吸道传染病传播季节调整后的时间序列图

图 5 – 3 描述了乙类呼吸道传染病的季节因素。可以看出，季节指数在每年的 3 月、4 月、5 月与其他月份相比明显增大，这个阶段内传播受季节因素的影响呈现出上升的趋势。季节指数在每年的 6 月到 10 月一直处于下降的趋势，这个阶段内乙类呼吸道传染病的传播受季节因素的影响呈现出下降的趋势。季节指数在每年的 11 月到次年的 2 月有一个先增大后减小的变化过程，这个阶段内乙类呼吸道传染病的传播受季节因素的影响呈现出先上升后下降的趋势。由此可以得到乙类呼吸道传染病在每年的 3 月、4 月、5 月为传播高峰期，12 月为次高峰期。

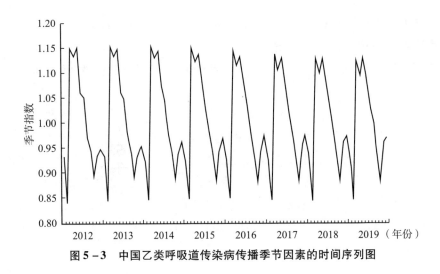

图 5 – 3　中国乙类呼吸道传染病传播季节因素的时间序列图

剔除季节因素后可以得到描述乙类呼吸道传染病传播的趋势循环序列，如图 5 – 4 所示。从图中可以看出，该类传染病从 2012 ~ 2016 年的下降趋势尤为明显，而 2016 ~ 2018 年中国乙类呼吸道传染病传播呈现出上升到平缓的趋势，但从长期趋势来看，总体上呈现出下降的趋势，这说明中国防控工作取得了很好的效果。

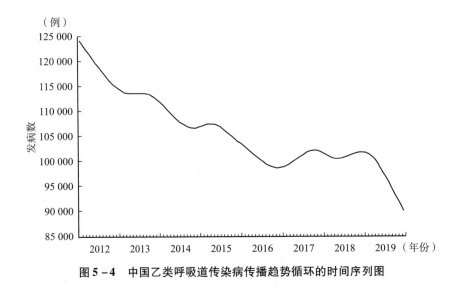

图 5 – 4　中国乙类呼吸道传染病传播趋势循环的时间序列图

5.4.2　乙类呼吸道传染病传播的循环周期分析

利用 HP 滤波法将乙类呼吸道传染病传播的趋势循环序列分解为趋势

因素和循环周期因素，如图 5 - 5 和图 5 - 6 所示。可以看出，从长期趋势因素来看，乙类呼吸道传染病的传播随着年度的推进逐步下降；从循环周期因素来看，传播呈现出明显的周期性特征，传播的周期曲线围绕着 0 值上下波动，将 0 值以上的部分定义为波峰，0 值以下的部分定义为波谷。

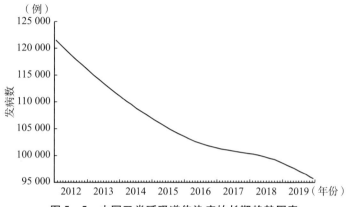

图 5 - 5　中国乙类呼吸道传染病的长期趋势因素

根据 HP 滤波分析结果以及周期计算公式，算出我国常见乙类呼吸道传染病传播数波动的周期成分，如图 5 - 6 所示。根据有关资料，一次完整的周期波动可以通过一个波谷到另一波谷或者是一个波峰到下一个波峰来衡量，也可以按照周期中相同的状态，比如波谷、波峰或整个周期的平均值来衡量。根据"峰—峰"划分法及历史经验观察，我国呼吸道传染病传播的循环波动曲线围绕 0 值上下波动。

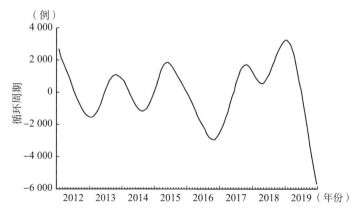

图 5 - 6　中国乙类呼吸道传染病的循环周期因素

根据循环周期因素的波动情况，可以将整个周期曲线大致分为两个完整的周期（见表 5-1）。从循环周期因素来看，乙类呼吸道传染病传播的每个周期的持续时间长短不一：2013 年 7 月至 2015 年 1 月为第一个周期；周期长度为 18 个月，其中传播增加的时间长度为 8 个月，下降的时间长度为 10 个月。2015 年 2 月至 2017 年 5 月为第二个周期；周期长度为 27 个月，其中传播增加的时间长度为 10 个月，下降的长度为 17 个月。还可以看出第二个周期的长度明显要比第一个周期的长度要大，并且由图 5-6 可以得到第二个周期的振动幅度要比第一个周期的振动幅度要大，说明周期的振动幅度并不稳定。对比两个周期的周期长度，可以发现乙类呼吸道传染病在 2012~2019 年的传播周期长度增加，流行间隔变长。

表 5-1　　　2012~2019 年中国乙类呼吸道传染病传播的循环周期

周期	波峰时间	波谷时间	周期长度（月）
2013 年 7 月至 2015 年 1 月	2013 年 10 月	2014 年 8 月	18
2015 年 2 月至 2017 年 5 月	2015 年 5 月	2016 年 11 月	27

5.4.3　乙类呼吸道传染病传播的长期趋势预测

由 HP 滤波法分解趋势循环序列后得到传播的长期趋势序列（见图 5-5），由此预测乙类呼吸道传染病传播的长期趋势。构建时间自变量的线性回归模型，使用最小二乘法来预测乙类呼吸道传染病传播的年平均趋势值，预测结果（见表 5-2）。由表 5-2 可知，利用线性回归来预测乙类呼吸道传染病传播的年平均趋势值是有效的。同时模型调整后的 $R^2 = 0.90$，并且模型通过了方程的显著性检验和参数的显著性检验，表明该模型的建立是有效的。相对误差均在 5% 以内，可以用该模型对乙类呼吸道传染病传播的年平均趋势值进行预测。根据回归模型，预测 2020 年、2021 年、2022 年传播的年平均趋势值分别为 92 421、89 470 和 86 518，由此可以看出，未来几年乙类呼吸道传染病传播的长期趋势仍然是下降的。

表 5-2　　　2012~2019 年中国乙类呼吸道传染病传播年平均趋势值的预测

年份	实际值	预测值	绝对误差	相对误差
2012	119 075	116 038	3 037	0.0255
2013	113 378	113 086	292	0.0025

年份	实际值	预测值	绝对误差	相对误差
2014	108 348	110 134	1 786	0.0164
2015	106 147	107 182	1 035	0.0097
2016	100 316	104 229	3 913	0.0390
2017	100 839	101 277	438	0.0043
2018	100 992	98 325	2 667	0.0264
2019	96 549	95 373	1 176	0.0121
2020	—	92 421	—	—
2021	—	89 470	—	—
2022	—	86 518	—	—

在完成长期趋势预测后，进一步利用 Holt - Winter 季节指数平滑模型进行乙类呼吸道传染病发病的短期预测。这里选取 2012 年 1 月至 2018 年 12 月乙类呼吸道传染病传播数据拟合模型，同时将预测结果与 2019 年乙类呼吸道传染病传播数据作对比分析可得，实际值和预测值的平均相对误差在 10% 左右，造成相对误差较大的原因可能是传染病传播的不规则波动以及受到一些偶然性因素的影响。从总体来看，除了极个别预测值偏差较大，总体预测效果可以接受。

图 5 - 7 直观对乙类呼吸道传染病短期预测值与真实值作了比较。预测值与实际值的变化趋势比较接近，模型拟合效果较好，可以使用 Holt - Winter 季节指数平滑模型进行乙类呼吸道传染病的短期预测。

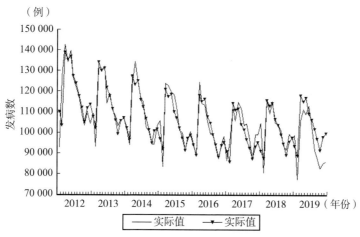

图 5 - 7 中国乙类呼吸道传染病传播实际值与短期预测值的对比

5.5 本章小结

这里将中国乙类呼吸道传染病作为研究对象，分解出乙类呼吸道传染病的长期趋势序列，分析中国乙类呼吸道传染病传播的流行趋势特征，实现长期趋势预测。利用乙类呼吸道传染病传播的流行趋势分析技术，发现乙类呼吸道传染病传播人数表现出逐步降低的长期趋势，在研究区间内乙类呼吸道传染病的传播受季节因素影响较大，每年有 1 个发病高峰期和 1 个次高峰期，即每年的 3 月、4 月、5 月为发病高峰期，12 月为次高峰期，该时间段内乙类呼吸道传染病的发病情况比较严重，要及时监控乙类呼吸道传染病传播变化，做好乙类呼吸道传染病的监测预警。根据乙类呼吸道传染病的周期性分析，乙类呼吸道传染病传播呈现出周期性波动特征，流行周期长度不尽相同，流行周期的波动幅度也并不稳定，但流行周期的周期长度呈现出由短变长的趋势。

建立回归模型对乙类呼吸道传染病传播的长期趋势进行预测，结果显示未来几年乙类呼吸道传染病传播的长期趋势是下降的。乙类呼吸道传染病传播的预测结果显示乙类呼吸道传染病传播的预测值与真实值相比误差较小，预测值与实际值的变化趋势比较接近，说明模型具有参考意义。

针对乙类呼吸道传染病的传播特征与长期预测结果，为更好地控制乙类呼吸道传染病的传播，特提出以下建议。

第一，提升乙类呼吸道传染病传播的监测预警和应急响应能力，建立完善的监测预警体系。把增强乙类呼吸道传染病的早期监测预警能力作为健全公共卫生体系的首要任务，完善乙类呼吸道传染病和突发公共卫生事件监测系统，提高乙类呼吸道传染病预防控制工作的主动性和预见性，建立智慧化预警多点触发机制，保障预警机制的及时性和准确性，健全风险职业人群，重点机构和重点场所人群等多渠道监测预警机制，提高实时分析、集中研判的能力。随着智能科技和数字产业的不断发展，以互联网医疗、区块链和云计算等数字化手段不断提升乙类呼吸道传染病数据采集效率、智能化分析水平，保证数据质量，同时采用多种建模方式对高质量数据进行预测能大幅提高预测准确性。互联网的发展使得包括医疗卫生机构的呼吸道传染病数据、网络信息舆情数据、交通网络和出入境数据、临床病理数据、非处方药销售数据、农业、环保、气象和市场等非传统数据来源以及养老机构和健康监测机构监测数据各种信息得以汇总进行综合分析，结合疾病特征判断呼吸道疾病发病的规律，提前预测传染病传播的高峰，及时采取措施。在乙类呼吸道传染病暴发之初采取主动防控措施，对发病人员作流行病调查，对于密切接触者采取医学隔离观察等方式。根据模型分析掌握传染病传播态势，估计传播流行的最高峰，做到传染病传播的智慧化预警。

第二，结合乙类呼吸道传染病传播周期特性，建立乙类呼吸道传染病的预测预警联动机制，做到"早发现、早报告、早治疗"，以免出现重症和死亡病例。乙类呼吸道传染病的具有发病突然、传播迅速、季节流行与周期循环等特点，冬季与春季为呼吸道传染病的高发季节，冬春季节天气寒冷，空气干燥，室内外温差较大，空气不流通等因素导致呼吸道传染病容易暴发。充分发挥乙类呼吸道传染病的网络监测实验室和监测哨点的监测功能，每年10月至次年3月相关部门和医院做好乙类呼吸道传染病的防治工作，做到"早发现、早报告、早治疗"。相关部门督促各公共场所勤通风、多消毒、保持清洁。

第三，加强公共卫生信息化建设，完善乙类呼吸道传染病的疾病预防控制体系，促进乙类呼吸道传染病的信息共享和防控策略协调。由于所处环境的不确定性、易变性、复杂性和模糊性，我国的应急管理系统面临着巨大的挑战。应该加强公共卫生信息化建设，建立健全覆盖全国的传染病监测平台，充分发挥大数据在乙类呼吸道传染病防控中的支撑作用，在对大数据分析的基础上，了解传染病传播现状和存在的问题，筑牢意识、制度和技术三个层面的安全防线。充分发挥数字技术感知能力，分析乙类呼吸道传染病实时变化并制定最优决策的优势，将社会治理的物理空间延伸至虚拟空间，快速整合并调用线上、线下资源，以技术驱动提升传染病防控效率。公共卫生信息化建设有助于实现政府、医院、社会组织与民众之间的协同共治，在信息化建设中发挥数字技术的助力作用，通过对各方资源进行统筹分配来保障决策顺利实施，不断提高风险预测能力，各界通力合作应对突发卫生事件。

第四，以数据共享机制建设，综合协调乙类呼吸道传染病防控政策，缩短乙类呼吸道传染病决策和行动的间隔时间。依托于大数据时代产生的海量数据，相关人员对数据进行分析、处理、汇总，加强乙类呼吸道传染病监测技术水平，开展乙类呼吸道传染病的预测与风险研判。推动乙类呼吸道传染病的信息共享，将分析结果及时与公共卫生体系、医疗体系以及社会群体等共享，实现资源服务等的科学调度，以便及时控制传染病蔓延。在响应突发公共卫生事件时，根据乙类呼吸道传染病传播情况，采取差异化防疫措施。提高乙类呼吸道传染病的风险感知能力和管控能力，不断完善乙类呼吸道传染病的防治与控制。建立公共卫生机构、综合医院和基层卫生机构"三位一体"的重大传染病防控机制，充分发挥疾病预防控制部门在健康医疗建设中的重要作用，维护疾控队伍稳定。建立医防融合机制，在疾病预防控制部门与医院之间建立有效的沟通机制，提高信息利用率，实现公共卫生和医疗服务的高效协同合作。

第五，改善公共卫生基础设施，加强乙类呼吸道传染病的专业人才建设。公共卫生基础设施是人民健康的基础保障，而专业人员在乙类呼吸道传染病的预防控制方面起到了至关重要的作用。加大公共卫生投入，不断改善饮水、环境、食品等条件。加强对医疗工作人员的培训，组建专业的乙类呼吸道传染病工作团队，重视乙类呼吸道传染病防控人才的培养，完善乙类呼吸道传染病防控人才队伍长期建设机制。当乙类呼吸道传染病暴发时，专业人员可以精准采取防控措施，最大限度地阻断乙类呼吸道传染病的传播。

第6章　传染病传播的流行循环周期分析技术与中期预测

从历史上看，许多传染病与人类长期共存，但是大部分传染病并不会持续暴发，而是间隔一段时间出现一次传染病大流行，具有明显的流行循环周期。因此，正确评估传染病传播流行循环周期的波动幅度与频率、探究传染病传播流行循环周期的波峰和波谷，对传染病预防控制工作具有重要意义。

在全球化的时代背景下，人口流动加速，呼吸道传染病传播速度快，很容易引起呼吸道传染病的暴发和流行，严重影响人类的生命健康，冲击经济和社会的发展。呼吸道传染病每隔一段时间发生一次大规模暴发，传播速度快，存在明显的流行循环周期特征。利用流行循环周期分析技术作呼吸道传染病的循环周期分析，开展呼吸道传染病的中期预测，有助于实现呼吸道传染病的早期预警，及时采取有效防控措施。特别是流行性感冒等呼吸道传染病的暴发和流行，传播速度快，在一定区域内呼吸道传染病传播加剧，短期内呼吸道传染病的确诊人数快速增加，人民生活和社会经济发展受到较大影响。

从传播速度视角选取具有代表性的呼吸道传染病，分析呼吸道传染病的传播特征与流行循环周期，总结应对呼吸道传染病突发公共卫生事件的经验，为呼吸道传染病防控提供参考依据。随着互联网、大数据、云计算以及物联网技术的发展成熟，近年来数据化医疗建设取得显著成效，呼吸道传染病等医疗卫生数据的信息化稳步推进，积累了海量的呼吸道传染病等医疗数据。建立和完善呼吸道传染病等法定传染病数据库，可以探究呼吸道传染病的传播趋势，提高呼吸道传染病的预警精准度，提升应对呼吸道传染病的响应速度。这里选取2012年2月至2019年12月全国常见呼吸道传染病传播数据作为研究对象，以季节趋势分解手段探究呼吸道传染病传播的流行循环周期规律，结合呼吸道传染病传播的流行循环周期波动幅度与频率，对全国常见呼吸道传染病传播情况作预测和分析，充分发挥好数据分析在呼吸道传染病传播预测预警中的支撑作用。

6.1 呼吸道传染病的传播分析

呼吸道传染病的病原体从人体的鼻腔、咽喉、气管和支气管等呼吸道感染侵入。由于呼吸道与外界相通，呼吸道传染病通常具有较强的传染性，传播速度快。呼吸道传染病防治一直是世界上难以攻破的难题之一。比如，流行性感冒、新型冠状病毒感染和传染性非典型肺炎等呼吸道传染病均在短期内迅速传播，造成了大范围的感染。处于流行循环周期的波峰时，流感病毒在人员密集区域快速传播，流行性感冒具有传播速度快、潜伏期短和抗原易变异等特点。流行性感冒等呼吸道传染病具有明显的流行循环周期特征，多次造成世界范围内的流行，造成一定的人员感染和死亡，在一定程度上影响了经济社会的稳步发展。因此，深入探究呼吸道传染病传播特点，把握呼吸道传染病传播流行循环周期规律，成为建立呼吸道传染病监测预警体系、保障人民生命安全的有效途径，为制定更有针对性、更科学、更规范的呼吸道传染病防控政策提供支持。

中国呼吸道传染病在不同流行循环周期内也屡有暴发和流行，引起政府和社会的广泛关注。自 2003 年传染性非典型肺炎暴发以来，我国颁布突发公共卫生防治条例，完善相应制度法规，持续增加卫生防疫经费投入，强化呼吸道传染病的监控，加强呼吸道传染病的预防和控制，及时准确可靠地预测呼吸道传染病成为防控工作的重要部分。在呼吸道传染病传播的分析与预测过程中，数学模型和统计模型发挥了重要作用，为呼吸道传染病防护提供了有效支持。准确分析和预测呼吸道传染病传播的流行循环周期和变化趋势，可以了解呼吸道传染病传播的发展态势和拐点，从而采取呼吸道传染病的预防和控制措施，对预防、治疗呼吸道传染病和拟订卫生计划至关重要。

一些呼吸道传染病传播具有明显的周期性与季节性特征，呼吸道传染病每间隔一段时间会暴发和流行，一般多发于冬春交替时节。这里重点分析呼吸道传染病传播的流行循环周期特征，对呼吸道传染病发病人数进行预测，为制定相应防控措施提供决策依据。

6.2 相关研究分析

呼吸道传染病具有快速流行性、普遍易感性和强传染性等特点，快速传播容易造成大范围流行，严重时甚至会造成患者死亡。近年来呼吸道传染病年发病率呈逐年上升态势，可能存在周期性暴发等问题。因此，分析呼吸道传染病传播的波动特征，科学预测呼吸道传染病传播的流行循环周期，对实现呼吸道传染病的早期预警、及时采取有效防控措施尤为重要。

呼吸道传染病的预防与控制是国家卫生工作的重点。呼吸道传染病的分析与预测多采用自回归移动平均模型（ARIMA 模型）。一方面，作为时间序列分析的重要模型，ARIMA 模型的假设条件较少，可以充分考虑周期性和季节性因素对呼吸道传染病历史数据的影响。综合分析利用呼吸道传染病历史数据，建立呼吸道传染病的统计模型作外推预测。相较于指数平滑法等其他传染病预测模型，一般而言，ARIMA 模型拟合程度更高，实用性更强，预测精度更高。如有研究采用 ARIMA 模型对六种呼吸道传染病进行预测，取得较为满意的结果（时照华等，2013）；有研究根据流行性感冒样病例资料作 ARIMA 建模分析，拟合效果较好（王晔，2014）。另一方面，也有研究人员认为 ARIMA 模型在呼吸道传染病预测中存在一定不足。如采用常见六种呼吸道传染病的月度数据进行拟合与建模，分析呼吸道传染病的季节特征，六种呼吸道传染病汇总数据的拟合程度较好，但是分别进行拟合与预测的效果不够理想（赵景平等，2020）。有时构建 ARIMA 模型拟合呼吸道传染病出现较大误差，比如卞子龙等（2021）对呼吸道传染病历史数据作模型对比分析，结果发现 Holt - Winters 加法指数平滑模型拟合效果更好，预测更加精准。

呼吸道传染病受季节、气候、习惯等多种不确定因素的影响，越来越多的不确定因素影响呼吸道传染病的传播，呼吸道传染病传播的预测研究方法不断发展改进。首先，利用灰色预测可对含有已知、未知以及不确定因素的呼吸道传染病进行预测，根据已有信息与数据鉴别系统因素之间发展趋势的相异程度，进行关联分析，利用呼吸道传染病传播数据寻找变动的规律，生成有较强规律性的数据序列，建立相应的模型预测呼吸道传染病发展趋势的状况。其次，相比于 ARIMA 模型，GM 模型受到呼吸道传染病数据量和概率分布的影响更小，在不确定因素较多的情况下 GM 模型的预测精确程度更高。比如，宋红兵和洪光烈（2015）根据 2005 ~ 2012 年肺结核数据资料建立 $GM(1,1)$ 模型，同时采用2013～2015年测试集数据预测模型精准程度，结果表明该模型较好拟合了肺结核发病趋势，模型预测值具有较高的参考价值；还有研究人员根据甲乙呼吸道传染病数据建立灰色预测系统 $GM(1,1)$ 模型，结果表明预测效果精度较高。但是 GM 模型有自身局限性，不适合进行长期预测，预测时间超过三年的不宜采用 GM 模型（安晓红，2019）。此外，还有构建 BP 神经网络模型对呼吸道传染病进行预测。BP 神经网络模型的储存信息方式独特，容错率良好，具有很强的非线性映射能力和柔性的网络结构，因此构建 BP 神经网络模型进行呼吸道传染病的预测，具有一定的应用和推广价值。比如，研究人员探究干旱条件的天气因素对呼吸道传染病的传播影响，建立干旱条件下呼吸道传染疾病的 BP 人工神经网络预测模型，结果显示模型预测误差较小（施海龙，2006）。

从已有文献可以总结出，长期以来研究人员深入探究呼吸道传染病的传播特征，不断总结经验，对于呼吸道传染病的传播规律有一定的了解。但呼吸道传染病传播呈现出一定的流行循环周期特征，亟须挖掘呼吸道传染病的循环性和周期性因素，不断优化呼吸道传染病传播分析模型，及时准确地预警呼吸道传染病传播的高峰期，提示与呼吸道传染病有关的外部因素，为风险评估提供数据支持。鉴于此，这里选取2012年2月至2019年12月中国疾病预防控制中心发布的《法定传染病报告》中的全国常见呼吸道传染病数据，对2019年1～12月呼吸道传染性疾病进行外部预测，综合分析呼吸道传染病的周期性、季节性和趋势因素，借助模型参数进行量化表达，从而提供呼吸道传染病的流行循环周期技术，开展呼吸道传染病的中期预测。

6.3 数据来源与研究方法

呼吸道传染病的发病情况具有季节性、周期性和趋势性等特点，传染病传播的波动性研究一直以来受到国内外研究人员的广泛关注。这里主要采用 ARIMA 模型预测呼吸道传染病的发病趋势（胡建利等，2013；Sijun Liu et al.，2018；胡婧超，2019），使用季节调整法对呼吸道传染病发病数时间序列进行分解，比如使用 CensusX - 13 季节调整法，可以更加准确地反映呼吸道传染病传播数据本身的基本趋势，使数据具有可比性（田德红等，2016），准确描述呼吸道传染病传播的流行循环周期并进行中期预测。

季节调整法能够消除季节因素，准确地反映呼吸道传染病传播序列的基本发展趋势，及时了解呼吸道传染病传播的变化规律，精准预测呼吸道传染病传播变化的转折点，对呼吸道传染病传播的预测与预警研究具有重要意义。CensusX - 13 季节调整法是 CensusX - 12 的扩展版本，扩大了时间序列的应用范围，能够更加充分地进行季节调整。相较于 CensusX - 12，CensusX - 13 季节调整法增加了更为通用的用户界面，增加多种新的诊断方法帮助用户检测和纠正在程序选项选择下获得的季节和日历效应，使得对所选取的呼吸道传染病传播序列进行分析时获得的季节因素更为精准，进而提高呼吸道传染病预测模型的拟合程度。

这里采用 CensusX - 13 季节调整法分析呼吸道传染病的季节特征，然后基于 HP 滤波法进一步探究呼吸道传染病的循环周期，最后使用 ARIMA 模型对 2019 年全国常见呼吸道传染病的发病情况作出预测和分析，为制定呼吸道传染病的预防、控制措施和优化卫生资源配置提供了科学依据，为当前社会的公共卫生改善问题提供了决策参考。

6.3.1　数据来源

近年来，呼吸道传染病流行已经成为全球严重的公共卫生安全问题，呼吸道与外界相通使得人们受病原体感染的机会加大。呼吸道传染病病毒传播速度快、传播途径广，容易造成呼吸道传染病的大面积暴发和流行，如 2003 年的非典型肺炎，2009 年的 H1N1 流行性感冒以及 2019 年的新型冠状病毒。这些呼吸道传染疾病给全球带来严重危害，影响人民生活秩序和社会经济发展。全球一体化使得出行便捷，人群流动加剧，呼吸道传染病的预防与控制更加困难且迫切。我国常见呼吸道传染病包括麻疹、风疹、流行性腮腺炎、流行性感冒、流行性脑脊髓膜炎、肺结核、百日咳、猩红热、白喉、伤寒副伤寒和传染性非典型肺炎。这里使用的 2012 年 2 月至 2019 年 12 月全国常见呼吸道传染病数据资料来源于中国疾病预防控制中心的《法定传染病报告》，收集呼吸道传染病的月发病数，构建全国常见呼吸道传染病传播的预测模型。

6.3.2　研究方法

2022 年我国共报告法定传染病 7 480 946 例，其中报告呼吸道传染病发病 3 569 155 例，死亡 4 606 人，呼吸道传染病发病占传染病报告人数的 47.7%。在传染病中呼吸道传染病并非致死率最高的疾病，但由于其传播速度快、范围广等特点，造成呼吸道传染病高频传播与暴发，因此亟须探索和优化呼吸道传染病的流行循环周期分析技术，开展呼吸道传染病的中期预测，为相关部门制定政策提供数据支撑。加强呼吸道传染病预警机制建设，保障公共卫生安全，为我国呼吸道传染病的有效防控提供参考。

为提高呼吸道传染疾病预测精度并进行中期预测，参考相关研究人员采用 CensusX-13 季节调整法分析呼吸道传染病时间序列数据，分析呼吸道传染病的季节特征与波动规律（李国祥等，2017），使用 HP 滤波法剖析呼吸道传染病的循环周期（苏念思等，2014），构建 ARIMA 乘积季节模型预测呼吸道传染病的传播趋势（Liu F et al.，2016；马晓梅等，2017；潘欢弘等，2018）。

首先介绍呼吸道传染病的数据处理方法——CensusX-13 季节调整法。CensusX-13 季节调整法共包括乘法、加法、伪加法和对数加法模型 4 种季节调整的分解形式。在 CensusX-13 季节调整分解模型选择时要考虑时间序列是否含有零或者负数的观测值，若包含此类观测值则应避免选择乘法模型、伪加法模型以及对数加法模型进行季节调整。我们选取的呼吸道传染病的月发病数不存在该问题，但当使用季节调整法对其他疾病数据进行处理时，应该注意检查时间序列观测值情况，以免结果出现偏差。

加法模型的一般形式为：

$$Y_t = TC_t + S_t + I_t \qquad (6-1)$$

其中，Y_t 为呼吸道传染病的月发病数，t 为时间，TC_t 为该呼吸道传染病中的趋势循环要素；S_t 为季节要素；I_t 为不规则要素。在加法模型中，季节因素规模不随原始序列增长而变化，采用绝对量表示，分析效果更为清楚直观。但由于加法模型各变量之间计量单位不统一，导致可比性较差。

乘法模型的一般形式为：

$$Y_t = TC_t \times S_t \times I_t \qquad (6-2)$$

与上述模型相比，乘法模型用相对数来表示季节要素，这就可以避免相加抵消产生的影响，增强不同变量之间的可比性，但缺点是会降低模型的直观性。

对数加法模型是通过对乘法模型取自然对数得到的特殊形式进行加和的模型，其一般形式为：

$$\ln Y_t = \ln TC_t + \ln S_t + \ln I_t \qquad (6-3)$$

伪加法模型的一般形式为：

$$Y_t = TC_t(S_t + I_t - 1) \qquad (6-4)$$

该模型是由英国中央统计局研究开发的，主要是调整某些非负时间序列，可以看作加法模型和乘法模型的综合，假定季节因素和不规则因素皆受限于趋势因素，但各因素之间相关独立。若时间序列中存在接近于零的观测值可使用伪加法模型进行季节调整，当 $Y_t \approx 0$ 时，通过减去一个估计量 $TC_t(S_t - 1)$，使得这些月份调整后的结果 TCI_t 更接近于序列趋势的估计值。

其次介绍呼吸道传染病的 HP 滤波法。作为时间序列数据在状态空间下的分解方法，HP 滤波法可以将呼吸道传染病的时间序列数据看作不同频率成分的叠加。HP 滤波法作为一个高通滤波器，允许频率较高的周期频率波通过，而阻隔频率较低的趋势频率波。利用 High – Pass 技术从无序的呼吸道传染病时间序列数据中分离出具有变化趋势的平滑序列，分析传染病传播序列的周期波动和趋势因素，得出呼吸道传染病的流行规律。现采用 HP 滤波法对 2012 年 2 月至 2019 年 12 月呼吸道传染病进行循环周期研究。

$$\min \left\{ \sum_{t=1}^{T} (Y_t - Y_t^T)^2 + \lambda \sum_{t=2}^{T-1} \left[(Y_{t+1}^T - Y_t^T) - (Y_t^T - Y_{t-1}^T) \right]^2 \right\} \quad (6-5)$$

HP 滤波法的最小化问题用 $\left[C(L)Y_t^T \right]^2$ 来调整趋势的变化，并随着 λ 的增大而增大。HP 滤波法依赖于参数 λ，该参数需要先验给定。

随着时间的推移，呼吸道传染病月发病例数的时间序列数据，可以通过自相关性表示呼吸道传染病发病情况的变化，利用数学模型进行描述。ARIMA 模型需要拟合平稳序列或者经差分处理后平稳的数列。当时间序列包含季节性特征时，需建立 ARIMA 季节模型，可根据季节效应提取的难易程度分为简单季节模型与乘积季节模型。其中，简单季节模型是指序列中的季节效应和其效应之间是加法关系，可以通过趋势差分和季节差分提取趋势信息和季节信息并将其转化为平稳序列，进而使用 ARMA 模型进行拟合。经 CensusX – 13 季节调整法和 HP 滤波法分析，呼吸道传染病时间序列数据存在季节性和循环周期成分，采用单一的季节性或非季节性 ARIMA 模型进行分析往往不理想，因此对所研究的呼吸道传染病月发病数据选用乘积季节模型进行分析，模型形式为：

$$ARIMA(p, d, q) \times (P, D, Q)_s \quad (6-6)$$

其中，p、q 分别为自回归项数和移动平均阶数，d 表示差分的阶数，P、D、Q 分别为季节性的自回归项数、差分阶数和移动平均阶数，s 为季节周期或循环长度。

构建呼吸道传染病中期预测的 ARIMA 模型，主要通过平稳性检验与数据预处理，模型识别，模型检验与诊断以及模型预测四个步骤进行建模。

在构建模型之前，应进行呼吸道传染病的平稳性检验与数据预处理。将 2012 年 2 月至 2019 年 12 月全国常见呼吸道传染病数据定义为以月为单位的时间序列数据，观察其时序图，以及自相关系数（ACF）函数图、偏自相关系数（PACF）函数图，判断该呼吸道传染病的时间序列为平稳时间序列即可进行第二步分析，对模型定阶并进行参数估计。若所选取的呼吸道传染病月发病序列数据不满足平稳性条件，则对数列作数据预处理，可以通过差分变化（单整阶数为 d，则进行 d 阶差分）或者进行其他变换如对数变换、季节性差分或者非季节性差分变换使得序列满足其平稳性条件。

首先进行呼吸道传染病的模型识别。乘积季节模型阶数的识别多数采用 Box-eJknisn 方法，立足于数据的样本自相关、偏相关函数，季节长度 S 可由实际应用背景的分析得到，初步确定模型及四个备选模型，为最优模型预测提供多个选择。其次进行模型选择与诊断，使用贝叶斯信息准则（BIC）和平稳 R^2 最大准则作为评判依据从四个模型中进行选择。最后进行模型预测，采用 Eviews 软件拟合全国 2012 年 2 月至 2018 年 12 月常见呼吸道传染病的发病例数，对 2019 年呼吸道传染病作短期预测。与呼吸道传染病实际月发病例数比较，利用相对误差评价模型的预测效果，相对误差越小则表示模型的预测效果越好。

呼吸道传染病的预测建模均选择采用数据处理软件 Eviews，对所选取数据作统计学分析与处理。该模型的建立需要对上述四个步骤反复进行，最终选取一个最优模型对呼吸道传染病的发病情况进行预测。

6.4 实 证 分 析

分析我国呼吸道传染病发病的波动规律，揭示季节特征、循环周期特征和长期趋势特征，为制定防控策略提供科学依据。基于 CensusX－13 季节调整法分析呼吸道传染病的季节特征与波动规律，使用 HP 滤波法剖析呼吸道传染病的长期趋势和循环周期，构建 ARIMA 乘积季节模型预测呼吸道传染病的发病趋势。

6.4.1 呼吸道传染病传播的季节特征分析

为研究我国常见呼吸道传染病传播的季节特征与波动规律，分析和预测未来呼吸道传染病的传播趋势，绘制全国 2012 年 2 月至 2018 年 12 月常见呼吸道传染病发病数的时间序列图。由图 6 - 1 可知，全国常见呼吸道传染病发病数明显不平稳，且具有明显的季节性变动和趋势变动。由于季节因素的影响，为了准确地探究我国呼吸道传染病流行的传播状况，利用 CensusX - 13 季节调整法对时间序列数据进行季节调整，分解为经季节调整后的序列、季节因素序列、循环趋势序列和不规则因素序列。

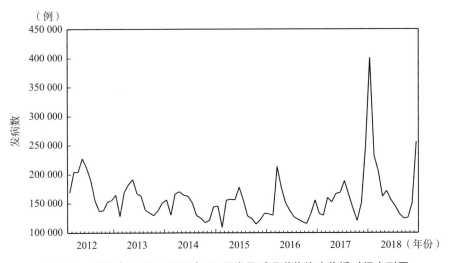

图 6 - 1　2012 年 2 月至 2018 年 12 月常见呼吸道传染病传播时间序列图

经过 CensusX - 13 季节调整剔除季节性因素成分后，我国常见呼吸道传染病传播序列受季节性因素造成的波动在一定程度上得到消除，可以更容易地发现其传播特点。

根据 CensusX - 13 模型结合协方差分析（宋长鸣等，2014），分析呼吸道传染病传播的各驱动因素的贡献程度（见表 6 - 1）。使用各自与原始序列之间的总体误差分别占原始序列方差变异的比例。即：

$$\begin{aligned} &\operatorname{cov}(\ln Y, \ln T)/\operatorname{var}(\ln Y) + \operatorname{cov}(\ln Y, \ln C)/\operatorname{var}(\ln Y) + \\ &\operatorname{cov}(\ln Y, \ln S)/\operatorname{var}(\ln Y) + \operatorname{cov}(\ln Y, \ln I)/\operatorname{var}(\ln Y) = 1 \end{aligned} \qquad (6-7)$$

表 6 - 1　　　　　季节性、循环趋势波动和不规则因素的贡献　　　　单位：%

季节因素贡献	循环趋势因素贡献	随机因素贡献
35.4	37.3	27.3

季节因素序列所导致的变异对呼吸道传染病传播波动的贡献达到35.4%，体现了呼吸道传染病传播的季节性变动与规律。由图6-2可知，呼吸道传染病传播的季节波动规律显著，呈现双峰特征，第一个波峰出现在当年的12月至次年1月，第二个波峰出现在4月至5月，此后呼吸道传染病传播情况随着时间呈下降趋势。每年10月达到第一个波谷，次年2月达到第二个波谷，之后呼吸道传染病传播情况随着时间逐渐上升至波峰。

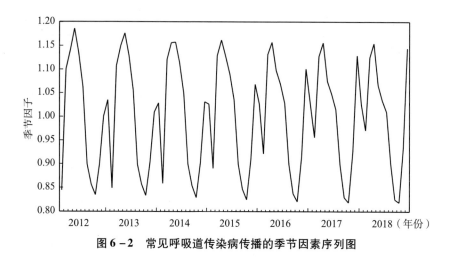

图6-2 常见呼吸道传染病传播的季节因素序列图

循环趋势序列对呼吸道传染病传播波动的贡献为37.3%，反映了呼吸道传染病传播数在2012年2月至2018年12月的整体变化趋势。由图6-3可知，我国呼吸道传染病总体显现出增长的态势，对比原始时间序列图，

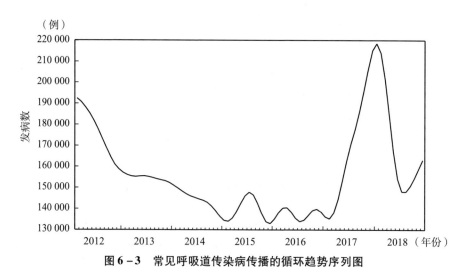

图6-3 常见呼吸道传染病传播的循环趋势序列图

可发现我国呼吸道传染病的流行具有明显的趋势性。同时,不包含季节因素的循环趋势序列比较平滑,更明显地显示出长期变化规律,也侧面反映出呼吸道传染病传播在很大程度上受季节性因素的影响。

随机因素序列对呼吸道传染病传播波动的贡献为27.3%。呼吸道传染病随机因素的变动无规则可循,包括国家的医疗政策调整、气候变化异常和新的病原体出现等偶然性因素。

6.4.2 呼吸道传染病传播的循环周期分析

经过季节调整,得到我国常见呼吸道传染病的循环趋势,但是长期趋势和循环周期视为一体不能分开。这里使用 HP 滤波分析技术将经季节调整后的循环趋势序列分解为不含季节因素的长期趋势(trend)和循环周期(cycle)两部分,如图 6-4 所示。

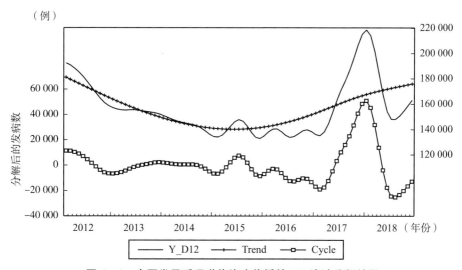

图 6-4 全国常见呼吸道传染病传播的 HP 滤波分析结果

由图 6-4 可知,常见呼吸道传染病传播的长期趋势曲线呈现出先下降后上升的态势,其中下降阶段为 2012 年 2 月至 2015 年 6 月,上升阶段为 2015 年 7 月至 2018 年 12 月。从长期趋势来看,我国呼吸道传染病传播的流行未来仍可能保持上升态势。根据 CensusX-13 模型和 HP 滤波法结合协方差分析(宋长鸣等,2014),揭示出呼吸道传染病传播的长期趋势变动与循环波动对发病波动的贡献分别为 16.4% 和 20.9%(见表 6-2)。

表 6 – 2　　　　季节性、长期趋势、循环波动和不规则因素的贡献　　　单位：%

季节因素贡献	循环因素贡献	趋势因素贡献	随机因素贡献
35.4	20.9	16.4	27.3

　　根据 HP 滤波分析结果以及周期计算公式，计算出我国常见呼吸道传染病传播波动的周期成分。一个波峰或波谷运动到下一个波峰或波谷的整个过程被视为一次周期性波动，完整的周期波动也可以采用周期中同样状态的平均值来衡量。根据"谷—谷"划分法及历史经验观察，我国呼吸道传染病传播的循环波动曲线围绕 0 值上下波动，在 2012 年 2 月至 2018 年 12 月大致分为 3 个完整的周期，平均周期为 23 个月，最短周期为 11 个月，最长周期为 32 个月，如表 6 – 3 所示。在 2012 年 9 月至 2014 年 10 月和 2014 年 11 月至 2015 年 9 月两个循环周期内，循环波动相对平稳，而在 2015 年 10 月至 2018 年 5 月，波峰到波谷的振幅与前两个循环周期相比发生剧烈波动，上升至 69 965 例。

表 6 – 3　　　　我国常见呼吸道传染病传播的循环周期分析

循环周期	循环周期的起止年月	循环周期长度（月数）	循环周期波峰	循环周期波谷	循环周期的振幅
1	2012.09 ~ 2014.10	26	2013.12	2013.01	8 981.1
2	2014.11 ~ 2015.09	11	2015.07	2015.02	14 294.7
3	2015.10 ~ 2018.05	32	2018.01	2017.02	69 965.73
4	2018.06 ~ 2020.01	20	—	—	

　　呼吸道传染病传播波动的第一轮周期从 2012 年 9 月开始，一直到 2014 年 10 月，持续期为 26 个月，横跨冬春夏秋四个季节，该循环周期的波峰出现在 2013 年 12 月（冬季），冬季冷空气会导致呼吸道的抵御能力降低，低温条件有利于病毒的传播，且冬季空气干燥，病毒颗粒更容易存活，该循环周期振幅为 8 981.1 是三次周期中振动频率最低的；第二轮周期从 2014 年 11 月开始到 2015 年 9 月结束，该周期长度较短，仅为 11 个月，包括冬、春、夏三个季节，波峰出现在 2015 年 7 月，位于夏季，呼吸道传染病传播的高峰期并非只存在于秋冬季节，在南方夏季呼吸道传染病也常有发生，同时不同病毒所具有的流行特征和传播情况有所差异，此次循环周期的振幅较高，达到 14 294.7，该周期较上个周期更长，正值暑

假旅游高峰期，游客人数增加，人员密度大容易引起群发性传染病；第三轮周期从2015年10月开始到2018年5月结束，循环周期长度达32个月，波谷与波峰之间长度为11个月，波峰为冬季，且振幅呈倍数增长。呼吸道传染病的流行因素包括自然因素、社会因素、人口流动因素，第三个周期处于冬季，天气寒冷空气干燥容易暴发呼吸道传染病，同时随着社会的不断发展，人们的生活方式发生改变，大量化肥和农药的使用使得人体自身免疫力下降，加上人口不断流动使得呼吸道传染病的地区性减弱，为传染病的传播增加了更多易感人群，使得传染病传播周期的振幅不断增大。

综上所述，从循环周期结果来看，现阶段呼吸道传染病的防控形势不容乐观，循环波动的波峰已达到历史高峰，循环周期也显著变长。根据HP滤波分析预测下一个循环周期为2018年6月至2020年1月，呼吸道传染病传播的循环周期波峰和振幅将维持在高点。

6.4.3 呼吸道传染病传播的预测分析

6.4.3.1 序列平稳性判断

构建呼吸道传染病ARIMA模型的前提条件是所选取的呼吸道传染病的月度传播时间序列数据满足平稳性要求。对呼吸道传染病的发病数进行ADF单位根检验，从检验结果得知：ADF检验值t统计量为-4.146794，在1%显著性水平下拒绝原假设，认为呼吸道传染病传播时间序列数据平稳，从每年呼吸道传染病发病序列来看，存在季节变动和趋势变动特征，但波动呈常态化趋势，同时单位根检验显示2012年2月至2019年12月我国常见呼吸道传染病发病数的时间序列为含有趋势项和截距项的平稳时间序列，因此选择构建ARIMA乘积季节模型对呼吸道传染病进行中期预测。

6.4.3.2 模型识别

使用ADF单位根检验发现呼吸道传染病传播数序列平稳，构建ARIMA乘积季节模型，利用自相关（ACF）分析和偏自相关（PACF）分析进行模型识别。进行自相关分析发现常见呼吸道传染病传播数序列的自相关系数在2阶截尾，偏自相关系数在1阶截尾，则初步判断ARIMA乘积季节模型的阶数为$p=1$和$q=2$。根据已有的ARIMA模型研究成果，一般P、Q的取值不大于2且不能同时为0。由此初步确定模型为$ARIMA(1,0,2)(P,0,Q)_{12}$，同时将P和Q分别取值为0、1和2的不同数值代入进行逐个调试，得到四种备选模型：

$ARIMA(1,0,2)(0,0,1)_{12}$、$ARIMA(1,0,2)(0,0,2)_{12}$、$ARIMA(1,0,2)(1,0,0)_{12}$、$ARIMA(1,0,2)(2,0,2)_{12}$。

6.4.3.3 模型选择和诊断

为了精确地衡量四个备选模型拟合的优良性，使用贝叶斯信息准则（BIC）和平稳 R^2 最大准则用于模型的选择。当 BIC 值最小且平稳 R^2 最大时，拟合模型为最优模型。许多研究选择最小化信息量准则（akaike information criterion）作为模型选择的判断标准，但 AIC 准则存在一定局限性，AIC 只能提供模型质量的相对测试，且提供的信息容易受到样本容量的影响，样本容量增大时，AIC 准则提供信息被放大，而参数个数的惩罚因子却和样本容量没关系，因此当样本容量很大时，使用 AIC 准则选择的模型不收敛于真实模型，它通常比真实模型所含的未知参数个数要多。贝叶斯信息准则（BIC）弥补了这一不足之处，基于此我们选择 BIC 作为模型选择的判断依据。

呼吸道传染病的循环因素贡献为 20.9%，其循环波动曲线大致将整体分为 3 个完整的周期，预测下一个循环周期在 2018 年 6 月至 2020 年 1 月；根据贝叶斯信息（BIC）最小和平稳 R^2 最大准则确定最佳模型为 $ARIMA(1,0,2)(1,0,0)_{12}$，拟合的预测值与实际传播数值基本一致。

在表 6-4 中，比较四个备选模型 BIC 值和平稳 R^2，初步判断我国常见呼吸道传染病的最优模型为 $ARIMA(1,0,2)(1,0,0)_{12}$，此时 $BIC = 20.997$，平稳 $R^2 = 0.503$。

表 6-4　　　　　　　　　　　　模型参数的比较

模型	平稳 R^2	Ljung-box 检验	P 值	BIC 值
$ARIMA(1,0,2)(0,0,1)_{12}$	0.486	6.183	0.962	21.03
$ARIMA(1,0,2)(0,0,2)_{12}$	0.496	5.733	0.955	21.078
$ARIMA(1,0,2)(1,0,0)_{12}$	0.503	5.778	0.972	20.997
$ARIMA(1,0,2)(2,0,2)_{12}$	0.502	6.871	0.809	21.199

根据呼吸道传染病最优模型 $ARIMA(1,0,2)(1,0,0)_{12}$ 残差序列的自相关图和偏自相关图可知，呼吸道传染病的残差自相关系数（ACF）和偏自相关系数（PACF）均落入 95% 的置信区间内。然后运用 Ljung-Box 检验法对呼吸道传染病模型作白噪声检验，白噪声检验原假设为该模型残差序列为白噪声序列（模型有效），备择假设为该模型残差序列不是白噪声序列（模型无效），检验结果显示 Ljung-BoxQ = 5.778，在 5% 的显著性水平下不具有统计学意义，即 $ARIMA(1,0,2)(1,0,0)_{12}$ 模型的残差

序列为白噪声，模型有效。

6.4.3.4 模型预测

运用构建的 $ARIMA（1，0，2）（1，0，0）_{12}$ 模型对全国 2012 年 2 月至 2019 年 12 月常见呼吸道传染病的传播趋势进行拟合和预测，拟合预测结果如图 6-5 所示。根据 ARIMA 模型的拟合和预测结果发现，实际传播数基本落在 95% 的预测置信区间内，表明呼吸道传染病传播预测结果与实际传播情况基本吻合，拟合效果较好。

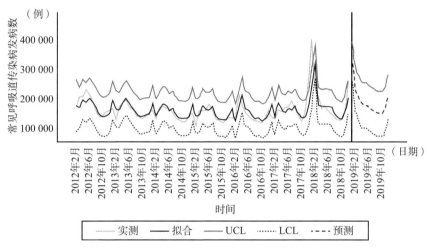

图 6-5 常见呼吸道传染病实际传播数与拟合预测传播数

由于该模型拟合效果良好，进一步利用 $ARIMA(1，0，2)(1，0，0)_{12}$ 模型对我国 2019 年常见呼吸道传染病的传播情况作短期预测，根据表 6-5 对比 2019 年呼吸道传染病的预测传播数和实际传播数可知，预测值和拟合值的波动趋势与实际趋势基本一致，预测相对误差较小。

表 6-5 全国 2019 年常见呼吸道传染病月传播率预测值与实际值比较

月份	预测传播数（10 万）	实际传播数（10 万）	预测传播数的 95% 可信区间		相对误差
			上限	下限	
1	3.41	6.09	4.001	2.816	0.440
2	2.33	3.08	3.087	1.591	0.243
3	2.02	3.62	2.799	1.248	0.441
4	1.75	3.07	2.529	0.975	0.429

月份	预测传播数（10万）	实际传播数（10万）	预测传播数的95%可信区间		相对误差
			上限	下限	
5	1.78	2.07	2.552	0.998	0.140
6	1.68	1.47	2.455	0.901	0.142
7	1.62	2.24	2.384	0.830	0.276
8	1.52	1.63	2.295	0.741	0.067
9	1.46	1.54	2.239	0.685	0.051
10	1.45	1.56	2.226	0.672	0.070
11	1.56	1.57	2.336	0.782	0.006
12	2.07	12.01	2.844	1.290	0.842

6.5 本章小结

从传播速度视角选取具有代表性的呼吸道传染病，分析呼吸道传染病的流行循环周期，开展呼吸道传染病的中期预测。我国常见呼吸道传染病传播受季节性因素影响显著，具有明显的季节性特征，季节因素导致的变异对呼吸道传染病传播波动的贡献率达到35.4%。与原始时间序列图对比发现，循环趋势曲线更平滑，显现出先下降后上升的态势，2012年2月至2014年呼吸道传染病传播呈现整体持续下降态势，2015～2018年呈倒"U"型变化。

从中期预测来看我国常见呼吸道传染病传播，循环波动对呼吸道传染病传播波动的贡献为20.9%，预测下一个循环周期在2018年6月至2020年1月。呈现出先下降后上升的态势，循环周期曲线大致将呼吸道传染病传播分为3个长短相互交替的完整的周期，第三个循环周期（2015年10月至2018年5月）与第二个循环周期（2014年11月至2015年9月）相比，波峰显著上升，振幅由14 295例增长至69 966例。

通过对我国常见呼吸道传染病月度传播数据进行预测，对比呼吸道传染病预测传播数和实际传播数，相对误差最大值为0.842，最小值为0.006；观察拟合预测效果图，发现预测值和拟合值的波动趋势与实际传播趋势的情况基本吻合，具有较好的参考意义和应用价值。

根据呼吸道传染病的季节特征，第一个波峰出现在当年的12月至次年 1 月，第二个波峰出现在 4 月至 5 月，此后呼吸道传染病随着时间呈下降趋势。呼吸道传染病主要好发于春、冬两季以及交替时节，此时人体对气候环境变化更加敏感，容易引起呼吸道感染，当呼吸道感染疾病处于蔓延和扩散时会大大增加易感人群的感染概率。呼吸道传染病具有循环周期特征，且循环趋势变动对传播波动的贡献率为 20.9%，且根据现有数据发现循环波动的波峰已达到历史高峰，循环周期显著变长，这表明呼吸道传染病的传播情况呈现上升趋势。

为防止呼吸道传染病的大面积暴发，可采取以下措施。

第一，根据呼吸道传染病传播的循环周期特征，建立健全专业的公共卫生体系。要进一步完善呼吸道传染病的防治工作，加大对公共卫生体系建设的投入，形成完备的公共卫生体制机制。以呼吸道传染病的防治控制为龙头，相关部门与机构承担呼吸道传染病防治责任，在此基础上加强突发呼吸道传染病的响应速度，加强基层公共卫生体系建设，改善基层卫生机构弱、乱、差的现状，一旦发现呼吸道传染疾病暴发，及时采取预案并上报疾病预防控制部门。

第二，根据呼吸道传染病传播的季节特征，在传染病传播高峰期之前积极做好应对措施。在冬春交替季节加强环境管理，在学校、商场、车站等人员密集区域注意室内通风换气。呼吸道传染病还具有反复出现的特征，一旦感染会降低患者的心肺功能，因此在呼吸道传染病的高发季节老人和小孩应注意传染病防护，注重自身卫生习惯。

第三，关注环境等因素的变化，动态识别呼吸道传染病传播的循环周期。在实际防控工作中，常见呼吸道传染病的传播趋势具有易变性的特点，主要受到地理环境和气候等自然因素和人口密度、人口流动程度、居住环境和医疗卫生状况等社会因素的影响和制约。随着经济的发展各地区口密度加大、人口流动加快，更容易暴发呼吸道传染病，因此，有效的模型及准确的预测对呼吸道传染病的防控有重要意义。注重呼吸道传染病的监测预警，早期识别季节流行高峰和循环周期波峰，积极开展呼吸道传染病的防疫工作和药物准备工作。

第四，根据呼吸道传染病的流行周期特性，加强呼吸道传染病防控工作。呼吸道传染病的传播速度很快，但呼吸道传染病的传播数据存在季节波动规律和高峰期。因此可根据呼吸道传染病的流行周期，加强传染病的症状监测，提前做好预防工作。结合呼吸道传染病传播周期性的特点，建立预测预警联动机制，从而做到"早发现、早报告、早治疗"，以免出现重症和死亡病例。早期识别季节流行高峰和循环周期波峰，积极开展呼吸道传染病的防疫工作和药物准备工作，实现高效防控。

第五，加大呼吸道传染病预防控制的宣传力度，推进呼吸道传染病健康教育进程。健康教育可以以较低的投资取得较高的防控成效，是值得推广的呼吸道传染病预防举措。通过校园与社区讲座、大众媒体、宣传手册等多种渠道宣传呼吸道传染病传播的特性和危害，普及呼吸道传染病预防知识让全社会参与传染病防控工作，增强群众对呼吸道传染病的预防意识，进而切断传播途径，保护呼吸道传染病易感人群。

第六，通过激励措施，提高群众参与呼吸道传染病防控的积极性。预防接种疫苗是呼吸道传染病防控的重要举措。应共同推进呼吸道传染病疫苗接种工作，增强人群免疫力，降低区域性呼吸道传染病暴发概率。实现与环保、食品部门协同合作，改善居民居住环境，减少病从口入的发生概率。

第7章 传染病传播的波动特征分析 技术与短期预测

近年来，随着全球气候变暖和生态环境遭到破坏，很多传染病的病原微生物变异频繁，重大传染病频发。很多传染病具有传播速度快、传播能力强、难以控制和难以防范的特性，在短期内容易造成大范围的传播和感染。因此，正确分析传染病传播的波动特征，开展传染病传播的短期预测，在传染病发病高峰期前进行积极预测和预警，对于传染病防控具有重要意义。

从感染人群视角看，乙型肝炎为乙类传染病中发病最多的传染病，对人类健康构成严重威胁。基于乙型肝炎传播数据，分析乙型肝炎传播的波动特征，开展乙型肝炎传播的短期预测，可以为乙型肝炎防控工作提供决策依据。整理汇总中国疾病预防控制中心发布的各月法定传染病概况，结果显示，2022 年中国报告乙型肝炎 1 191 002 例，死亡 366 人，分别排在乙类传染病发病数和死亡数的第 1 位和第 3 位。据世界卫生组织（WHO）统计，全世界约有 20 亿人曾感染了乙型肝炎病毒，其中约 2.4 亿人感染了慢性乙型肝炎病毒（HBV），每年约有 65 万人死于乙型肝炎病毒感染引起的肝衰竭、肝硬化和肝癌。因此，这里选取乙型肝炎传染病数据，分析乙型肝炎传播的波动特征，开展乙型肝炎传播的短期预测，对人类健康安全具有重要意义。

随着医疗领域尤其是公共卫生领域投资的不断加大，传染病传播数据的监测能力不断增强，公共卫生服务和管理水平得到较大提升，海量传染病数据的储存、监控和分析能力持续提高，可以更有效地挖掘传染病传播数据背后的深层价值。根据收集到的传染病数据，搭建传染病传播数据平台，将传染病传播数据转化为直观图示。利用这些数据集可以分析传染病的波动特征，构建模型进行传染病传播的短期预测，提升公共卫生服务的水平和管理能力，有效监控传染病传播的波动以做好传染病防控。这里以乙类传染病发病人数居于首位的乙型肝炎为例，利用 2009～2018 年中国乙型肝炎月发病数据，采用预测模型拟合乙型肝炎的发病数，分析我国乙型肝炎的发病情况，对 2019 年乙型肝炎的月度发病数进行预测，为调整公共卫生政策、做好医疗保障、提升公共卫生服务水平提供决策依据，为防范乙型肝炎提供对策建议。

7.1 乙型肝炎的传播分析

自 2003 年 SARS 暴发之后，我国全面推进基本公共卫生服务均等化，加强传染病的监测和报告。根据高效、快速和准确的传染病报告系统，可以对各类传染病进行有效的监测与分析，从而采取积极的传染病应对措施。

病毒性肝炎（viralhepatitis）由多种不同肝炎病毒引起，以肝脏病变为主，包括甲型肝炎（hepatitis A）、乙型肝炎（hepatitis B）、丙型肝炎（hepatitis C）、丁型肝炎（hepatitis D）及戊型肝炎（hepatitis E）。其中，乙型肝炎（hepatitis B）在我国的流行程度较高，每年新发乙型肝炎病例 50 万 ~ 150 万例。因为重视程度不够、医疗水平参差不齐、治疗费用负担较重等多种原因，部分乙型肝炎患者得不到规范治疗甚至根本不治疗，部分乙型肝炎易感人群也未能接受疫苗接种。在我国大约 60% 的肝硬化患者感染了乙型肝炎病毒，大约 80% 的肝癌患者感染了乙型肝炎病毒。伴随着乙型肝炎疫苗免疫的普及和抗病毒药物的广泛使用，急性乙型肝炎病毒感染者显著减少，但慢性乙型肝炎患者人数却显著增加。目前中国约有慢性乙肝病毒感染者 8 600 万例，由乙型肝炎病毒引起的肝硬化和肝癌负担逐渐加重。

面对感染人群较多的乙型肝炎，研究人员利用预测模型研究乙型肝炎传播的波动特征，准确有效预测乙型肝炎的短期波动，为采取应对乙型肝炎措施提供决策依据。这里根据中国疾病预防控制中心所报告的乙型肝炎数据，可以对乙型肝炎数据作深入研究，构建模型分析乙型肝炎传播的波动特征，开展乙型肝炎的短期预测，可以采取乙型肝炎防控措施以规避风险，提供相关技术参数和数学模型，建立乙型肝炎预测预警系统。

7.2 相关研究分析

近年来研究人员对乙型肝炎越发关注，有关乙型肝炎传播的分析与预测研究不断深入。一方面，构建 ARIMA 模型分析乙型肝炎的传播情况。

当乙型肝炎传播时间序列线性趋势相对稳定时，时间序列模型的拟合效果较好；当乙型肝炎传播时间序列并不稳定时，季节模型充分参考时间序列因周期性和季节性造成的平稳性影响，在乙型肝炎传播的预测中具有更大的适用性。如使用时间序列模型对传染病发病人数和趋势作分析和预测，预测效果显著（彭志行等，2008；王怡等，2015；李鹏等，2018）。ARIMA 季节模型可以有效对乙型肝炎发病率进行短期预测。但值得一提的是，随着时间的推移，长期预测结果与模型实际值之间的误差有所增加，这意味着 ARIMA 季节模型在长期预测方面存在一些缺陷。因此，乙型肝炎传播的预测模型不是一成不变的，当假设条件和预测期间发生变化时，预测模型应作出调整和更新，从而逐步完善乙型肝炎传播模型，提高预测的准确性。

另一方面，乙型肝炎感染人群较多，基于乙型肝炎治疗情况的研究也越来越多。第一，分析乙型肝炎对人体危害的研究。乙型肝炎导致消化不良、精神萎靡和低热乏力，严重者可发展为肝硬化甚至发生肝癌。因此，应正确防治乙型肝炎，避免主观轻视、盲目投医造成病情恶化。乙型肝炎在五大类病毒性肝炎中较为严重，大量的乙型肝炎感染群体已成为社会关注焦点，应呼吁乙型肝炎携带者群体积极健康生活并及时防治（李秀旺，2006）。第二，利用乙型肝炎数据开展后期影响研究。为研究乙型肝炎疫苗接种的后续效应，通过监测系统获取乙型肝炎相关数据指标并进行分析，结果表明乙型肝炎疫苗具备良好预防作用（赵占杰等，2016）；使用队列研究方法，研究乙型肝炎病毒携带对妊娠结果的影响效应（化雨等，2016）。第三，使用乙型肝炎传播数据开展临床经验研究。研究人员采用数据挖掘方法对所治疗乙型肝炎患者的原始数据进行采集和处理，通过症状、常用药物等信息剖析乙型肝炎治愈规律，对乙型肝炎患者症状和病理多方面进行提炼，总结慢性乙型肝炎诊断经验，为治疗乙型肝炎提供理论基础和有效治疗经验（高菲，2016；刘嘉辉等，2016；吕生霞等，2017）。利用多源数据库采集乙型肝炎数据，使用肝脾相关理论并结合聚类方法等数据挖掘技术，研究乙型肝炎药物之间的关联规则，剖析乙型肝炎治疗和用药规律，分析肝硬化不同阶段的用药侧重点（彭梦楠等，2020），为乙型肝炎的防控提供良好的数据支撑，为合理分配医疗资源和持续有效开展乙型肝炎防治提供决策依据。

乙型肝炎传播的分析和预测多选用时间序列分析模型，搜集按照时间顺序排列的乙型肝炎发病数据，使用分解技术分析乙型肝炎数据在趋势、周期、季节以及不稳定因素的变化过程和发展规律，对乙型肝炎传播情况进行预测，模拟乙型肝炎传播过程。研究人员使用时间序列模型 ARIMA 模型，包括移动平均模型（MA）、自回归模型（AR）、自回归移动平均模型（ARMA）。构建 ARIMA 模型，分析乙型肝炎传播的观测值，识别并发现乙型肝炎传播观测值之间的依存关系，用数学模型描述乙型肝炎传播并进行预测。常见模型为 $ARIMA(p, d, q)$，需要建立在平稳序列基础上，对于非平稳时间序列数据一般使用差分技术进行处理，其中 d 代表在平稳过程中差分的阶数，p 和 q 分别代表自回归的阶数、移动平均阶数。乙型肝炎传播的时间序列数据具有趋势性、季节性和周期性规律，需要使用季节性差分自回归移动平均模型（SARIMA），模型一般表示为 $ARIMA(p, d, q)(P, D, Q)_s$。SARIMA 模型需要将季节部分与趋势部分进行分离，使用逐期差分和季节差分的方式对趋势序列进行平稳化处理，其中 P、Q 为季节性的自回归和移动平均阶数，D 为季节差分阶数，s 为季节周期。SARIAM 模型综合考虑了乙型肝炎传播的趋势性、季节性、周期性以及随机因素等因素，可以较好预测乙型肝炎传播过程，有助于及时准确地获取乙型肝炎传播信息，及早采取乙型肝炎防控措施，制定乙型肝炎等传染病精细化管理流程，降低乙型肝炎传播对公众的危害程度。

作为时间序列分析模型之一，ARIMA 模型具有预测精度较高的优势。当使用 ARIMA 模型作数据预测时，某些时间序列过分依赖随机变量的时间 t，这使得时间序列的单值不确定。但是时间序列的变化存在一些规律，近似于相对应的数学模型，以此达到最好的效果。其中杰布等（Jebb et al., 2015）利用时间序列模型分析疾病发病规律，为疾病预测作出了重要的贡献。根据时间序列模型，可以分析乙型肝炎传播的结构和特征，开展最小方差的最优预测。一般来说，在 B-J 方法中，当时间序列是平稳时可以直接建立 ARIMA 模型，否则需要进行序列平稳化操作。非平稳时间序列可以使用适当顺序的差分运算实现序列平稳。

鉴于此，这里采用国家法定传染病月度流行病统计数据中的 2009 年 1 月至 2018 年 12 月乙型肝炎传播数据，结合预测精度较高的 ARIMA 模型进行统计分析研究，通过序列平稳化分析乙型肝炎数据的波动特征，构建选定模型进行拟合并评价模型拟合效果，预测 2019 年的乙型肝炎发病人数[①]并得出结论，对乙型肝炎的短期波动和预测预警提供对策建议。

---

① 注：受新冠疫情影响，传染病数据变动较大，故预测时间为 2019 年。

7.3 数据来源与研究方法

根据国家法定传染病月度流行病统计数据，建立乙型肝炎的月度发病数据库，构建 ARIMA 模型分析和处理时间序列中的原始数据，对乙型肝炎发病情况作短期预测，所采用的数据来源和研究方法如下。

7.3.1 数据来源

数据来源于中国疾病预防控制中心的国家法定传染病月度流行病统计数据。收集了 2009 年 1 月至 2018 年 12 月总共 120 个月的数据。使用 2009 年 1 月至 2018 年 12 月的月份报告传播数据建立乙型肝炎的拟合模型，利用 2013 年 1 月至 2016 年 12 月数据评价模型的拟合效果。根据拟合模型预测 2019 年 1 月至 12 月乙型肝炎发病情况，判断传染病传播走势，为传染病的预测与预警提供帮助。

7.3.2 研究方法

我国乙型肝炎在 2022 年发病人数达到了 1 191 002 例，死亡 366 人，是发病数最多的乙类传染病。这里以乙型肝炎传染病为例，分析和预测乙型肝炎的短期波动特征，为乙型肝炎防控提供决策依据。

为了实现乙型肝炎发病情况的短期预测，这里使用了 ARIMA 模型分析和处理时间序列中的原始数据。乙型肝炎时间序列的相同统计指标的数值是按照它们出现的时序进行排列的。ARIMA 模型是时间序列分析的典型模型，是一种分析时间序列的最为发达和广泛应用的方法。ARIMA 模型，也叫 Box - Jenkins 模型，能够扩展成分析时间序列，包括季节性趋势。基于关于时间序列的特征的先前研究，可以指定时间序列，即自回归顺序（p）、差分次数（d）和移动平均顺序（q）三个参数来分析。ARIMA 模型表示与时间组有关的随机变量与相应的数学模型之间的关系，以便根据过去的时间序列和目前的数值预测该序列的持续发展及未来的数值。该模型自建立以来，在自然科学、社会科学、工程和医学领域得到广泛应用和发展。ARIMA 模型与传统回归模型不同，此种建模方式依据序列各观测值之间的依存关系和变化规律，结合外推机制描述时间序列变化趋势，并考虑序列的平稳性特征。对乙型肝炎进行预测的 ARIMA 模型形式多样，其中表示随机过程的 ARIMA 模型包括以下四种类型：自回归

（AR）模型，移动平均（MA）模型、移动平均（ARMA）模型、自回归移动平均（ARIMA）模型。

统计学上纯 $ARIMA(p, d, q)$ 模型记作：

$$\Phi(B)(\nabla^d X_t - \varepsilon) = \Theta(B)\varepsilon_t \qquad (7-1)$$

或

$$\Phi(B)\nabla^d X_t = \alpha + \Theta(B)\varepsilon_t \qquad (7-2)$$

其中，t 表示时间，X_t 表示响应序列，B 是后移算子，$\nabla = 1 - B$，p，d，q 分别表示自回归阶数、差分阶数和移动平均阶数；$\Phi(B)$ 表示自回归算子；$\Theta(B)$ 表示滑动平均算子；$\nabla^d X_t$ 表示平稳序列，如果 X_t 是平稳序列，则 $d = 0$，直接用 X_t 建立 ARMA 模型，如果 X_t 是非平稳序列，则经过必要的 d 次差分，把 X_t 转化为一个平稳序列，$\nabla^d X_t$，然后用其建立 ARMA 模型。ε 为乙型肝炎数据平稳序列的均值，α 表示漂移项 $[\Phi(1)\varepsilon = \alpha]$，$\Phi(B)$ 和 $\Theta(B)$ 为 p 阶自回归和 q 阶移动平均特征多项式。而对应的 $\Phi(B) = 0$ 和 $\Theta(B) = 0$ 的根都在单位圆之外。

随机过程 X_t 若经 d 次差分之后可变换为一个以 $\Phi(B)$ 为 p 阶自回归算子，$\Theta(B)$ 为 q 阶移动平均算子的随机过程，称 X_t 为 (p, d, q) 阶单整自回归移动平均过程，且记作 $ARIMA(p, d, q)$。

对乙型肝炎未来发病情况短期预测的 ARIMA 模型主要通过以下四个步骤进行建模：序列平稳化处理、模型阶数判定、参数估计和模型监测应用。

第一步进行序列平稳化处理。建立 ARIMA 模型必须在平稳序列的基础上进行，观察这个时间序列是否平稳，非平稳序列要进行差分处理。判断乙型肝炎时间序列是否平稳，可以观察时间序列的相关图，或者进行单位根检验。这里将 2009 年 1 月至 2018 年 12 月中国乙型肝炎发病数定义为以月为单位的时间序列，后续进行差分处理，以实现为平稳序列利用 ACF、PACF 和 AIC 对模型实行了近似类型的估计，并提出了许多初步模型，以便进行接下来的验证以及修正。乙型肝炎医疗数据的时间序列可以通过对数转换而稳定，将周期和趋势区分为静态序列，然后是建模和预测。注意乙型肝炎医疗数据的时间序列要防止过度差分，即避免在平稳序列的基础上进行多次差分，通过观察序列的方差进行检验。

第二步进行模型阶数判定。用于预测乙型肝炎传播情况所设定 ARIMA 模型的形式能够通过差分的次数判定，也就是模型识别的过程，通过对时间序列相关图和偏相关图的分析，初步确定 ARIMA 模型的 p，d，q 的值。

第三步是进行参数估计。通过模型认证阶段还有假设检验中得出的数值，初步判断预测乙型肝炎传播情况未来趋势的 ARIMA 模型的参数，就是待根据乙型肝炎医疗数据确定 ARIMA 模型形式（确定 p，d，q）后对 ARIMA 模型进行参数估计，可通过运行计算机软件完成。

第四步进行模型监测应用。监测和分析模型的残差序列，对模型是否合理进行判定，使用选定的最优模型预测和分析序列的未来值或趋势，并用 2010 年 1 月至 2016 年 12 月乙型肝炎实际传播数和预测值的误差水平来评价模型的拟合效果。预测值对于平稳序列而言越来越接近序列的均值，而对于非平稳序列而言，则越来越接近序列的趋势。注意预测乙型肝炎期间离样本范围近时，预测值的置信区间小，预测的精度相对更高。根据乙型肝炎传染病传播的预测结果，向政府和防控机构提供乙型肝炎的波动特征与发展态势。

7.4　实　证　分　析

这里选择 2009～2018 年乙型肝炎传播数据，通过时间序列分析法进行处理，采用序列平稳化、模型估计、模型检验拟定 ARIMA 季节性模型。使用 2013 年 1 月至 2016 年 12 月我国乙型肝炎传播数据进行模型验证，再预测未来一年的乙型肝炎月度传播数据。

7.4.1　序列平稳化分析

在图 7 - 1 中，绘制了乙型肝炎传播数的时序图，可以看出每个观察值没有固定在同一水平，不满足序列稳定性要求。

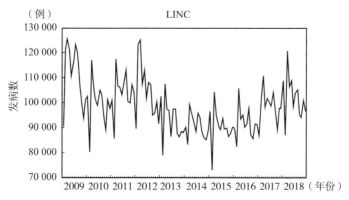

图 7 - 1　2009～2018 年我国乙型肝炎传播数时序图

为此，对序列做一阶逐期差分处理，处理后的时序图为图 7 - 2，序列明显平稳。

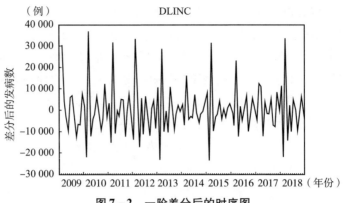

图 7 - 2　一阶差分后的时序图

　　根据图 7 - 3 原序列的自相关分析图，滞后期 $k = 12$ 时自相关系数是 0.305，超出了随机区间的范围，表明序列有周期为 12 个月的季节波动，因此要作季节性差分处理。

Autocorrelation	Partial Correlation		AC	PAC	Q-Stat	Prob
		1	-0.503	-0.503	30.921	0.000
		2	0.053	-0.269	31.265	0.000
		3	-0.069	-0.246	31.854	0.000
		4	0.164	0.021	35.208	0.000
		5	-0.024	0.130	35.283	0.000
		6	-0.125	-0.050	37.279	0.000
		7	-0.089	-0.280	38.293	0.000
		8	0.187	-0.102	42.812	0.000
		9	-0.093	-0.095	43.940	0.000
		10	-0.020	-0.071	43.991	0.000
		11	-0.116	-0.199	45.772	0.000
		12	0.305	0.137	58.264	0.000
		13	-0.120	0.136	60.226	0.000
		14	0.004	0.118	60.228	0.000
		15	-0.069	0.015	60.891	0.000
		16	0.058	-0.150	61.357	0.000
		17	0.105	0.015	62.915	0.000
		18	-0.222	-0.127	69.943	0.000
		19	-0.040	-0.222	70.169	0.000
		20	0.190	-0.009	75.411	0.000
		21	-0.092	0.004	76.662	0.000
		22	-0.011	0.010	76.681	0.000
		23	-0.113	-0.107	78.591	0.000
		24	0.314	0.159	93.501	0.000
		25	-0.203	-0.101	99.840	0.000
		26	0.149	0.111	103.26	0.000
		27	-0.201	-0.043	109.56	0.000
		28	0.141	-0.111	112.72	0.000
		29	0.033	-0.019	112.89	0.000
		30	-0.152	-0.065	116.62	0.000
		31	-0.037	-0.077	116.85	0.000
		32	0.211	0.146	124.19	0.000
		33	-0.170	0.048	129.03	0.000
		34	0.111	0.055	131.13	0.000
		35	-0.250	-0.197	141.89	0.000
		36	0.401	0.086	169.75	0.000

图 7 - 3　原序列的自相关分析图

季节性因素可通过使用一阶季节差分处理元时序列来消除。经过分析可知，序列的平稳性被季节性差分之后，它的时序度会在某一数值上平稳波动，由此可知被差分之后的序列是一个固定的时序模型，如图 7 − 4 所示。

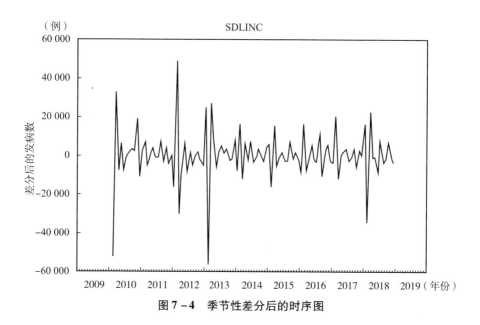

图 7 − 4　季节性差分后的时序图

经过一阶季节性差异后，序列的样本自相关系数和部分自相关系数迅速落入随机区间，根据图 7 − 5 所示序列的趋势基本消除，但 $k = 12$ 的值仍然较大。在序列的二阶季节性差异之后，序列的季节性效应仍然非常显著，因此只能使用一阶季节性差异。

7.4.2　参数估计

序列趋势可以通过一阶逐次差分消除，所以 d 取 1，并且在一阶季节差分后，也基本消除了季节性趋势，因此 D 取 1，由此可知我们能够选用 $ARIMA(p, d, q)(P, D, Q)_s$ 模型。如图 7 − 5 所示，在 4 阶处序列的样本偏自相关函数被突然截断，说明序列在 3 阶处截尾，由此判断出是 $AR(3)$ 序列。并且样本的自相关函数表示它是拖尾的，而且从 2 阶开始下降幅度很大，效果也不太显著，因此可以设定 q 是从 1 开始的，拟定为 1、2、3，又因为样本自相关函数和偏自相关函数在 $k = 12$ 时的取值均比较大，所以 $P = Q = 1$。

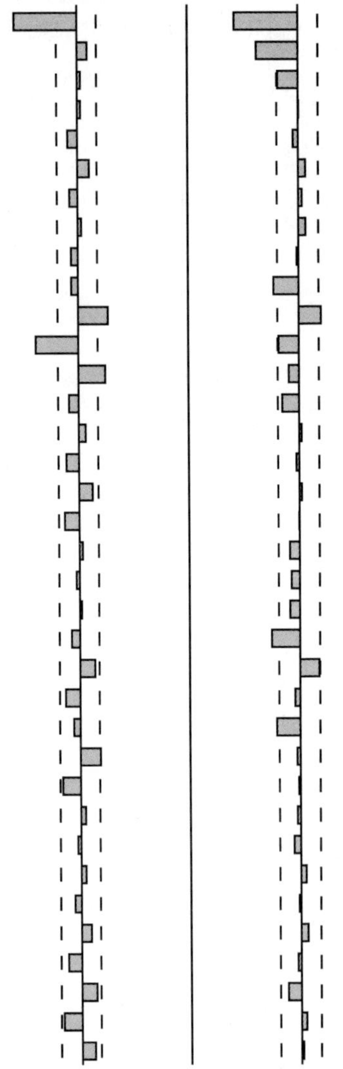

Autocorrelation	Partial Correlation		AC	PAC	Q-Stat	Prob
		1	-0.592	-0.592	38.497	0.000
		2	0.103	-0.380	39.666	0.000
		3	0.040	-0.182	39.848	0.000
		4	0.021	0.007	39.900	0.000
		5	-0.082	-0.037	40.674	0.000
		6	0.114	0.076	42.174	0.000
		7	-0.078	0.046	42.876	0.000
		8	0.047	0.068	43.132	0.000
		9	-0.052	-0.016	43.459	0.000
		10	-0.065	-0.226	43.972	0.000
		11	0.286	0.209	53.884	0.000
		12	-0.408	-0.173	74.280	0.000
		13	0.254	-0.094	82.291	0.000
		14	-0.097	-0.146	83.474	0.000
		15	0.071	0.017	84.113	0.000
		16	-0.110	-0.118	85.672	0.000
		17	0.139	0.023	88.171	0.000
		18	-0.131	0.014	90.435	0.000
		19	0.048	-0.086	90.742	0.000
		20	-0.027	-0.066	90.838	0.000
		21	0.031	-0.089	90.966	0.000
		22	-0.078	-0.265	91.802	0.000
		23	0.149	0.187	94.881	0.000
		24	-0.128	-0.045	97.185	0.000
		25	-0.064	-0.214	97.761	0.000
		26	0.197	-0.025	103.36	0.000
		27	-0.159	-0.001	107.06	0.000
		28	0.064	-0.031	107.66	0.000
		29	-0.018	-0.054	107.70	0.000
		30	0.050	0.060	108.09	0.000
		31	-0.063	-0.004	108.70	0.000
		32	0.094	0.077	110.08	0.000
		33	-0.115	-0.021	112.16	0.000
		34	0.147	-0.109	115.60	0.000
		35	-0.170	0.064	120.26	0.000
		36	0.137	0.031	123.37	0.000

图 7-5　一阶季节差分后的自相关分析图

　　因此得到可能的模型如下：$ARIMA(3,1,1)(1,1,1)$、$ARIMA(3,1,2)(1,1,1)$、$AIRMA(3,1,3)(1,1,1)$、$ARIMA(1,1,1)(1,1,1)$、$ARIMA(1,1,2)(1,1,1)$、$ARIMA(2,1,1)(1,1,1)$、$ARIMA(2,1,2)(1,1,1)$。

　　通过 Eviews 软件对建模数据进行分析，能够得到六个参数估计。经过操作，可发现三种模型都能达到 ARIMA 模型的平稳以及可逆条件，说明选择的模型是符合要求的。此外，根据残差中的白噪声试验的相伴概率，我们可以知道残差均符合独立性的假设，这表明该模型准备得很好，但由于（1，1），（1，2），（2，1），（2，2）的 P－Q 较低，所以不考虑。比较表 7－1 中各个模型的检验结果，模型（3，2）调整后的拟合回归系数最高，AIC 值与 SC 值也最小，MAPE 值显示其预测精度也较高，说明效果非常有效，该模型与序列十分吻合，所以模型选定为 $ARIMA(3，1，2)(1，1，1)$，利用最小二乘法估计参数，得到 ARIMA 模型为：

$$(1 - 0.0821B)(1 + 0.4244B^{12})(1 - 0.1187B - 0.2099B^2 + 0.1359B^3)$$

$$(1 - B)(1 - B^{12})\log(ilinc) = (1 - 0.9206B^{12})\mu_t \tag{7-3}$$

表 7－1   各模型检验结果

（p，q）	Adjust R^2	AIC	SC	P－Q	MAPE
（3，1）	0.832	－3.01	－2.84	0.917	13.95
（3，2）	0.835	－3.03	－2.84	0.973	13.07
（3，3）	0.834	－3.006	－2.78	0.977	11.84
（1，1）	0.809	－2.92	－2.81	0.249	13.86
（1，2）	0.828	－3.02	－2.88	0.579	11.78
（2，1）	0.832	－3.03	－2.90	0.113	14.56
（2，2）	0.836	－3.04	－2.88	0.157	13.96

7.4.3 检验与诊断

在图 7－6 中，对模型生成的残差序列进行白噪声检验。由于样本量 $n = 120$，所以这里取滞后期 $m = 120/10 = 12$，从第 12 行中得到检验统计量 Q 值为 10.690，在 Prob 列读出拒绝原假设所犯弃真错误的概率为 0.556 > 0.05，它的自相关系数以及偏自相关系数都处于 95% 的置信区间内。结果表明所选模型的残差之间并不是相互独立的，因此，我们不能拒绝原假设，即认为这些序列是相互独立的。可以看出，我们所选择的模型概念是适当的，在统计上是有意义的。

Autocorrelation	Partial Correlation		AC	PAC	Q-Stat	Prob
		1	-0.016	-0.016	0.0239	0.877
		2	-0.018	-0.018	0.0556	0.973
		3	0.019	0.019	0.0924	0.993
		4	0.010	0.010	0.1020	0.999
		5	-0.023	-0.022	0.1529	1.000
		6	0.085	0.085	0.8869	0.990
		7	-0.146	-0.146	3.0655	0.879
		8	0.070	0.074	3.5733	0.893
		9	0.202	0.200	7.8287	0.551
		10	-0.061	-0.060	8.2225	0.607
		11	0.130	0.151	10.021	0.528
		12	0.079	0.061	10.690	0.556

图 7-6 白噪声检验

模型的拟合效果评估分为两部分，包括回代性考核与前瞻性考核。第一，采用回代性考核，拟合 2009~2018 年中国乙型肝炎病例的数量。实际数值处于 95% 的预测置信区间之内，拟合值靠近实际数值，实际数值与预测值之间的绝对平均误差 MAPE 值为 13.074，因此模型的预测准确度很高。第二，前瞻性考核，拟合预测 2013 年 1 月至 2016 年 12 月我国的乙型肝炎病例数，据图 7-7 所示，和它的实际值比较的话，结果说明了每月的实际数值是处于预测值的 95% 置信区间以内，拟合值与实际值的平均相对误差只为 9.17%。

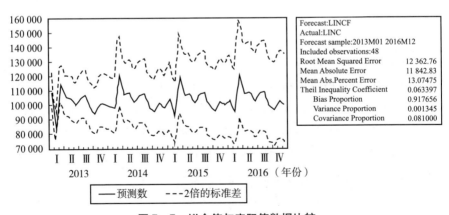

图 7-7 拟合值与实际值数据比较

由图 7-8 可知，拟合值和实际值的误差较小，说明构建的 *ARIMA* (3, 1, 2) (1, 1, 1) 模型可以有效分析中国乙型肝炎发病情况。

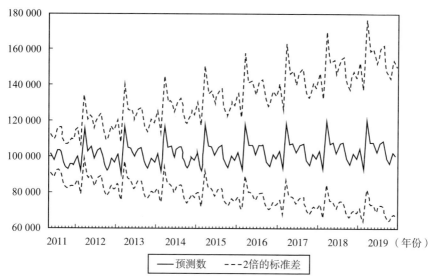

图 7 - 8　2019 年模型的预测数值和实际数值比较

7.4.4　乙型肝炎传播人数的预测

经过检验，可知建立的 $ARIMA(3，1，2)(1，1，1)$ 模型拟合效果较好，可以用于预测 2019 年 1~12 月中国乙型肝炎的发病情况。当传染病的传播数超过所预测数的 95% 置信区间时，说明本月的情况和之前的传染病情况并不相同，应该警惕传染病暴发以及流行的情况。根据模型预测结果（见表 7 - 2），我国 2019 年乙型肝炎的传播数据在 3 月都是最高值，其次为 8 月，3~8 月传播数据一直处于较高水平，此后传播数开始下滑，10 月略有升高，在 2 月达到最低值。根据模型，预测出 2019 年中国乙型肝炎传播总数为 1 224 591 例。

表 7 - 2　　ARIMA 模型预测 2019 年全国乙型肝炎传播数据

月份	传播数（例）	月份	传播数（例）
1 月	102 054	7 月	105 075
2 月	91 745	8 月	106 226
3 月	118 279	9 月	97 014
4 月	105 829	10 月	93 975
5 月	106 050	11 月	100 126
6 月	100 281	12 月	97 943

7.5 本章小结

　　分析 2009～2018 年中国乙型肝炎传播的波动特征，开展乙型肝炎传播的短期预测，科学预测乙型肝炎的高发时段，对乙型肝炎的有效防治、防控具有较强的实践意义。基于中国乙型肝炎传播的月发病数据，利用波动特征分析技术，构建乙型肝炎传播的短期预测模型，预测 2019 年乙型肝炎各月份的传播人数，预测出乙型肝炎全年感染总人数为 1 224 591 例。实际数值的 95% 置信区间内包含了预测数值，实际值和预测值之间的绝对平均误差较小，表明模型可以精准预测乙型肝炎传播数据。乙型肝炎传播数始终呈上升趋势，乙型肝炎的传染病防治仍需加强，应增加乙型肝炎防治的投入。

　　乙型肝炎属于肝脏类疾病，是感染人群较大的一种疾病，对公民的健康造成了较大影响。基于乙型肝炎的传播数据，分析乙型肝炎传播的波动特征，开展乙型肝炎传播的短期预测，可以为乙型肝炎的有效防治提供决策依据。

　　根据研究结果，我国乙型肝炎报告病例数在 3 月、7 月、8 月逐月增加，随后又有所减少。有文献提示，这可能与人口流动有关，因为乙型肝炎的传播很大可能是来自第一季度出门工作的劳动者。3 月的乙型肝炎患者人数增加，每年 7 月、8 月旅行人数呈增长趋势，因此乙型肝炎传播可能存在季节性或周期性的特征。2019 年中国乙型肝炎病例数量较往年呈上升趋势，情况不容乐观。预测 3 月乙型肝炎发病数约为 118 279 例，并且除 2 月、9 月和 10 月以外的九个月份，乙型肝炎的传播人数都可能破十万，2019 年我国乙型肝炎传播的预测数达到 1 224 591 例，表明了乙型肝炎传播呈现流行特征，说明我国传染病的防治，尤其是乙型肝炎防治方面仍需进一步加强。对传染病防治的重视程度不断增加，但是通过对比乙型肝炎发病人数的分析及预测，可以了解到乙型肝炎传播具有短期增加的特征，应加大乙型肝炎防治的投入。

　　以此可见，利用现有可使用的数据，可以在乙型肝炎传播高峰期前作出积极预测预警，在乙型肝炎暴发之前提前做好准备工作，使得乙型肝炎得到有效的防治，这里提出一些相关的对策建议。

　　第一，完善我国乙型肝炎监测和预警体系，提升乙型肝炎的防治水平。不断夯实和完善我国乙型肝炎研究和防治的相关体系，进行结构优化、实现效率提升，进一步增强乙型肝炎防治服务的可及性。建立健全乙型肝炎病例报告制度，以完备的监测体系建设提升乙型肝炎的防治水平。加强乙型肝炎预防的科技投入，深化乙型肝炎疫苗的研发和接种力度。加强对乙型肝炎、肺炎的关注度，及时研判防控的重要性并出台相关措施，提升乙型肝炎的防治水平，有效解决乙型肝炎传播问题。建立健全公共卫生保障机制，不断完善公共卫生支出管理体系，稳步发展公共卫生服务体系，满足公众对公共卫生的新需求，增强应对突发公共卫生事件的能力，推动我国公共卫生水平长足进步，及时预测并满足乙型肝炎传播防治需求。

第二，重点关注乙型肝炎高发群体和高峰时节，加强乙型肝炎防控。对于新生儿、婴幼儿和学生等乙型肝炎病毒易感人群，及时接种乙型肝炎疫苗，对高危人群进行重点防控。模型预测结果表征乙型肝炎在3月、7月、8月病例数大幅上升，在乙型肝炎传播高峰时节对高发群体进行检测，了解风险人群感染情况，做到"早发现、早诊断，早治疗"，阻止肝硬化和肝癌的发生。

第三，加强部门协作，利用激励措施提高群众积极参与乙型肝炎防控的积极性。预防接种为乙型肝炎防控的重要举措，应共同推进乙型肝炎传播疫苗接种工作，增强人群免疫力，降低区域性乙型肝炎暴发概率。实现与环保、食品部门协同合作，改善居民居住环境，减少病从口入发生概率。关注乙型肝炎首发症状，进行源头诊治。乙型肝炎多表征为消化道症状，应关注乙型肝炎首发症状及时防治，避免病情恶化，定期开展血清ALT值检验。

第四，完善我国乙型肝炎防治制度，构建全链条乙型肝炎防治网，健全乙型肝炎防治体系。以制度建设助力乙型肝炎预防关口前移，为乙型肝炎患者制订抗病毒方案，最大限度控制肝硬化和肝癌的发生发展。加强乙型肝炎数据共享制度建设，充分发挥数据优势，实现资源整合和利用，改进细化防控方案，建设协同综合、职能完备的乙型肝炎防治体系。

第8章 传染病传播的网络搜索数据分析与高峰预测

现代网络技术手段不断发展，使得使用搜索引擎寻求健康和医疗信息成为可能。网络搜索量的动态变化能够在一定程度上反映地区传染病的流行状况，百度、谷歌等搜索引擎的网络搜索数据开始应用到传染病传播的分析与预测中。百度推出的百度指数能科学计算各关键词在百度网页搜索中的搜索加权频次，客观反映网民对关键词的关注程度和持续变化。以往研究表明，传染病相关症状关键词的百度指数与传染病传播情况存在显著相关性（董晓春，2016）。因此，当传染病感染者没有选择医疗机构就医，无法录入传染病信息报告管理系统时，利用网络搜索数据可掌握地区传染病传播情况，预测传染病的感染高峰，从而成为医疗资源合理配置的重要依据。

新型冠状病毒的奥密克戎变异株具有高传播性和免疫逃逸特性，容易造成多点、多发和广覆盖的传染病复杂局面。奥密克戎感染后的主要临床症状为轻度发热、咳嗽等。与其他新型冠状病毒变异株相比，奥密克戎突变多、传播速度快、传播途径更隐蔽，但其致病力较原型株及其他变异株明显减弱，潜伏期更短。当奥密克戎处于传染高峰期时，感染人数快速增多，流行速度较快。同时，医疗物资的调配供应成为传染病防治的关键问题与核心任务，对人民生命安全和减少财产损失具有重要意义。尤其是传染病信息报告管理系统没有全部信息时，可以利用网络搜索数据，掌握地区新型冠状病毒感染流行阶段，预测感染高峰，成为医疗资源合理配置的重要依据。根据新型冠状病毒感染的高峰预测结果，合理配置医疗物资，避免医疗资源配置不合理、效率低等问题。因此，这里以新型冠状病毒感染为例，对新型冠状病毒感染的传播过程和感染高峰开展预测研究，收集网络搜索数据，分析新型冠状病毒感染的空间分布特征，为新型冠状病毒感染流行期间医疗物资配置提供决策依据。

8.1 基于网络搜索数据的传染病传播分析

随着互联网信息技术的普及与发展，人们可以根据自身的需求应用搜索引擎，快速获取需要的信息。在用户检索信息的过程中，形成的海量搜索信息数据也被记录下来。研究表明，用户的搜索信息数据和现实的社会环境与传染病传播情况存在着紧密联系，网络搜索数据的动态变化能够在一定程度上反映地区传染病的流行状况，同时网络搜索数据在数据时效性上更有优势（Kurian，2020）。网络搜索数据涉及范围广泛，可以关注到不同地区互联网用户的传染病关注程度，增加了公共卫生体系的信息完整性。

研究人员使用互联网搜索数据作传染病传播分析与预测。比如，金斯伯格等（Ginsberg et al.，2009）使用谷歌搜索数据对流行性感冒的流行趋势作预测，更早地预测到流行性感冒的流行时期。之后不断有研究将医疗系统数据、网络搜索数据、社交网站数据应用到各种传染病传播的分析与预测中（王若佳，2018）。利用网络搜索数据进行流行性感冒预警模型的比较与优化（李秀婷等，2013），基于百度指数预测手足口病发病情况（杜玉忠等，2018），对各类流行性传染病进行有效监测与预测。基于网络搜索数据的传染病预测研究，精准度较高，时效性较强，为传染病传播分析提供了新思路。

基于网络搜索数据的传染病传播分析能为传染病的监测和分析提供新的契机。传统的传染病监测系统通常采用逐层上报的形式，传染病数据的收集和发布存在一定的延迟性。与传统传染病监测数据相比，网络搜索数据具有一些优点。首先，当传染病大规模暴发和流行时，为及时地了解传染病的流行情况、传播过程、预防措施、治疗方法等，人们往往使用百度、谷歌等搜索引擎进行查询。因此，在互联网中储存着大量患病者和陪护人员的传染病检索信息，并且网络搜索引擎数据具有较强的数据时效性。其次，当使用网络搜索数据进行传染病传播分析时，不需要监测哨点的支持。特别是传染病感染的高峰期，可能存在因医护资源紧张或者缺勤率激增的情况，导致常规的统计监测不能正常运行，而网络搜索数据则成为分析传染病传播状况的重要手段。最后，网络搜索数据信息需要人工参与的环节较少，节约了社会成本，指数统计频率高，便于研究人员使用和分析传染病传播数据。

使用网络搜索数据分析传染病的传播也面临着一些挑战，有时难以完全取代传统的监测数据。例如，当传染病处于小规模流行初期或者新发传染病出现时，媒体与舆论的引导作用有时会导致发生搜索行为，使得网络搜索数据变得不稳定。因此，如何在大量的网络搜索数据信息中合理选取关键词、甄别真实的异常信号、处理数据噪点，成为传染病数据分析的重中之重，这将直接影响传染病传播分析的真实性与可靠性；同时需要注意的是，当使用网络搜索数据进行分析时，要确保所研究的区域有充足的网络资源和一定的移动设备信息收发能力，保证网络搜索数据更加符合传染病传播的真实状况。近年来我国互联网的生态环境逐步完善，为利用网络搜索数据探究传染病传播的研究奠定了良好的基础。

8.2 相关研究分析

利用网络搜索指数数据对传染病传播情况作分析和预测，主要从传染病网络搜索指数的关键词选取方法、互联网搜索指数数据与传染病流行趋势的相关性以及利用网络搜索数据分析和预测传染病的流行趋势等方面开展研究。

当使用网络搜索指数时，需要选择传染病的关键词，选择结果将影响到研究结果的准确性。目前，传染病关键词的选择方法主要有直接选词、范围选词以及技术选词三种。其中，使用直接选词方法，研究人员根据其主观经验直接选取一个或者几个最相关的关键词，是主观且简洁的方法；利用范围选词，根据研究对象确定一个大概的选择范围，主要从传染病的名称、症状、治疗与预防四个角度进行选取，防止传染病核心关键词的遗漏，减少了研究人员对信息技术的依赖；根据技术选词方法，利用所编译的软件程序以及性能高的计算机系统对传染病的常用搜索词进行筛选，客观性强、精度高，但会受到技术设备、数据来源、时间等方面的限制。

研究人员对网络搜索指数数据与传染病传播数据作相关性分析，为网络搜索数据应用于传染病传播的预测研究奠定基础，提升不明原因、不明发源地的传染病传播预警能力，从而为传染病的监测与预警提供新的思路。利用百度和谷歌等搜索引擎，收集与传染病症状相关的关键词，探究传染病的网络搜索数据是否能够较好地反映各阶段传染病的传播情况，从而选出与传染病感染率高度相关的同步关键词、先行关键词（顾敏华等，2019；董晓春等，2016；王若佳，2018）。还有研究构建一元线性回归模型、多元线性回归模型和主成分回归模型等，对网络搜索指数与传染病监测数据的关系进行拟合，探究网络搜索数据与传染病传播数据的相关性。考虑到传染病监测数据与网络搜索数据间的相关性受到多种因素的影响，两者间的相关关系可能为非线性的关系，王若佳等（2016）使用 22 个关键词的百度指数数据作为输入变量，将流感阳性数占流感样病例（ILI）总数的百分比作为输出变量，构建神经网络模型探究网络搜索数据与我国流感发病数据的相关性。

一些研究人员利用网络搜索数据对传染病的传播情况作分析和预测，使用网络搜索数据结合传染病预测方法进行探究，如时间序列模型、线性模型、机器学习等方法。ARIMA 模型综合考虑传染病的周期性特征，是较为常用的传染病传播分析方法之一。使用多个百度关键词加权构造综合百度搜索指数，建立 ARIMA 模型对全国手足口病的发病数作预测分析，研究结果发现基于百度搜索指数建立的模型比仅使用历史发病数建立的模型的预测效果更好（纪焕林，2020）。研究人员以实际传染病发病数为因变量，使用关键词百度指数建立自回归分布滞后模型（ARDL）预测未来几周传染病的发病数，研究结果发现模型预测效果较好且不受重大公共卫生事件干扰（杜玉忠等，2018；黎倩等，2023）。使用百度指数结合线性模型，分析和预测传染病的传播和流行。研究人员采用多元线性回归模型对流行性感冒、戈登热等传染病的传播情况进行预测，认为百度指数能够作为传统监测手段的有效补充（鲁力等，2016；王晶晶等，2016；李乐等，2021）。近年来，随着大数据技术的不断发展，利用百度指数数据采用机器学习方法进行传染病的分析与预测成为研究热点。研究人员选取与特定传染病临床症状密切相关的关键词百度指数，使用支持向量机对传染病的传播趋势进行预测（黄泽颖，2020）；也有研究人员发现与诸如病毒相关的百度搜索指数与病毒实际感染数据相似，呈现出较为明显的季节性特征，与传染病的流行周期有较好的重合，因此将百度搜索指数作为传染病暴发的早期预警指标，结合随机森林模型探究传染病预警阈值（吴昊澄等，2021）；李少亭等（2021）基于百度指数搜索数据，利用极端梯度提升树（XGBoost）构建了新型冠状病毒感染的日新增确诊人数预测模型，研究发现网络搜索数据克服了传统统计数据的缺点，能够补充已有传染病信息；还有研究基于百度指数数据，对比了传统统计学分析方法与机器学习方法的预测效果（王玥等，2023）。

合理选择传染病的互联网搜索关键词，把握传染病的流行特征、流行阶段，充分考虑现实情况与数据可得性，构建基于互联网搜索数据的传染病预测模型，提升传染病的分析与预测能力，可以应对传染病的暴发与流行。鉴于此，借鉴已有研究成果，选取"发烧"关键词百度搜索数据，构建 Logistic 模型探究 2022 年 11 月 11 日至 2022 年 12 月 22 日京津冀地区新型冠状病毒的传播情况，预测新型冠状病毒感染的高峰，利用空间自相关分析探究新型冠状病毒感染的空间分布特征，揭示网络搜索数据在传染病传播分析方面的重要作用，为传染病的监测、预测和预警提供新的思路。

8.3　数据来源与研究方法

收集新型冠状病毒感染的流行期间百度指数平台中的地区每日"发烧"搜索指数数据，使用空间自相关分析探究新型冠状病毒感染的空间分布特征，采用 Logistic 模型分析新型冠状病毒感染的传播过程，预测新型冠状病毒感染的高峰，所采用的数据来源和研究方法如下。

8.3.1　数据来源

2022 年 11 月 10 日以来，我国发布新型冠状病毒感染防控方案，新型冠状病毒感染流行进入新的阶段。百度健康发布的新冠全国症状热搜榜显示，"发烧"搜索指数的热度远超过"咳嗽""咽干咽痛"等其他新型冠状病毒感染症状。这里选取与新型冠状病毒感染症状针对性强且搜索热度最高的"发烧"搜索指数作为研究数据，探究京津冀地区新型冠状病毒感染的进展周期与高峰预测。在百度指数数据库中筛选"发烧"关键词，收集京津冀地区共 13 个城市 2022 年 11 月 11 日至 12 月 22 日每日的百度指数，包含移动端及 PC 端。将各市每日发烧百度指数减去各市 11 月 7 日至 11 月 13 日 7 天的发烧百度搜索指数均值，剔除非新型冠状病毒感染引起的"发烧"搜索。

8.3.2　研究方法

8.3.2.1　空间自相关分析

基于空间统计数据的空间自相关分析，被广泛应用于解释传染病扩散、经济发展和生态演化等现象的空间相关性。根据研究对象的尺度差异，空间自相关分析可分为全局空间自相关分析和局部空间自相关分析。全局空间自相关分析适用于考察整个空间统计数据的空间集聚情况，根据计算出的指数指标判断空间集聚特性。其中，Moran's I 指数被学界广泛认可，可以分析研究对象的空间分布情况。Moran's I 指数计算如下：

$$I = \frac{\sum\limits_{i=1}^{n} \sum\limits_{j=1}^{n} wij(xi - \bar{x})(xj - \bar{x})}{S^2 \sum\limits_{i=1}^{n} \sum\limits_{j=1}^{n} wij} \qquad (8-1)$$

$$S^2 = \frac{\sum\limits_{i=1}^{n} (xi - \bar{x})^2}{n} \qquad (8-2)$$

其中，n 为数据样本量，xi、xj 为研究样本中的两个观测值，S^2 为样本方差，wij 为度量区域间距离的空间权重矩阵，$\sum\limits_{i=1}^{n} \sum\limits_{j=1}^{n} wij$ 为所有空间权重之和，$\bar{x} = \frac{1}{n} \sum\limits_{i=1}^{n} xi$ 为样本均值。

此外，为进一步验证 Moran's I 指数的准确性，需计算 Z 值（Z - Score）作显著性检验：

$$Z(I) = \frac{[I - E(I)]}{\sqrt{VAR(I)}} \qquad (8-3)$$

其中，$Z(I)$ 为显著性水平，$E(I)$ 为 I 值期望，$VAR(I)$ 为方差。设置 95% 的置信区间，临界值为 ±1.96。当 Z 值大于 1.96 时，表示存在正相关；当 Z 值小于 -1.96 时，表示存在负相关；介于临界值之间，则表示呈现随机分布。

Moran's I 指数与 Z 值对应的空间集聚特征解释，如表 8-1 所示。全局 Moran's I 指数为相关度量，其取值范围为 [-1, 1]。当 Moran's I 指数为正值时，研究变量值呈空间正相关；当指数值为负值时，表示呈现空间负相关；当指数值为零时，表示不存在空间自相关。Moran's I 指数值越大表示空间集聚性越强（何佳晋等，2022）。

表 8-1　　　　　　　Moran's I 指数与 Z 值反映的空间集聚特征

指标	取值范围	空间相关性
Moran's I	(0, 1]	正的空间自相关
	[-1, 0)	负的空间自相关
	0	不存在空间自相关
Z 值	$Z > 1.96$	正的空间自相关
	$Z < -1.96$	负的空间自相关
	$-1.96 < Z < 1.96$	不存在空间自相关

基于 2022 年 11 月 11 日至 12 月 22 日每日各市发烧百度指数除以各市人口，获得发烧百度指数搜索率作全局空间自相关分析（黄澳迪等，2022），研究每日发烧百度指数搜索率在整个京津冀的分布特征，判断发烧百度指数搜索率是否存在聚集性，从而判断京津冀地区新型冠状病毒感染的聚集特征。然后对全局空间自相关显著集聚的时期进行局部空间自相关分析，获取各空间单元集聚的区域，制造局部莫兰散点图获取高－高聚集（高搜索率区被高搜索率区包围）、低－低聚集（低搜索率区被低搜索率区包围）、高－低（高搜索率区被低搜索率区包围）及低－高（低搜索率区被低搜索率区包围）四种集聚模式（沈静雯等，2021）。其中高－高聚集和低－低聚集表示发烧百度指数搜索率的空间集聚性，高－低和低－高表示发烧百度指数搜索率的空间分散性或差异性。

相较于全局空间自相关分析，局部空间自相关分析可以反映观测值与相邻观测值的相关程度，揭示发烧百度指数搜索率在聚集地的空间聚集情况。局部莫兰指数表现为：

$$Ii = \frac{(x_i - \bar{x})}{S^2} \sum_{j=1}^{n} w_{ij}(x_j - \bar{x}) \tag{8-4}$$

8.3.2.2 Logistic 模型

Logistic 模型常用于流行病学的分析，整体曲线呈现"S"形增长过程。考虑了事物受到资源与环境约束情形下的阻滞作用，已有研究构建 Logistic 模型体现传染病的时间变化规律，适用于传染病流行由慢到快、到达高峰及高峰后变缓的整个阶段（冯苗胜等，2020；徐方等，2022）。Logistic 模型函数表达式为：

$$P(t) = \frac{N}{1 + e^{-(kt + c)}} \tag{8-5}$$

其中，$P(t)$ 为 t 时刻传染病累计病例。N 为环境容量，表示传染病累计病例上限。k 衡量累计病例变化快慢，代表模型中传染病传染率。k 越大，传染病传播进展速度越快。c 为常数。最终累计感染人数 N、传染速率 k 及常数 c 可使用最小二乘法估计 Logistic 模型拟合参数（徐付霞等，2007）。

Logistic 模型的一阶导数描述随时间 t 的变化，累计病例 $P(t)$ 的速度变化情况；其二阶导数为新发病例增减速的曲线方程。在传染病感染达到高峰时，新发病例数的变化速度则为 0，因此当二阶导数为 0 时，可得到感染高峰时间 $t = c/k$。其三阶导数表示新发感染病例增减的加速度曲线方程。令三阶导数为 0，可求得新发病例加速度的拐点。因此 Logistic 模型有三个关键点，求得其横坐标分别为 $t_1 = (-c - 1.317)/k$、$t_2 = -c/k$、$t_3 = $

$(-c+1.317)k$。同时，根据 Logistic 模型曲线及新型冠状病毒感染发展特性，可将传染病传播过程分为渐增期 $[0 \sim (-c-1.317)/k]$、快增期 $[(-c+1.317)/k \sim (-c+1.317)/k]$ 及缓增期 $[(-c+1.317)/k \sim \infty]$（刘琳玲等，2017）。

8.4 实证分析

为了更好地探究地区新型冠状病毒感染的动态变化，为医疗资源配置提供参考，这里利用百度指数的及时性、可获得性，以京津冀地区为例，基于 2022 年 11 月 11 日至 12 月 22 日"发烧"关键词的百度搜索指数数据，利用空间自相关分析探究各市新型冠状病毒感染的空间分布特征，选取 Logistic 模型划分奥密克戎流行进展阶段以及预测感染高峰日。

8.4.1 空间自相关分析

这里对 2022 年 11 月 11 日至 12 月 22 日京津冀"发烧"关键词百度指数除以各市人口获取的发烧百度搜索率进行空间自相关分析，将 Moran's I 值作为京津冀空间分布特征的评估标准。根据全局空间自相关分析结果，在研究期间京津冀地区"发烧"百度搜索率有五天存在显著的空间正相关效应（P 值 <0.05），其余时间为随机分布，具体如表 8 - 2 所示。

表 8 - 2　京津冀地区"发烧"关键词百度指数搜索率的显著全局空间自相关结果

时间	Moran's I 值	Z 值	P 值
11 月 18 日	0.385	2.876	0.004
11 月 22 日	0.491	3.530	0.000
11 月 24 日	0.356	2.372	0.017
12 月 6 日	0.339	2.246	0.024
12 月 7 日	0.314	2.085	0.037

全局自相关分析可以说明是否存在空间自相关效应，但无法准确说明集聚区域出现的范围或位置。为此进一步采用局部 Moran's I 指数散点图，展现局部空间相关性，阐明观测值与周边地区观测值的差异程度，结果如图 8 - 1 所示。

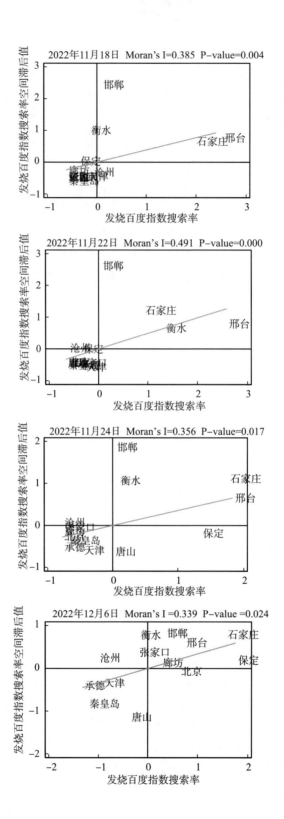

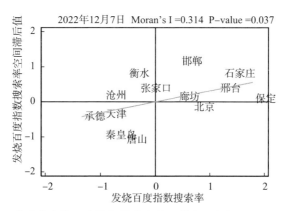

图 8-1　京津冀发烧百度指数搜索率的显著空间自相关 Moran 散点图

在图 8-1 中，展示了京津冀地区各个城市的聚集模式，在 11 月 18 日和 11 月 22 日两天的集聚状态相似，处在 "低-低" 聚集区的城市相同，不同的是 11 月 22 日衡水市由处在 "低-高" 集聚区转为 "高-高" 聚集区，并且空间聚集程度进一步加强；11 月 24 日保定市、唐山市由先前处在 "低-低" 聚集区转向 "高-低" 聚集区；12 月 6 日和 12 月 7 日各城市所处的聚集区相同，但与先前的集聚状态有较大差异。

在表 8-3 中，展示了存在显著空间集聚特征部分城市的局部 Moran's I 值，表明存在一些城市显著拒绝无空间自相关的原假设，与全局空间自相关的检验结果保持一致。

表 8-3　京津冀地区 "发烧" 关键词百度指数搜索率局部空间自相关结果

时间	地区	Moran's I 值	Z 值	P 值
11 月 18 日	石家庄	1.312	3.040	0.002
	邢台	1.629	3.732	0.000
11 月 22 日	石家庄	1.155	2.700	0.007
	衡水	0.891	2.531	0.011
	邢台	2.114	4.791	0.000
11 月 24 日	石家庄	2.070	4.335	0.000
	邢台	1.239	2.662	0.008
12 月 6 日	石家庄	1.283	2.723	0.006
	承德	0.610	1.989	0.047
12 月 7 日	石家庄	1.054	2.246	0.025
	承德	0.621	2.012	0.044

注：此表仅列出局部空间自相关结果中显著（p < 0.05）城市的莫兰指数值。

8.4.2 流行进展阶段划分及高峰预测

这里将2022年11月11日至12月22日京津冀各市的发烧百度搜索数据减去各市11月7日至11月13日7天的发烧百度搜索指数数据均值，并进行每日的累计计算，将各市累计发烧百度搜索指数分别进行Logistic模型拟合。以北京市为例，求得$k = 0.331$，$c = -10.866$，$N = 36\,947$，根据参数求解结果，北京市新型冠状病毒感染流行的Logistic模型方程为：

$$P(t) = \frac{36\,947}{1 + e^{-0.331t + 10.866}}。$$

在图8-2中，近期累计搜索指数预测点为第43天、45天、47天、50天、52天、55天、60天的模型预测值。根据模型模拟结果，在11月11日后，京津冀各市新型冠状病毒感染人数逐渐增加。

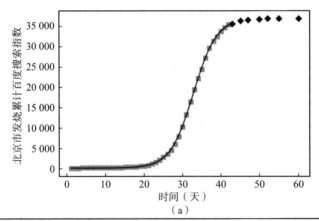

（a）

■ 实际累计百度搜索指数　——累计搜索指数拟合曲线　◆ 近期累计搜索指数预测

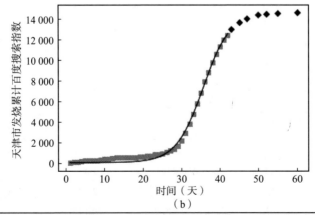

（b）

■ 实际累计百度搜索指数　——累计搜索指数拟合曲线　◆ 近期累计搜索指数预测

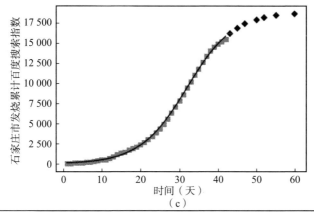

（c）

■实际累计百度搜索指数 —— 累计搜索指数拟合曲线 ◆近期累计搜索指数预测

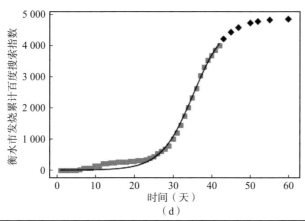

（d）

■实际累计百度搜索指数 —— 累计搜索指数拟合曲线 ◆近期累计搜索指数预测

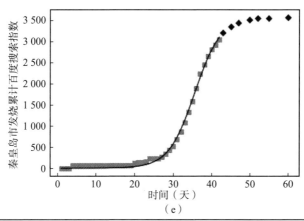

（e）

■实际累计百度搜索指数 —— 累计搜索指数拟合曲线 ◆近期累计搜索指数预测

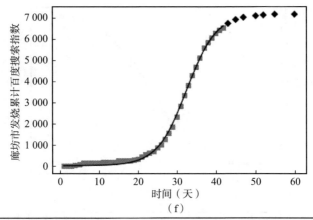

（f）

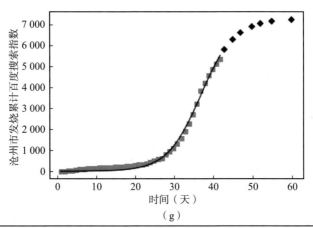

（g）

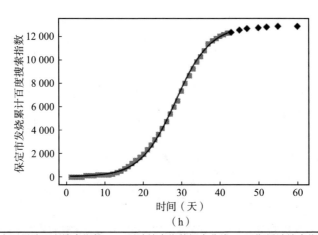

（h）

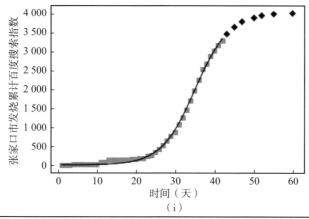

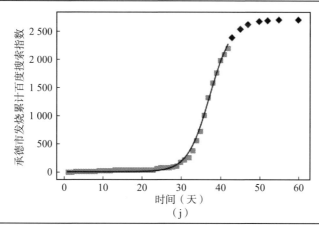

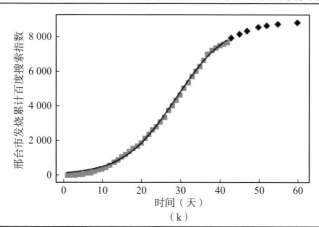

图 8 - 2　京津冀各市新型冠状病毒感染进展的 Logistic 模型拟合及预测

以北京市为例，根据模型拟合结果，求出模型的三个关键时间为：$t_1 = 28.844$，$t_2 = 32.822$，$t_3 = 36.800$。因此在第 33 天即 12 月 13 日时感染进展达到高峰。将流行周期划分为三个阶段：（1）渐增期（发展初期）为 11 月 11 至 12 月 9 日，此阶段感染人数的增加较为缓慢；（2）快增期（发展快速期）为 12 月 10 日至 12 月 17 日，此阶段新发感染人数不断增加，累计感染人数增加速度较快；（3）缓增期（恢复期）在 12 月 18 日之后，在缓增期阶段，新发感染人数逐渐减少，并逐渐达到平台期。

天津市新型冠状病毒感染流行的 Logistic 模型的三个关键时间分别是 $t_1 = 30.947$，$t_2 = 35.636$，$t_3 = 40.325$，即天津市经历了 31 天的感染渐增期；在此阶段感染人数的增加较为缓慢，感染快增期为 12 月 12 日至 12 月 20 日，此阶段新发感染人数不断增加，在第 36 天即 12 月 16 日时感染进展达到高峰；在 12 月 21 日之后，在缓增期阶段，新发感染人数逐渐减少，并逐渐达到平台期。

石家庄市新型冠状病毒感染流行的 Logistic 模型的三个关键时间为：$t_1 = 23.989$，$t_2 = 31.954$，$t_3 = 39.918$；因此石家庄新型冠状病毒感染流行渐增期为 11 月 11 日至 12 月 4 日；快增期为 12 月 5 日至 12 月 20 日，在快增期的第 8 天即 12 月 12 日时感染进展达到高峰，此阶段新发感染人数不断增加，累计感染人数加速度较大；在 12 月 21 日之后，在缓增期阶段，新发感染人数逐渐减少，并逐渐达到平台期。

京津冀其余各市 Logistic 模型参数、进展阶段、感染增长高峰日预测结果（见表 8 - 4）。

表 8 - 4　京津冀各市新型冠状病毒感染进展阶段及感染增长高峰日预测结果

城市	k	N	c	渐增期结束日期（月/日）	快增期（月/日）	缓增期开始日期（月/日）	增长高峰日（月/日）	R^2	RMSE
北京市	0.331	36 947	- 10.866	12/9	12/10 ~ 12/17	12/18	12/13	0.999	157.15
天津市	0.281	14 577	- 10.100	12/11	12/12 ~ 12/20	12/21	12/16	0.994	281.47
石家庄	0.165	18 755	- 5.284	12/4	12/5 ~ 12/20	12/21	12/12	0.999	140.35
衡水市	0.240	4 870	- 8.470	12/10	12/11 ~ 12/21	12/22	12/16	0.991	112.35
张家口	0.232	4 028	- 8.175	12/10	12/11 ~ 12/21	12/22	12/16	0.997	48.30
承德市	0.360	2 708	- 13.477	12/14	12/15 ~ 12/21	12/22	12/18	0.996	39.21
秦皇岛	0.295	3 576	- 10.494	12/11	12/12 ~ 12/20	12/21	12/16	0.996	57.62

城市	k	N	c	渐增期结束日期（月/日）	快增期（月/日）	缓增期开始日期（月/日）	增长高峰日（月/日）	R^2	RMSE
廊坊市	0.262	7 179	-8.563	12/8	12/9 ~ 12/18	12/19	12/13	0.998	90.13
沧州市	0.250	6 824	-9.102	12/11	12/12 ~ 12/22	12/23	12/17	0.994	122.05
保定市	0.220	12 915	-6.273	12/3	12/4 ~ 12/15	12/16	12/9	0.998	141.05
唐山市	0.322	6 837	-10.733	12/9	12/10 ~ 12/17	12/18	12/14	0.999	37.09
邯郸市	0.242	9 908	-7.851	12/7	12/8 ~ 12/18	12/19	12/13	0.999	74.09
邢台市	0.151	8 923	-4.396	11/30	12/1 ~ 12/18	12/19	12/10	0.998	105.89

由表 8 - 4 可以得到，石家庄市、保定市、邢台市步入感染快增期较早，均在 12 月 6 日之前；其次，廊坊市、北京市、唐山市及邯郸市均在 12 月 11 日前到达快增期，其余城市在 12 月 16 日前进入快增期，最晚的为承德市。从感染缓增期开始时间来看，保定市、北京市、廊坊市、唐山市、邯郸市、邢台市在 12 月 20 日前进入感染缓增期；其余城市在 12 月 24 日前进入缓增期。从传染病传播进展速度 k 值来看，北京市、承德市、唐山市的 k 值均在 0.3 以上，石家庄市、邢台市 k 值小于 0.2，其余各市在 0.2 ~ 0.3；这也说明了石家庄市虽然步入快增期较早，但感染进展速度较慢，其进入缓增期的时间较同期城市较晚，而北京市与承德市进展速度较快，两地进入缓增期的时间比同期城市提前。从各市感染人数增长高峰日来看，天津市、张家口市、承德市等 6 市高峰日集中在 12 月 16 日至 12 月 18 日，其余各市高峰日分布较为分散。

根据表 8 - 4 的模型拟合效果，R^2 值均在 0.990 以上，RMSE 结果控制在合理范围内，表明利用 Logistic 模型对唐山市、承德市、张家口市的累计发烧百度指数的拟合效果较好。研究其间北京的实际"发烧"关键词百度搜索指数高峰时间为 12 月 12 日，天津市、衡水市、张家口市、承德市、秦皇岛市和沧州市均为 12 月 17 日，与模型预测结果均仅相差 1 天，其余高峰预测结果也与实际百度搜索指数高峰阶段相差较小，在一定程度上验证了模型的稳健性。另外，对 2022 年 12 月 23 日至 2023 年 1 月 9 日各城市的累计发烧百度搜索指数趋势进行预测，趋势结果也与实际的百度搜索指数一致，表明 Logistic 模型可以描述新型冠状病毒感染流行进展的完整阶段。

8.5 本 章 小 结

为了研究新型冠状病毒感染的流行高峰，考虑到传染病信息报告管理系统数据的局限性，收集新型冠状病毒感染的"发烧"百度指数，构建Logistic 模型预测新型冠状病毒感染的流行高峰。研究结果显示 Logistic 模型拟合效果较好。研究期间京津冀地区新型冠状病毒感染呈现出暴发特征，但流行高峰有较大差异；与其他地区相比唐山市、保定市及邢台市步入快增期的时间要早一些，最早进入快增期与最晚进入快增期的时间相差11 天。各市达到感染人数增长最快的高峰日也有较大差别。比如，保定市 12 月 9 日达到新型冠状病毒感染的高峰，而承德市 12 月 18 日达到高峰，各地新型冠状病毒感染的高峰日不同可能受到各地对防控政策的实施力度、人口密度、经济水平等因素的影响（李建军和何山，2020；段在鹏和艾仁华，2022），从而造成新型冠状病毒感染过程有所差异。京津冀各地区在 12 月 23 日后均进入新型冠状病毒感染的缓增期阶段。

空间自相关分析结果显示，在 11 月 15 日前，有三天京津冀地区发烧百度指数搜索率具有空间正相关效应，存在一定的聚集性特征，"高－高"聚集区主要集中在石家庄、衡水、邯郸、邢台；之后在 12 月 6 日、7 日"高－高"集聚区包含城市变更为石家庄、廊坊、保定、邯郸及邢台。除以上 5 天，京津冀发烧百度指数搜索率并不存在显著的空间自相关，空间溢出效应不明显，反映总体上京津冀地区新型冠状病毒感染率分布大部分时间呈现随机分布，这也和流行周期预测结果相呼应，可能与感染暴发后大多数人选择居家隔离，人员流动减少相关。

综上所述，当传染病暴发造成信息滞后乃至缺失时，网络搜索引擎数据能够及时掌握传染病流行进展。凭借覆盖面广和实时监测的特征，网络搜索数据成为辅助传染病监测预警的重要数据来源。研究期间京津冀各地区的新型冠状病毒感染进程在时间和空间上呈现出不同步的状态，以此为依据可以进行医疗卫生资源的优化配置。这里提出几点建议对策，为后续分析传染病流行趋势、优化卫生医疗资源配置等提供参考。

第一，充分利用网络搜索数据，分析地区传染病的流行高峰，构建合理的医疗物资分配策略。积极掌握网络搜索数据，预测各地传染病的流行高峰，完善应急医疗物资保障机制，科学合理地分配医疗资源，筑牢医疗卫生服务防线。在进行应急医疗物资保障落实时，应着眼于全局，在坚持统筹的前提下进行分类管理。根据各地区传染病流行进展阶段及空间分布特征进行精准施策，依据传染病传播情况对医疗物资作合理分配。加强采购、存储、物流等相关行业的有效联动与融合，进一步提高服务效率和质量。强化重点人群的医疗服务保障，及时提供科学有效的就医指导，最大限度地降低传染病传播引发的人身损害与财产损失。加强信息协同平台建设，提高应急医疗供应链响应速度，合理分配医疗资源，满足传染病流行期间的复杂需求，保证医疗体系物资供应系统的整体性。

第二，结合传染病高峰预测结果，优化医疗物资信息共享机制，提高应急调配协同能力。高效的数据信息是保障医疗物资合理配置的关键，应施行统一的数据信息统计方式，实时更新感染传染病人数和实际患者病情，科学预测传染病流行高峰。医疗组织机构之间落实数据信息的互联互通，准确发布应急物资需求信息，加强对医疗物资的监控，及时报送突发应急医疗物资数据。加强规范与优化数据信息共享的标准流程，完善医疗物资供应链主体间的信息沟通机制，降低沟通的时间成本，防止信息冗余带来的医疗物资延误等状况，做到早发觉、早准备、早应对。

第三，融合多源数据，做好传染病暴发应急管理评估，健全国家应急管理体系。风险评估是传染病暴发应急管理的重要内容，有助于实现分类分区管控、趋势研判及预测预警等。应急管理体系必须做好事前、事中、事后三个阶段的风险评估，增强对传染病事件产生前征兆的辨别能力，优化整合传染病应急管理力量和资源，以联动管理的体系建设实现及时准确的传染病暴发应急管理评估。融合多源数据，根据得到的相关信息作动态风险评测，有目标性地开展应急保障工作，主动适应风险复杂、后果不确定的状况。深刻总结在传染病应对过程中暴露出的问题与不足，着力健全国家应急管理体系，不断推进传染病应急响应实现科学化。

第四，提升网络搜索数据的准确性，建立智慧化传染病预警多点触发机制。尽早发现新发传染病与察觉已知传染病报告病例异常是传染病预警的价值体现，提升预警系统的及时性、敏感性及准确性。应将传统的监测技术与多元化的数据与分析技术相结合，深度挖掘网络搜索数据潜在信息，通过对大数据的有效集成和准确分析，更好地对传染病传播进行监测预警和溯源。利用网络搜索数据等医疗机构之外的多元数据进行监测预警，更早地识别传染病传播过程中可能的变化，实现传染病传播提前预警的目的。面对网络搜索数据的局限性，应校正网络搜索数据的准确性与适用性，结合空间信息系统等手段，建立更加完善的智慧化传染病预警多点触发机制。

第9章 传染病传播的深度学习模型评估

为了分析和预测传染病的传播过程，作为机器学习的新技术，深度学习预测技术可以及时准确地进行传染病传播的流行周期分析，建立传染病传播的预测模型，预测传染病传播的发展趋势。近年来，深度学习技术在各学科的识别、预测等方面取得了很大成就，受到了各界的广泛关注。深度学习模型是否能准确分析传染病传播的流行周期，仍需要进行传染病传播的深度学习模型评估，考察深度学习预测技术在传染病流行周期分析中的有效性。

随着经济全球化发展，各国的经济文化交流日趋紧密，传染病的传播和流行逐渐发展成为全球性问题，威胁着社会经济发展和人类生命安全。传染病的预防控制绝非局域性工作，各国均应重视传染病的预防和控制。为防止传染病蔓延，亟须通过深度学习预测技术，分析传染病的流行周期与特性，主动制定传染病预防控制对策，及时了解传染病的流行趋势，采取传染病防控措施，降低传染病传播的危害。

手足口病是丙类传染病中发病和死亡较多的传染病，对人类尤其是5岁以下抵抗力较弱的儿童造成严重威胁，因此研究人员对手足口病的关注度日益增加。整理汇总中国疾病预防控制中心的各月全国法定传染病疫情概况，2022年中国报告手足口病685 249例，在丙类传染病中发病数排名第3位，造成的身体健康影响较大。这里收集手足口病传播数据，构建手足口病传播的深度学习预测模型，以2008年1月至2018年12月中国手足口病月度发病率数据作为训练集，分别构建季节性差分自回归移动平均模型（SARIMA）、温特线性与季节指数平滑模型、CensusX-12季节分解模型、线性组合预测模型、light GBM模型和RNN循环神经网络模型，以2019年1~12月的手足口病实际月发病率数据作为测试集，评价六个模型的预测效果和预测性能，综合评估深度学习模型预测效果，为手足口病的预防控制工作提供技术支撑与决策依据。

9.1 手足口病的传播分析

近年来，手足口病表现出发病时段较长、波及人群较广和发病强度较大的态势，其发病人数呈现递增的趋势。自 2008 年中国将手足口病纳入法定传染病范畴以来，更多研究人员致力于手足口病传播数据的研究，不断加强手足口病防治工作，但依然面临严峻的手足口病传播形势。手足口病作为一种儿童高发传染病，多由肠道病毒感染所致，轻型患者临床多表现为发热和手、足等部位突发疱疹，伴随食欲不振精神萎靡等症状，轻型症状可自愈，但重症患者极有可能伴有中枢神经系统和循环系统的损坏，对儿童的健康成长造成极大威胁。手足口病发病数和死亡数均较高，很容易引起流行和暴发。温度和湿度等气象条件对手足口病的发病率和发病例数影响显著，平均气温和相对湿度的增加容易造成手足口病发病例数的增加（刘莹莹等，2017）。手足口病发病表现出明显的季节特性，高发时段多为夏季和初秋时节，主要原因在于湿热的气候会促进肠道病毒的繁殖和肆虐。研究表明，近年来手足口病发病率较高，人口密度高、人员流动强度大、人员防护意识不强、周围卫生环境条件差等多种因素均会导致手足口病的传播（刘健等，2019；宋飓等，2022）。

为了降低手足口病对儿童健康的影响，需要监测手足口病的动态变化，预测手足口病的发展趋势，采取积极的手足口病防控措施，为幼儿园等机构的管理和手足口病的防治提供决策和依据。作为一种急性传染病，手足口病具备高流行、易暴发的特点，儿童的发热时间、发热温度和空腹血糖指数均为手足口病发病的重要影响因素（谈晓依，2021）。科学预测手足口病的发展态势，制定手足口病防控策略，积极采取手足口病的应对措施。

手足口病的预测模型包括 SARIMA 模型、温特线性与季节指数平滑模型、CensusX - 12 季节分解模型和线性组合预测模型等，在传染病预测分析中得到了广泛的应用。随着大数据技术的发展，light GBM 模型和 RNN 循环神经网络模型等大数据预测模型逐渐应用于传染病预测分析。手足口病传播模型的预测精度存在差异，容易使得传染病预测结果出现一定程度的误差，因此进行手足口病预测模型的拟合效果对比至关重要。利用具体指标的对比分析，判断模型拟合效果的优劣，评估深度学习模型预测效果，从而选取手足口病传播的最佳模型作预测分析，为手足口病的防控提供决策依据。

中国手足口病的流行态势不容乐观，手足口病的防控、诊治和预测迫在眉睫。建立高效、精准、科学且具备最佳预测精度的模型，精准预测手足口病的暴发和流行期间并进行预警，根据预测和预警信息及时采取应对手足口病的防控和治疗，可以实现手足口病的有效控制。这里构建 SARIMA 模型、温特线性与季节指数平滑模型、CensusX−12 季节分解模型、线性组合预测模型、light GBM 模型和 RNN 循环神经网络模型，对我国手足口病数据的预测效果进行对比和分析，掌握手足口病的发病规律和流行特征。综合比较不同模型，对比手足口病的拟合效果，评估深度学习模型预测效果，选取最优模型进行手足口病的预测，为手足口病防控措施制定提供决策依据。构建多种手足口病的预测模型，评价模型的拟合情况和预测效果，提供手足口病的最优预测结果并以此进行科学预警，实现手足口病的有效防控。

9.2　相关研究分析

近年来，手足口病的防控形势日益严峻，研究人员越来越关注手足口病的研究，形成了一系列的手足口病传播模型和方法。

第一，构建基于季节性差分自回归移动平均模型（SARIMA）进行手足口病预测。利用数理建模方法可以实现医疗数据的短期预测，而构建 SARIMA 模型通常简便有效（刘琳玲等，2017）。一些研究人员将 SARIMA 模型运用于传染病传播数据的分析，实践表明 SARIMA 模型可精准预测传染病传播的发展态势（陈超等，2012）；采用 SARIMA 模型预测研究地区传染病数据的未来发展趋势，结果表明 SARIMA 模型合理且拟合效果较好，可精准实现研究地区传染病数据的短期动态预测，证实了 SARIMA 模型的适用性（李丽丽等，2016；张小玲等，2020）。当研究地区传染病数据具备季节性特性时可采用 SARIMA 模型进行建模分析和预测，结果表明 SARIMA 模型的预测值与实际情况吻合。也有研究表明 SARIMA 模型适用于短期预测，而长期预测效果不佳（刘琳玲等，2017；许阳婷，2015）。

第二，温特线性与季节指数平滑模型。有研究基于传染病数据，构建指数平滑模型，与其他预测模型作对比分析，根据不同标准评估多种模型预测性能，研究结果发现指数平滑模型可有效拟合不规则的传染病传播时间序列数据，精准预测传染病传播的短期发展态势（张磊和刘艳红，

2015；Adeyinka and Muhajarine，2020）。采用温特斯加法指数平滑法对研究地区医疗数据作分析和预测，模型拟合效果较好，传染病传播数据的预测精准度较高，表明温特斯加法指数平滑法在传染病数据的预测方面具备一定的使用价值（王晓丽等，2016；吴学智，2018）。采用 Winters 乘法季节指数平滑模型对传染病传播数据进行分析，可以精准预测传染病传播情况，主要适用于具备线性趋势的传染病传播序列（朱奕奕等，2014；彭颖等，2017；姜丹丹和张晓蕾，2021）。此外，采用温特斯线性和季节指数平滑模型对研究地区传染病数据作季节性预测，研究结果发现温特斯线性和季节指数平滑模型对传染病数据的预测效果较好，经过迭代计算后可最大限度地降低预测误差，使预测精度大幅提升（杨建南等，2010）。

第三，季节分解模型和线性组合预测模型。一些研究采用 CensusX - 12 季节分解模型对乙类呼吸道传染病传播数据进行分解和预测，结果发现 CensusX - 12 季节分解模型和 HP 滤波法可精准有效地进行传染病传播数据的长期和短期预测（刘超等，2020）。研究人员多采用单一模型对传染病传播数据进行预测，但综合采用多种方法的组合模型也可以提高模型的预测精度和稳定性，使得传染病预测模型更具优势。采用单一模型与组合模型对传染病传播数据作对比预测，组合预测模型的预测值与实际情况更为吻合，证实了线性组合模型在传染病传播预测中的可靠性。

第四，light GBM 模型和 RNN 循环神经网络模型。近年来，随着大数据分析技术的发展，深度学习预测技术在医学分析领域开始得到应用。研究人员构建 light GBM 模型开展疾病的分析和预测研究。比如，从 24 小时动态血压数据中提取与阻塞性睡眠呼吸暂停低通气综合征（OSAHS）相关的特征，构建 light GBM 模型对 OSAHS 进行分类预测，研究结果表明所训练的 light GBM 模型的识别准确率和精确率较高，所定义的动态血压特征可用于 OSAHS 检测，为 OSAHS 的鉴别诊断提供了新思路和新方法（张健等，2022）。研究人员构建 RNN 循环神经网络模型，开展传染病的分析和预测研究，如构建 ARIMA 模型与 RNN 循环神经网络模型预测新型冠状病毒感染，利用 MAPE、RMSE 等指标进行模型预测精度的对比，研究结果表明 RNN 循环神经网络模型在新型冠状病毒感染预测中具有较好预测效果（李忠奇等，2021）。深度学习预测技术在医学领域取得了一些初步成果，但目前基于手足口病的深度学习模型尚未广泛应用，较少有研究开展手足口病的深度学习模型评估和分析。

第五，基于手足口病传播数据的分析。一方面，研究人员开展手足口病流行特征的分析。比如，基于 GIS 技术分析中国手足口病的时间、空间、人群分布规律，研究结果发现手足口病的季节特征显著，亟须加强重点时段和重点人群防治，从而有效控制手足口病传播（胡跃华等，2014）。还有研究采用聚类分析方法分析地区手足口病的流行特征，研究表明，手足口病的流行特征与地区、季节和群体关系密切，应加大对重点地区、时节、人群的手足口病防控（张英杰等，2015；刘莹莹等，2017）。另一方面，研究人员构建手足口病传播的预测模型。比如，分析地区的手足口病传播数，建立 ARIMA 模型预测手足口病的发病情况，结果表明 ARIMA 模型可较好拟合手足口病的实际值（王永斌等，2016；孙秀秀等，2021）。有研究采用 SARIMA 模型分析地区手足口病传播情况，选取最优模型进行预测，结果发现手足口病存在明显的季节特性，SARIMA 模型较好拟合手足口病未来发展态势，为手足口病防控提供决策依据（彭阳和卢千超，2021）。

这里收集中国疾病预防控制中心的 2008 年 1 月至 2018 年 12 月中国手足口病月度发病率数据，分别构建手足口病发病的季节性差分自回归移动平均模型（seasonal autoregressive integrated moving average model，SARIMA）、温特线性与季节指数平滑模型、CensusX – 12 季节分解模型、线性组合预测模型、light GBM 模型（Light Gradient Boosting Machine，light GBM）和 RNN 循环神经网络模型（Recurrent Neural Network，RNN），预测 2019 年 1 ~ 12 月手足口病的发病率，以平均绝对误差（mean absolute error，MAD）、预测误差的方差（mean square error，MSE）和平均相对误差的绝对值（mean absolute percentage error，MAPE）作为判断准则，与当时的实际发病率比较。构建多种手足口病传播数据的预测模型，评价模型的拟合情况和预测效果，评估深度学习模型预测效果。运用 light GBM 模型和 RNN 循环神经网络模型两个深度学习预测模型，比较深度学习模型和传统统计学模型在手足口病发病率的拟合和预测中的应用效果以及模型预测精度和稳健性，为优化手足口病的预测模型提供参考，探索中国手足口病传播的最优预测方法，为手足口病的防治预防、科学预警提供决策依据，为传染病的监测预警提供新的思路，便于有目的、有重点地开展手足口病防控工作。

9.3 数据来源与研究方法

手足口病是由多种肠道病毒所引起的急性传染病，于 2008 年被列入国家丙类法定传染病，具有极强的传染性，传播速度快，在幼儿园等儿童聚集的场所容易出现暴发性传染，对儿童健康造成严重威胁（杨仁东等，2016；潘雍和宋丹，2020）。手足口病的暴发通常具有长期趋势性、季节变动性、周期性和不确定性等特征。目前，手足口病发病的预测方法主要包括平稳时间序列预测法、时间序列平滑预测法和时间序列分解法等。在以往的研究中，这几种预测方法已经应用于手足口病的发病预测（高雅等，2017；汪鹏等，2018；韩玲等，2019；熊昱阳等，2019）。但是不同预测方法的手足口病预测效果各有不同，仍需要通过实证结果加以验证。为此，这里基于手足口病传播数据，构建6种预测模型，对比预测模型的预测效果和稳健性，探索中国手足口病发病的最优预测方法，增强手足口病发病的预测能力，为手足口病的防治和预防工作提供决策依据。

9.3.1 数据来源

收集中国疾病预防控制中心的2008年1月至2019年12月中国手足口病月度发病人数和《中国统计年鉴—2020》发布的年末常住人口数据，以此测算出2008年1月至2019年12月中国手足口病的月度发病率数据。其中将2008年1月至2018年12月中国手足口病月度发病率数据设置为训练集，将2019年1~12月中国手足口病月度发病率数据设置为测试集。

9.3.2 研究方法

以2008年1月至2018年12月的中国手足口病月发病率数据为基础，分别构建手足口病发病的SARIMA模型、温特线性与季节指数平滑模型、CensusX-12季节分解模型、线性组合预测模型、light GBM模型和RNN循环神经网络模型，预测2019年1~12月中国手足口病发病率，与实际发病率相比较，并以MAD、MSE、MAPE为标准进行验证，比较各个模型的预测效果和稳健性（王永斌等，2017；陶君雯等，2020；高秋菊等，2020）。

9.3.2.1 SARIMA模型

SARIMA模型是平稳时间序列预测法中的重要模型，广泛应用于医疗卫生、经济以及环境等相关领域，在ARIMA模型基础上进一步提升，综合考虑了周期性和季节性的因素。SARIMA适用于含有季节效应的时间序列建模。根据2008年1月至2019年12月中国手足口病月度发病率数据，绘制时序图，分析其随时间变化的特性，鉴于此进行后续平稳性的判断。进行ADF单位根检验（Augmented Dickey-Fuller，ADF）和数据的平稳化处理，将2008年1月至2019年12月中国手足口病月度发病率数据按月份导入，以月份定义时间序列，对于非平稳的序列采用对数变换或者季节差分方法以完成数据平稳化处理。针对数据平稳化处理后的时间序列，根据自相关系数和偏相关系数图形进行模型参数识别，根据自相关系数和偏自相关系数确定 p、q 的值，从而进行参数估计和白噪声检验等（马丽娜等，2021）。当多个模型均通过检验时，比较各模型的拟合优度、赤池信息准则和施瓦兹准则等，选取最优模型（黄国等，2019）。

SARIMA 模型的数学表达式为：

$$Y_t = \mu + \beta_1 Y_{t-1} + \beta_2 Y_{t-2} + \cdots + \beta_p Y_{t-p} - \theta_1 \varepsilon_{t-1} - \theta_2 \varepsilon_{t-2} - \cdots - \theta_q \varepsilon_{q-2} + \varepsilon_t$$

$$(9-1)$$

其中，Y_t 为时间 t 的手足口病发病率，β 和 θ 为权重，μ 是级数平均值，ε_t 为预测误差。Y_t 为进行差分之后得到的新序列。

SARIMA 模型的基本形式为：

$$\nabla^d \nabla_S^D Y_t = \frac{\Theta(B)\Theta_s(B)}{\Phi(B)\Phi_s(B)} \varepsilon_t \qquad (9-2)$$

式中，

$\Theta(B) = 1 - \theta_1 B - \theta_2 B^2 - \cdots - \theta_q B^q$，$\Theta_S(B) = 1 - \theta_S B^S - \theta_{2S} B^{2S} - \cdots - \theta_{QS} B^{QS}$，$\Phi(B) = 1 - \phi_1 B - \phi_2 B^2 - \cdots - \phi_p B^p$，$\Phi_s(B) = 1 - \phi_S B^S - \phi_{2S} B^{2S} - \cdots - \phi_{PS} B^{PS}$，$\{\varepsilon_t\}$ 代表白噪声序列，t 代表时间，B 代表滞后算子，d 代表简单差分的阶数，D 代表季节差分的阶数，S 代表一个季节循环中观测值的个数，p 为自回归 $AR(p)$ 项的阶数，q 为移动平均 $MA(p)$ 项的阶数，P 为季节自回归 $SAR(P)$ 项的阶数，Q 为季节移动平均 $SMA(Q)$ 项的阶数。该模型可以简记为 $SARIMA(p, d, q) \times (P, D, Q)_s$。其中（$p, d, q$）为非季节部分，（$P, D, Q$）$_s$ 为季节部分。

9.3.2.2 温特线性与季节指数平滑模型

温特线性与季节指数平滑模型是时间序列平滑预测法的重要模型，将因素分解与指数平滑相结合，通过时间序列以往的观测值作未来预测，修正时间序列数据的季节性和倾向性，是指数平滑法的更高级形式（汪鹏，2018）。温特线性与季节指数平滑模型可以修正手足口病发病数据序列的倾向性变动和季节性变动。根据参数个数的差异，可以划分为几种指数平滑法，其中三次指数平滑模型适用于既有线性趋势又包含季节变化的时间序列。

温特线性与季节指数平滑模型的预测公式为：

$$Y_{t+m} = (S_t + b_t m) I_{t+m-L} \qquad (9-3)$$

其中，S_t 表示手足口病时间序列的平稳性，线性 b_t 表示手足口病时间序列的趋势性，I_t 表示时间序列的季节特性，m 代表超前预测期数，t

代表时序期数，L 代表季节性长度。这里的温特线性与季节指数平滑模型基于三个平滑参数值。

温特线性与季节指数平滑模型由以下 3 个基本公式构成：

总平滑表示为：

$$S_t = \alpha \frac{x_t}{I_{t-L}} + (1-\alpha)(S_{t-1} + b_{t-1}) \qquad (9-4)$$

倾向平滑表示为：

$$b_t = \gamma(S_t - S_{t-1}) + (1-\gamma)b_{t-1} \qquad (9-5)$$

季节平滑表示为：

$$I_t = \beta \frac{x_t}{S_t} + (1-\beta)I_{t-L} \qquad (9-6)$$

其中，α、β、γ 为平滑系数，取值在（0，1），模型中各平滑参数 α、β、γ 由系统自动拟合（张鲁玉等，2020）；S_t 代表水平平滑部分，为无季节因素影响的手足口病发病率指数平滑平均数；b_t 代表趋势平滑部分，为手足口病发病率变化趋势的指数平滑平均数；I_t 代表季节部分，为季节因子的指数平滑平均数；x_t 代表当前时刻的实际值，为季节长度或时间周期（苏振宇等，2019）。

9.3.2.3　CensusX - 12 季节分解模型

CensusX - 12 季节分解模型是时间序列分解法的重要模型。中国手足口病发病数据常伴随着明显的季节性波动，利用 CensusX - 12 季节分解模型可对手足口病的发病数据作季节调整，以取得较好的预测效果（滕永平和华宇，2019）。模型基本形式为：

$$Y = TC + S + I \qquad (9-7)$$

其中，Y 代表中国手足口病发病率，TC 为手足口病发病率的趋势循环变动要素，S 为季节变动要素，I 为不规则变动要素（刘亚敏等，2019）。

9.3.2.4　线性组合预测模型

线性组合预测模型可避免模型预测结果滞后或提前的弊端，但当前采用线性组合预测模型作传染病传播的研究相对较少（何晶晶等；2018）。因此，综合以上几种模型（SARIMA 模型、温特线性与季节指数平滑模型、CensusX - 12 季节分解模型），构建中国手足口病发病率的线性组合预测模型，吸收各个模型的优势并摒弃其缺陷。采用线性组合模型，给所采用的各个模型赋予一定的权重，使用方差倒数法计算出各模型权重。

模型基本形式表现为：

$$y_{0t} = W_1 y_{1t} + W_2 y_{2t} + \cdots + W_n y_{nt} \qquad (9-8)$$

其中，y_{0t} 为 t 期的组合预测值；y_{1t}，y_{2t}，$\cdots$，y_{nt} 为 n 个独立预测模型在 t 期的预测值；W_1，W_2，$\cdots$，W_n 为对应的 n 个独立预测模型组合权数（张康军等，2017）。其中权数的确定采取组合预测误差方差最小原则加以确定（许舒婷等，2020），即：

$$W_i = \frac{\dfrac{1}{Q_i}}{\displaystyle\sum_{i=1}^{n} \dfrac{i}{Q_i}} \; (i = 1, \ 2, \ \cdots, \ n) \qquad (9-9)$$

其中，

$$\sum_{i=1}^{n} w_i = 1 \qquad (9-10)$$

还有，

$$Q_i = \left(\sum_{i=1}^{n} x_t - \hat{x}ti \right)^2 \qquad (9-11)$$

其中，Q_i 为第 i 种单项预测模型的残差平方和。

9.3.2.5 light GBM 模型

light GBM 模型具有较高的准确率和较快的训练速度，可以支持分布式兼容缺失值和分类型变量，突出时间序列自身在预测中的作用，是重要的深度学习预测模型。这里构建中国手足口病发病率的 light GBM 模型，采用结合了直接法和递归法的融合算法进行预测，模型基本形式为：

$$y_{t+h} = f_h(y_t, \ \cdots, \ y_{t-n+1}) + w_{t+h} \qquad (9-12)$$

其中，$t \in \{n, \ \cdots, \ N-H\}$，$h \in \{1, \ \cdots, \ H\}$。融合法可以使得模型在方差和偏差之间平衡，提高模型的精准度，进而得出模型的评价指标，展开 light GBM 模型的预测效果分析。

9.3.2.6 RNN 循环神经网络模型

RNN 循环神经网络模型处理时间序列数据具有优越性，有效提高了预测的精度，可以为手足口病发病率的预测提供较好的解决策略。RNN 循环神经网络有一个特殊的单元即记忆单元，是 RNN 的关键所在。计算公式为：

$$S_t = f(W \times S_{t-1} + U \times X_t) \qquad (9-13)$$

其中，t 表示时间序列，X_t 表示输入样本，S_t 表示样本在时间 t 处的记忆，W 表示输入的权重，U 表示此刻输入样本的权重。

在 RNN 循环神经网络模型中，O_t 是第 t 步的输出，可以看作第 $t+1$ 步输入的预测，表现为：

$$O_t = soft\max(V \times S_t) \qquad (9-14)$$

通过比较 O_t 和 X_{t+1} 之间的误差来训练模型，V 为隐藏层到输出层的权重矩阵，在展开之后的每一步中保持不变。

RNN 循环神经网络模型的记忆单元会保存隐藏层的状态，即保存上一个时刻的状态。输入与记忆单元的关系表示为：

$$XT_{t+1} = S_t + XT_{t+1} \qquad (9-15)$$

其中，XT_{t+1} 表示在 $t+1$ 时刻的真实输入。

9.4 深度学习模型评估的实证分析

随着医疗改革的不断深入，对于手足口病传播数据的分析和预测也越发重要。这里分别采用 SARIMA 模型、温特线性与季节指数平滑模型、CensusX – 12 季节分解模型、线性组合预测模型、light GBM 模型和 RNN 循环神经网络模型对手足口病医疗数据作预测的实证研究，对比分析各模型的预测精度，作深度学习模型评估。

9.4.1 SARIMA 模型

SARIMA 模型已广泛应用于医疗数据及相关领域的研究。采用 SARI-MA 模型作医疗数据预测和分析，首先进行时间序列的平稳性检验及处理，然后进行模型的识别及参数估计，最后进行白噪声检验。

9.4.1.1 序列的平稳性检验及处理

以 2008 年 1 月至 2018 年 12 月中国手足口病月度发病率作为建模数据，绘制中国手足口病发病率序列图，如图 9 – 1 所示。从总体上看，中国手足口病发病率在 2014 年之前呈现上升趋势，达到峰值后呈逐年下降趋势。根据图 9 – 1 大致判断出手足口病发病率序列为不平稳序列，且具有显著的趋势性和季节性，流行周期为 12 个月（$s=12$）。ADF 检验结果显示，ADF 统计值为 – 2.532，表明在 5% 的显著性水平下不能拒绝原假设，说明手足口病发病率序列是不平稳序列。对手足口病发病率序列进行一阶差分和一阶季节差分处理，结果显示，ADF 统计值为 – 10.423，表明在 5% 的显著性水平下拒绝原假设，判断出经过差分处理后的手足口病发病率序列为平稳序列。

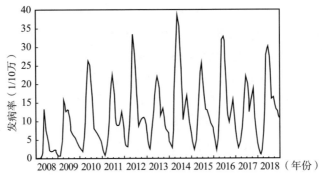

图 9-1 2008~2018 年中国手足口病发病率序列图

9.4.1.2 模型的识别及参数估计

2008 年 1 月至 2018 年 12 月中国手足口病发病率序列经过一阶差分以及一阶季节差分后达到平稳，由此确定 $d=1$、$D=1$，初步确定模型 $SARIMA(p, 1, q)\times(P, 1, Q)_{12}$。根据处理后手足口病发病率序列，绘制自相关图和偏自相关图，如图 9-2 所示。

自相关图	偏自相关图		自相关系数	偏自相关系数	Q值	P值
		1	0.424	0.424	24.136	<0.001
		2	-0.169	-0.426	28.004	<0.001
		3	-0.441	-0.235	54.471	<0.001
		4	-0.305	-0.043	67.204	<0.001
		5	-0.043	-0.061	67.456	<0.001
		6	0.072	-0.127	68.172	<0.001
		7	-0.028	-0.203	68.282	<0.001
		8	-0.249	-0.345	77.091	<0.001
		9	-0.343	-0.401	93.926	<0.001
		10	-0.112	-0.300	95.745	<0.001
		11	0.364	114.94	114.94	<0.001
		12	0.604	0.052	167.74	<0.001
		13	0.369	-0.030	187.85	<0.001
		14	-0.055	-0.023	188.30	<0.001
		15	-0.322	-0.063	203.84	<0.001
		16	-0.233	0.035	212.07	<0.001
		17	-0.016	0.034	212.11	<0.001
		18	0.078	0.015	213.06	<0.001
		19	-0.020	0.042	213.12	<0.001
		20	-0.269	-0.110	224.51	<0.001
		21	-0.420	-0.295	252.39	<0.001
		22	-0.176	-0.249	257.32	<0.001
		23	0.338	-0.086	273.71	<0.001
		24	0.677	350.24	350.24	<0.001
		25	0.470	0.061	386.61	<0.001
		26	-0.038	-0.030	0.061	<0.001
		27	-0.374	410.27	410.27	<0.001
		28	-0.241	0.098	420.09	<0.001
		29	-0.002	0.043	420.09	<0.001
		30	0.061	-0.087	420.72	<0.001
		31	-0.031	0.028	420.89	<0.001
		32	-0.216	0.111	429.13	<0.001
		33	-0.216	0.111	429.13	<0.001
		34	-0.112	0.163	447.53	<0.001
		35	0.233	0.027	457.36	<0.001
		36	0.479	0.044	499.41	<0.001

图 9-2 中国手足口病发病率序列一阶差分后的自相关图

由图 9 - 2 可知，相应的 Q 统计量在 5% 的显著性水平下拒绝原假设，说明为非纯随机序列，表明可以对处理后的序列进行建模。依据自相关系数和偏自相关系数特征初步判断 $p = 1$、$q = 2$、$P = 1$、$Q = 1$，进行逐个试验，由此得到各备选模型的参数估计（见表 9 - 1）。在 5% 的显著性水平下，$SARIMA(1, 1, 1) \times (1, 1, 1)_{12}$、$SARIMA(2, 1, 1) \times (1, 1, 1)_{12}$、$SARIMA(2, 1, 2) \times (1, 1, 1)_{12}$、$SARIMA(2, 1, 2) \times (1, 1, 0)_{12}$ 模型系数均不显著，不予讨论。其余模型在 5% 显著性水平下均通过了 t 检验，通过比较各模型的拟合优度、赤池信息准则等（见表 9 - 2），最终选择的模型为 $SARIMA(1, 1, 2) \times (1, 1, 1)_{12}$ 模型，该模型调整后的拟合优度为 0.661，赤池信息准则的值为 4.989。

表 9 - 1 　　　　　　　　备选模型参数估计的 t 统计量结果

模型	AR（1）	AR（2）	MA（1）	MA（2）	SAR（12）	SMA（12）
$(1, 1, 1) \times (1, 1, 1)_{12}$	-0.981		1.719[a]		-2.029[b]	-47.216[c]
$(1, 1, 1) \times (0, 1, 1)_{12}$	-2.364[b]		3.346[b]			-30.338[c]
$(1, 1, 1) \times (1, 1, 0)_{12}$	-2.044[b]		2.897[c]		-8.566[c]	
$(2, 1, 1) \times (1, 1, 1)_{12}$	15.780[c]	-6.444[c]	-27.984[c]		-1.553	-47.703[c]
$(2, 1, 1) \times (0, 1, 1)_{12}$	20.185[c]	-7.143[c]	-31.644[c]			-28.936[c]
$(2, 1, 1) \times (1, 1, 0)_{12}$	8.193[c]	-2.598[b]	-39.092[c]		-8.440[c]	
$(1, 1, 2) \times (1, 1, 1)_{12}$	3.117[c]		-3.269[c]	-3.704[c]	-2.283[b]	-41.004[c]
$(1, 1, 2) \times (0, 1, 1)_{12}$	3.326[c]		-3.661[c]	-3.505[c]		-22.883[c]
$(1, 1, 2) \times (1, 1, 0)_{12}$	3.654[c]		-4.737[c]	-3.486[c]	-8.092[c]	
$(2, 1, 2) \times (1, 1, 1)_{12}$	11.939[c]	-6.189[c]	-8.053[c]	0.227	-1.534	-47.183[c]

模型	AR(1)	AR(2)	MA(1)	MA(2)	SAR(12)	SMA(12)
$(2, 1, 2) \times (0, 1, 1)_{12}$	22.987^c	-43.681^c	-43.670^c	194.235^c		-38.762^c
$(2, 1, 2) \times (1, 1, 0)_{12}$	0.673	0.924	-1.389	-2.685^c	-8.428^c	

注：a 表示 $P < 0.1$，b 表示 $P < 0.05$，c 表示 $P < 0.01$。

表 9 – 2　　　　　　　　　通过 t 检验备选模型的比较

模型	拟合优度	调整后的拟合优度	回归标准误差	赤池信息准则	施瓦兹准则
$(1, 1, 1) \times (0, 1, 1)_{12}$	0.546	0.538	1 336.282	5.316	5.386
$(1, 1, 1) \times (1, 1, 0)_{12}$	0.461	0.450	1 371.374	5.454	5.530
$(2, 1, 1) \times (0, 1, 1)_{12}$	0.637	0.628	1 062.381	5.112	5.207
$(2, 1, 1) \times (1, 1, 0)_{12}$	0.559	0.546	1 121.768	5.283	5.384
$(1, 1, 2) \times (1, 1, 1)_{12}$	0.674	0.661	829.176	4.989	5.115
$(1, 1, 2) \times (1, 1, 0)_{12}$	0.613	0.603	1 138.853	5.173	5.267
$(1, 1, 2) \times (1, 1, 0)_{12}$	0.559	0.546	1 121.569	5.272	5.373
$(2, 1, 2) \times (0, 1, 1)_{12}$	0.602	0.588	1 164.851	5.222	5.269

9.4.1.3　白噪声检验

在 $SARIMA(1, 1, 2) \times (1, 1, 1)_{12}$ 模型中，滞后算子根的倒数均落在了单位圆内，表明模型具有稳定性。该模型对应的残差序列的 Q 统计量在 5% 显著性水平上均不能拒绝原假设，表明残差序列为纯随机序列，说明 SARIMA 模型提取的信息比较充分。2008 年 1 月至 2018 年 12 月中国手足口病发病率序列的 SARIMA 模型为 $\nabla_{12}Y_t = \dfrac{(1 + 0.459B + 0.399B^2)(1 + 0.887B^{12})}{(1 - 0.451B)(1 + 0.215B^{12})}\varepsilon_t$，由此可计算出 2019 年 1 ~ 12 月中国手足口病发病率的预测值。

9.4.2　温特线性与季节指数平滑模型

根据温特线性与季节指数平滑模型的估计结果可知，$\alpha = 1.0000$，$\beta = 0.0000$，$\gamma = 0.0000$，残差平方和为 1 666.977，均方根误差为 3.554，水平平滑部分为 19.151，趋势平滑部分为 0.0927。2018 年 1 月至 2018 年 12 月的季节指数分别为 0.2714、0.1520、0.4232、1.1826、2.2072、2.1315、1.6218、0.8773、0.8932、0.8914、0.7755 和 0.5729。由此可以得出预测模型为 $Y_{t+m} = (19.151 + 0.0927m)I_{t+m-L}$，其中 m 的取值为 1 ~ 12，I_{t+m-L} 的取值为 2018 年 1 月至 2018 年 12 月各月的季节指数。根据该预测模型可以得到 2019 年 1 ~ 12 月中国手足口病发病率的预测值。

9.4.3 CensusX – 12 季节分解模型

根据 CensusX – 12 季节分解模型，2008 年 1 月至 2018 年 12 月中国手足口病发病率序列分解为季节因素 S、趋势循环因素 TC 和不规则因素 I。经过季节调整后，中国手足口病发病率呈现阶段性特征，2014 年之前呈增长态势，2014 年之后发病率趋于平稳，手足口病发病率于 2014 年 5 月达到最大值 38.6584/10 万，如图 9 – 3 所示。根据中国手足口病发病率序列的季节因素可知，中国手足口病的发病数波动存在明显的季节性，每年均会出现 1 次波峰和波谷现象，且波动幅度随时间的推移逐渐缩小；根据趋势循环因素可知，波峰通常出现在 4 ~ 7 月，波谷通常出现在 1 ~ 2 月，即在夏秋季比较常见；根据不规则因素可知，手足口病发病率的不规则变动在 2009 年之前波动不太稳定，在 2009 年之后波动较为稳定，且趋于逐渐平缓的状态，历史最大的波动幅度出现在 2008 年。

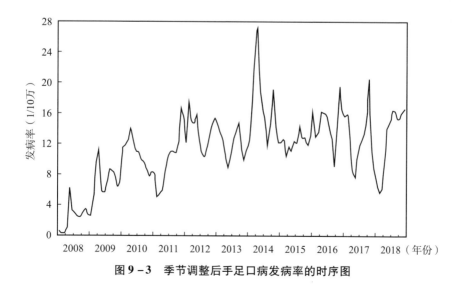

图 9 – 3　季节调整后手足口病发病率的时序图

根据中国手足口病发病率序列的季节因素可知，中国手足口病发病存在明显的季节性，每年都会出现一次波峰和波谷现象，波动幅度随着时间的推移在逐渐缩小；根据趋势循环因素可知，波峰通常出现在 4～7 月，波谷通常出现在 1～2 月，即在夏秋季比较常见；根据不规则因素可知，手足口病发病率的不规则变动在 2009 年之前波动不太稳定，在 2009 年之后波动较为稳定，且趋于逐渐平缓的状态，历史上最大的波动幅度出现在 2008 年。

9.4.4 线性组合预测模型

基于 SARIMA 模型、温特线性与季节指数平滑模型和 CensusX – 12 季节分解模型，构建中国手足口病发病的线性组合预测模型，各预测模型的残差平方和及权数（见表 9–3）。

表 9–3　　　　　　　　　　组合模型权数的确定

模型	残差平方和	残差平方和的倒数	权数
SARIMA 模型	369.079	0.003	0.261
温特线性与季节指数平滑模型	1 354.164	0.001	0.071
CensusX – 12 模型	144.078	0.007	0.668

根据模型的权数，得到线性组合预测模型的基本形式为：

$$y_{0t} = 0.261 y_{1t} + 0.071 y_{2t} + 0.668 y_{3t} \tag{9-16}$$

其中，y_{1t} 代表 SARIMA 模型的预测值，y_{2t} 代表温特线性与季节指数平滑模型的预测值，y_{3t} 代表 CensusX – 12 季节指数的预测值。由此可以得到线性组合预测模型 2019 年中国手足口病发病率的预测值。

9.4.5 light GBM 模型

构建 light GBM 深度学习模型，预测手足口病发病情况。在图 9–4 中，绘制了 2019 年 1～12 月手足口病发病率真实值与预测值的对比曲线，可以看出，总体上 light GBM 模型的预测值拟合曲线与真实值拟合曲线走势相似，尤其在 2019 年 1～8 月，预测值与真实值间的误差较小，light GBM 模型较好地预测了手足口病发病率。light GBM 模型预测值与真实值拟合曲线的波峰均出现在 5～7 月，说明手足口病发病率在夏季较高。

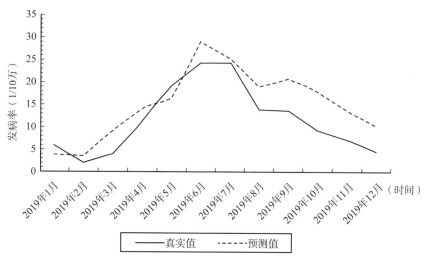

图 9 – 4　light GBM 模型手足口病发病率的真实值和预测值

9.4.6　RNN 循环神经网络模型

构建 RNN 循环神经网络深度学习模型，对手足口病发病率进行分析与预测。在图 9 – 5 中，绘制了 2019 年 1～12 月手足口病发病率真实值与预测值的对比曲线，可以看出，RNN 循环神经网络模型预测效果较好，尤其在 2019 年 1～6 月，真实值与预测值的拟合曲线在很大程度上接近甚至重合，预测精度极高。RNN 循环神经网络模型的预测结果表明，手足口病在夏季和秋季较为常见，春季和冬季的发病率相对较低。

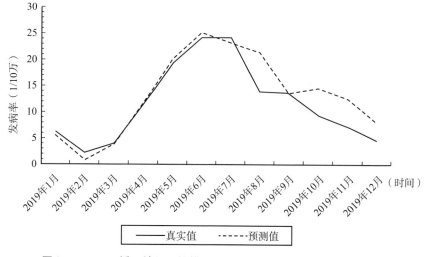

图 9 – 5　RNN 循环神经网络模型手足口病发病率的真实值和预测值

9.5　本　章　小　结

收集中国疾病预防控制的 2008 年 1 月至 2019 年 12 月中国手足口病月度发病人数和《中国统计年鉴—2020》发布的年末常住人口数据，测算出 2008 年 1 月至 2019 年 12 月中国手足口病的月度发病率数据。以 2008 年 1 ~ 12 月中国手足口病月度发病率数据作为训练集，分别构建 SARIMA 模型、温特线性与季节指数平滑模型、CensusX - 12 季节分解模型、线性组合预测模型、light GBM 模型和 RNN 循环神经网络模型，以 2019 年 1 ~ 12 月中国手足口病月度发病率数据作为测试集，分别构建季节性差分自回归移动平均模型（SARIMA）、温特线性与季节指数平滑模型、CensusX - 12 季节分解模型、线性组合预测模型、light GBM 模型和 RNN 循环神经网络模型，以 2019 年 1 ~ 12 月的实际月发病率数据作为模型拟合效果的考核样本，从而评价六个模型的预测效果，可以得到以下结论和应对措施。

经六种手足口病预测模型预测值的比较，SARIMA 模型在 2019 年 1 ~ 3 月和 2019 年 10 ~ 11 月的预测精度较低，温特线性与季节指数平滑模型整体预测误差较大，线性组合模型、CensusX - 12 季节分解模型和 light GBM 模型的预测能力较强，RNN 循环神经网络模型的预测能力最优（见表 9 - 4）。

表 9 - 4　　　　　　　各预测模型的预测值对比（1/10 万）

时间	实际值	SARIMA 模型	温特线性与季节指数平滑模型	CensusX - 12 季节分解模型	线性组合预测模型	light GBM 模型	RNN 循环神经网络模型
2019 年 1 月	5.977	7.537	5.223	6.640	6.773	3.861	5.234
2019 年 2 月	2.014	5.901	2.938	3.726	4.237	3.443	0.774
2019 年 3 月	3.853	9.362	8.222	6.123	7.117	8.967	3.720
2019 年 4 月	11.121	18.986	23.087	13.862	15.854	13.967	11.657
2019 年 5 月	19.187	27.860	43.293	24.210	26.518	16.329	20.156
2019 年 6 月	24.099	29.499	42.005	27.590	29.113	28.824	24.988
2019 年 7 月	24.251	23.401	32.112	21.928	23.036	25.169	23.109
2019 年 8 月	13.802	14.932	17.451	13.231	13.975	18.941	21.112

时间	实际值	SARIMA 模型	温特线性与季节指数平滑模型	CensusX – 12 季节分解模型	线性组合预测模型	light GBM 模型	RNN 循环神经网络模型
2019 年 9 月	13. 462	15. 653	17. 851	14. 321	14. 919	20. 630	13. 627
2019 年 10 月	9. 375	16. 328	17. 898	15. 969	16. 200	17. 882	14. 371
2019 年 11 月	7. 154	14. 186	15. 642	12. 014	12. 838	13. 491	12. 452
2019 年 12 月	4. 562	11. 657	11. 608	8. 692	9. 673	10. 201	8. 004

以平均绝对误差 MAD、预测误差的方差 MSE 和平均相对误差的绝对值 MAPE 为判断准则，可以判断出 RNN 循环神经网络模型的预测效果优于其他五种预测模型，预测结果如表 9 – 5 所示。通过实证分析与对比，最终选取 RNN 循环神经网络模型作为中国手足口病发病率的最优预测模型。

表 9 – 5　　　　手足口病发病率六种时间序列预测模型拟合效果比较

模型	MAD	MSE	MAPE（%）
SARIMA 模型	10. 311	30. 757	1. 725
温特线性与季节指数平滑模型	14. 433	112. 847	2. 415
CensusX – 12 季节指数模型	8. 424	12. 007	1. 409
线性组合预测模型	9. 334	18. 847	1. 562
light GBM 模型	4. 399	4. 951	0. 581
RNN 模型	2. 239	3. 212	0. 294

手足口病具有极强的传染性，传播速度极快，危害着未成年人的身体健康，严重时会引发并发症甚至导致死亡。这里基于手足口病具有长期趋势性、季节变动性、周期性和不确定性等特征，利用 2008 年 1 月至 2018 年 12 月中国手足口病的发病数据，分别构建 SARIMA 模型、温特线性与季节指数平滑模型、CensusX – 12 季节分解模型、线性组合预测模型、light GBM 模型和 RNN 循环神经网络模型，预测 2019 年 1 ~ 12 月中国手足口病月度发病率，从而评价各模型的预测效果。结果显示，RNN 循环神经网络模型在中国手足口病发病率的预测中精度最高，各月预测值与实际值最为接近，且在六种时间序列预测模型中，RNN 循环神经网络模型的

MAD、MSE 和 MAPE 值均为最小，其预测能力最优；线性组合模型、CensusX – 12 季节分解模型和 light GBM 模型的预测能力较强，各月预测值与实际值较为接近；SARIMA 模型在 2019 年 1～3 月和 2019 年 10～12 月的预测精度较低；温特线性与季节指数平滑模型整体预测误差较大。表明应用 RNN 循环神经网络模型对中国手足口病发病率进行预测能较好地拟合手足口病的长期趋势、季节变动等发病规律，实现最优预测效果。light GBM 模型和 RNN 循环神经网络模型两个大数据模型的预测效果优异，优于传统统计学模型的预测效果，进一步说明随着大数据分析技术的发展，深度学习模型可以为拓展手足口病发病率预测分析提供有力的技术支持和实证依据。但值得注意的是，这六种模型均为时间序列模型，对历史数据的依赖程度较高，在实际决策与防病措施制定时要综合考虑其他因素的作用，如医疗水平、人群聚集程度、疫苗接种等社会和自然因素（陈琦等，2017）。

为了获得更好的预测效果，提高手足口病预测的可靠度和准确度，应不断更新数据，持续开展手足口病的深度学习模型评估工作，得到更符合实际的手足口病预测模型。为了有效控制手足口病的传播，可采取以下措施。

第一，结合大数据技术提升手足口病监测能力，把握手足口病防控重点。为提高手足口病的防控和治疗能力、加强手足口病的监测并完成及时预警工作，在传统方法的基础上，有效发挥大数据技术，提升传染病监测能力，避免人员浪费。结合网络宣传，加大健康教育宣传力度，提升家长对手足口病首发症状的识别能力和就诊意识，避免病情恶化。疫苗的接种是疾病防控的关键，应宣传疫苗接种的重要性，对适龄儿童进行积极接种，有效提升疫苗接种率。利用大数据技术最大限度减少重症和死亡病例，为手足口病防控提供决策依据。

第二，根据深度学习模型的预测结果，落实重点地区、人群、季节的手足口病高效防控措施。根据手足口病分析结果，中国手足口病高发人群为 1～3 岁儿童，主要因为该群体的免疫系统尚未完善，抵抗力较差，不能形成高效保护屏障，保护性抗体不足。应加大对手足口病高发群体的关注力度，重点加大幼儿园、小学的检查力度，加强托儿机构的审查和管理，落实消毒工作，做到严格防控，对疑似病例及时处理，从源头防控。积极引领开展爱国卫生活动，改善整体卫生环境，通过健康讲座结合自媒体的方式加大手足口病防控的宣传力度，引导健康生活习惯和作风，加大公众场合病毒消杀的频率和力度。

第三，提高手足口病的分析和预测能力，加大医护人员的手足口病防治的培训力度，完善医疗防控系统。我国手足口病重症患者的救治水平仍有待提升，应加大医疗机构的资金、科技和人才投入，提高医务人员的诊断能力，培养基层人员的手足口病检测和报告能力，提升重症手足口病患者的救治能力。提高手足口病的分析和预测能力，不断完善医疗机构的流调和防控工作流程，配合完成病例的追踪和调查工作，避免上报不及时和不精准的问题。不断提升手足口病的确诊率，对毒株实现动态监制，对病毒变异及时采取应对措施。加大对人员流动较大和农村地区的防控力度，提供更多的资金和检测物资，在手足口病高发时节加大诊治范围，积极探寻手足口病流行前期的干预措施。

　　第四，根据手足口病的深度学习模型，构建完善的监测预警体系，强化手足口病防控工作。当手足口病出现大规模传播时，及时将收集的数据、信息进行精准反馈，便于及时采取应对举措。为确保传染病监测预警的敏感性和精准度，多渠道健全传染病监测预警机制，提高实时分析和研判的能力。利用大数据、人工智能等现代技术手段，打破部门、机构间的传染病传播数据壁垒，实现多元数据共享，提高传染病传播数据的公开透明度。建立实现智能预测算法的云计算平台，在传染病的监测预警系统中融入机器学习、深度学习等人工智能算法技术，依靠专家技术和人工研判对监测预警信息进行核实和完善，及时识别传染病发展态势并迅速采取预防控制措施，实现手足口病的精准防控。

第 10 章 传染病传播的监测与预警体系

一些传染病发病率较高，引发了一系列的突发性公共卫生事件，严重影响人民生命健康与生活质量，对医疗资源配置和公共卫生设施提出了更多的挑战。为了更好地应对传染病的传播，做好传染病防治工作，传染病传播的监测与预警体系建设迫在眉睫（徐彤武，2020；申萌等，2021）。传染病传播的监测与预警体系包括传染病传播监测、传染病传播预测和传染病传播预警三大核心模块，其中传染病传播监测是传染病传播预测与预警分析的基础，传染病传播预警是传染病传播监测与预测的目的之一，而传染病传播预测是传染病传播预警的重要技术支撑。亟须完善传染病传播的监测与预警体系，建立传染病传播的监测预警机制，为采取有效的传染病防范措施提供决策依据。这里将主要介绍国内外传染病监测系统的发展状况，构建智慧化的传染病传播监测体系，探讨智慧化传染病预警体系的建设路径。

10.1 区域传染病传播监测系统制度

传染病监测系统广泛用于传染病传播数据的实时捕获和分析预测，能够实现多监测信息系统的无缝连接，监测和评估传染病发展趋势，确定公共卫生突发事件，指导传染病的预防、监控和救治，对全球传染病防治起关键性作用。

目前，人类社会逐渐实现城市化和全球化，建立了完善的交通运输网络，这也使得人类携带的传染病病原体可以迅速蔓延到全球各地，加大了传染病传播与暴发的概率，对人类健康造成了严重威胁，给公共卫生安全带来较大影响。在世界卫生大会上，世界卫生组织（WHO）不断明确传染病传播监测在公共卫生领域的意义和重要性。建立动态高效的传染病传播监测系统，可以有效监控传染病暴发，及时采取适当防治措施。这里重点介绍国内外的传染病传播监测系统。

10.1.1　国际传染病传播监测系统

为了将传染病的危害降到最低，国际上各个国家和地区不断提高传染病传播的监测和评估能力。这里主要分析以欧洲、美国和日本为代表的传染病传播监测系统。

一些欧洲发达国家建立了传染病信息报告管理系统，不断完善突发公共卫生事件监测体系，通过构建传染病的风险评估系统，使得欧洲传染病传播监测评估体系在建立时间、运行效果和使用效率方面具有较大优势。2003 年 7 月欧盟委员会开始创建"欧洲传染病预防与监控中心"，集中科技优势制定紧急应对措施以达到控制传染病传播的目的。欧洲的传染病传播监测体系主要包括欧洲传染病预防与控制中心（European Centre for Disease Prevention and Control，ECDC）、欧洲传染病网络（European Communicable Diseases Networks，ECDN）、各项传染病应对计划和国际合作等。

欧洲传染病预防与控制中心建立传染病的监测与实验室网络，提高传染病预警与防控应急能力，提供传染病的科技咨询、科技支持和健康应急准备，及时发布威胁健康的传染病信息。欧洲传染病预防与控制中心的监测系统融合其他资源，监测的数据包括传染病死亡率、传染病患者的发病报告数据或医院出院报告数据、血清学现状和分子研究的实验数据、传染病传播数据和流行医学报告数据、传染病疫苗和药物的异常数据、初级保健监测和某些系统化的调查数据。欧洲传染病预防与控制中心使用了基于指标和事件的监测方法，收集、分析、解释和公布高结构化的传染病数据信息。

美国很早建立了传染病报告制度，逐步建立了国家传染病报告系统，提出了公共卫生监测系统评价指南。美国疾病预防控制中心建立传染病传播监测系统，主要对传染病进行监测，加强传染病信息公布，调查与处理出现的传染病，与国内外相关部门协作，实现传染病传播数据的实时监测。美国炭疽事件发生后，美国卫生与人类服务部（DHHS）和美国疾病预防控制中心从传染病报告机制、传染病监测和控制能力以及传染病队伍建设三个方面增强应对突发传染病的反应能力。美国传染病中心共设有 21 个传染病监测系统，不断收集、整理分析传染病数据，监测并发布相关传染病信息。

日本传染病传播监测系统主要包含基于实验室监测的传染病病原体报告和病例报告。根据日本国家传染病流行病学监测计划（National Epidemiological Surveillance of Infectious Diseases，NESID），医生和兽医需要及时报告传染病信息，传染病监测中心需要及时向公众和医疗专业人员披露相关状况。相关机构对传染病趋势和传播情况作准确评估，采取相应传染病防控举措，防止传染病进一步传播。

世界卫生组织分别在 2001 年和 2004 年提出传染病监测的草案和评价框架，于 2005 年和 2006 年对传染病监测系统作出了成本—效益评价，设定优先监测的传染病病种，出版传染病监测指南，对传染病监测评估的组成要素、具体方法及相应的实施步骤作出了详细的说明。总结归纳世界卫生组织的评估框架，如图 10 - 1 所示。

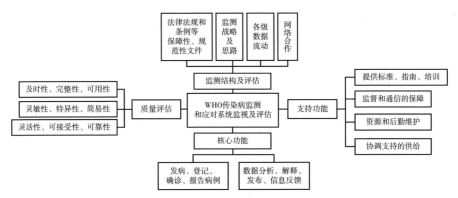

图 10 - 1 WHO 传染病监测和应对系统的监视及框架评估

10.1.2 中国传染病传播监测系统

中国传染病传播监测系统建设始于 1950 年，主要开展传染病的宏观监测工作，在传染病预防控制方面发挥着重要作用。中国传染病传播监测的第一阶段是 20 世纪 50 年代至 70 年代末，这个阶段监测的传染病种类较少；第二阶段为 20 世纪 80 ~ 90 年代末，监测的传染病病种不断扩大，初步引进了计算机技术，建立综合传染病监测系统和专病监测系统，逐步完善了中国卫生防疫信息网；第三阶段是 21 世纪初至今，这时期我国传染病传播监测的信息化水平快速发展。在信息技术和网络技术的支持下，建立了完善的中国传染病预防控制信息系统，提高了传染病报告的及时性和完整性。这里重点介绍 21 世纪初至今我国传染病监测系统的发展。

2003 年 SARS 暴发让人们意识到传染病监测的重要性，中国计划用三年左右的时间初步建成全国传染病预防控制体系，实现传染病及突发公共卫生事件的早期监测与预警。在此背景下，建立了由国家—省—地方—

县—镇组成的传染病预防控制体系五级网络，如图 10 - 2 所示。按照工作安排，在国家、省及地级市的疾病预防控制中心（CDC）建立局域网，实现区域内各级各类用户信息的共享，从根本上改变了之前按月报告、以县为单位汇总信息的方式。2004 年正式运行法定传染性疾病的实时网络检测系统，中国疾病预防控制中心的中央数据中心可在第一时间通过互联网直接接收到各级各类医疗机构发送的各种传染病病例信息。各级疾病预防控制部门与卫生行政部门可根据授权，查看本辖区或邻近地区不同时间发生的传染病例和突发公共卫生事件。全国传染病预防控制体系保证了传染病数据信息的快速传输与准确发布，提升了传染病识别效率，展现出更加清晰、更加直观、更加详细的传染病发展状况，为控制传染病蔓延、实现传染病预警奠定了坚实基础。

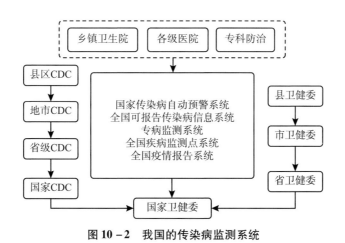

图 10 - 2   我国的传染病监测系统

我国已经建立了传染病实验室监测网络平台信息系统，满足传染病传播分析与预测的信息管理需要。依托于国家科技重大专项"传染病监测技术平台"项目，传染病实验室监测网络平台系统实现了五个主要目标：第一，构建统一的综合征和新发突发传染病信息监测技术平台信息管理平台；第二，建立传染病共享数据中心，共享传染病病原监测信息；第三，以传染病样本个案信息管理为主线，实现传染病样本信息动态追踪与查询；第四，建立流程化、规范化的传染病管理体系；第五，建立传染病数据仓库，通过整合和综合分析多源数据，实现新发、突发传染病的预测预警。

10.1.3 特定传染病传播的监测方法

完善传染病传播监测系统，精准监控传播速度快、传染性强，危害性大的特定传染病。根据特定传染病的传播特征，剖析信息报告管理系统存在的主要问题，制定特定化、精细化的特定传染病监测机制和监测流程，建立特定传染病动态监测信息系统，提高特定传染病监测灵敏度，能够为传染病预警机制建设奠定坚实基础。

这里选取乙类传染病和丙类传染病感染人数较多的流行性感冒，分析特定传染病传播的监测方法。其中，流行性感冒作为呼吸道传染病，具有流行强度高，病毒感染性强、变异速度快等特点，容易造成大规模流行；而乙类传染病危害程度大，对人体健康存在巨大威胁。因此，依据特定传染病的流行特点、变异概率和传播趋势，利用特定化传染病传播的智慧化监测方法可以提升传染病防控的科学性和准确性。本节重点介绍流行性感冒和艾滋病、结核病等乙类传染病的监测方法。

10.1.3.1 流行性感冒传播的监测方法

流行性感冒具有传播迅速且人群普遍易感的特点，是世界上感染人数较多的一种传染病。流行性感冒的年度季节性流行会造成全球 5% ~ 10% 的人群被感染，导致 300 万 ~ 500 万人住院病例及 29 万 ~ 65 万人死亡病例。由于容易引起人群大规模流行，危害人类健康和安全，流行性感冒成为第一个实行全球检测的传染病。在《WHO 欧洲人类流行性感冒监测指南》中，流行性感冒哨点监测的目标包含四点内容：第一，提供流行性感冒的流行病学和季节性变化数据，包括流行性感冒导致住院和死亡等严重后果的高风险因素，使国家和地方更好地控制流行性感冒的传播；第二，提供流行性感冒病毒分离株，跟踪流行性感冒病毒抗原和抗病毒药物敏感性变化来发展新的流行性感冒疫苗；第三，提供流行性感冒的监测平台，获取常见流行性感冒病原体的数据；第四，评估人群中流行性感冒导致的呼吸系统疾病负担，合理分配医疗资源，制定具有针对性的防控政策。总体来说，利用流行性感冒的监测信息，收集流行性感冒的流行病学和病原学信息，评估流行性感冒的疾病负担、发病强度和病毒变异，为流行性感冒的预防性决策、疫苗和药品的合理分配提供数据支撑（钟豪杰和杨芬，2010）。

最早的流行性感冒监测系统（De Grote Griepmeting，DGG）建立于荷兰和比利时，随后英国、法国、西班牙、瑞典、爱尔兰、丹麦等国家也启用了相似的流行性感冒监测系统平台。此时流行性感冒监测系统主要采用参与式网络的形式，收集自愿参与者上报的各项流行性感冒症状数据，开展流行性感冒等传染病发病情况研究。流行性感冒监测系统所招募的参与者包括可能出现流行性感冒症状的患者，并未对健康人群进行流行性感冒监测，同时对参与者的疫苗接种进行了统计分析。2005 年葡萄牙启动了 Gripenet 系统，所需要的相关传染病数据可以直接在欧洲流行性感冒监测计划中取得。该系统具有较高的开源性，参与者包含了任何在荷兰、比利时及葡萄牙的居民。在欧洲流行性感冒监测计划中，参与者每周在系统网站上报告自身所出现的传染病症状、可疑行为问题及存在风险的地理位置等。意大利于 2007 年启动了 Influweb 流行性感冒监测系统，采取自愿参与的原则，居民自愿提供流行性感冒症状和自身的健康状况。2009 年英国启动了 Flusurvey，民众自愿注册，填写背景调查表，包含年龄、性别、家庭规模及组成、职业和工作地点等信息。通过民众的背景调查表，流行性感冒监测系统将患有糖尿病、哮喘、其他慢性肺病、免疫功能低下、慢性心脏病等人群及孕妇设置为重点监测风险组。参与者每周填写流行性感冒症状问卷及社会关系问卷。

各国流行性感冒监测系统收集信息的能力，取决于各区域内的基础卫生设施和监测的预算投入，根据各自的监测需求可以设置不同类型的监测信息收集方式。美国收集的流行性感冒监测信息较为全面。美国的流行性感冒监测系统是由美国疾病预防控制中心与地方卫生部门、公共卫生和临床实验室、寿命统计办公室及医疗服务机构等共同协作组成的多部门合作体系。美国流行性感冒监测系统监测的类型主要包括流行性感冒的病毒学监测、门诊监测、暴发疫情监测、住院监测和死亡监测。其中，流行性感冒的门诊监测主要收集哨点门诊中流行性感冒样病例占就诊病人中的构成比信息，评估区域内流行性感冒的流行强度、流行趋势等变化。需要注意的是，导致流行性感冒样症状的病原体种类较多，可能是流行性感冒病毒也可能是腺病毒、副流行性感冒病毒等。因此，仅从流行性感冒样病例占就诊病人的构成比信息不足以确定流行性感冒病毒造成的发病危险，应引入病毒学监测信息作为必要补充。病毒学监测以实验室信息为基础进行监测。采集流行性感冒样病例或呼吸道症状病人标本，通过病毒检测确定病例个体的病原，得到区域内流行性感冒样病例的病原特征、阳性率等信息，为药物使用、流行趋势分析和疫苗接种提供决策依据。暴发监测是流行性感冒监测评估不可缺少的部分，主要通过在网络上收集群发性流行性感冒事件，与历史数据进行对比分析，从而发出流行性感冒预警信息。利用住院监测信息，收集住院病例中流行性感冒实验室确诊病例信息，得到流行性感冒住院率，从而有效评估流行性感冒造成的疾病负担和严重程度。利用死亡检测信息，收集流行性感冒实验室确诊病例数据或流行性感冒相关病例数据，如肺炎的死亡数据，分析流行性感冒造成死亡的情况。

中国自1957年开展流行性感冒监测，2000年左右形成了流行性感冒监测网络的雏形，于2004年建立了流行性感冒监测系统。目前，全国设有覆盖所有地级市的544家国家级哨点医院和408家国家级网络实验室。中国流行性感冒监测系统主要依据流行性感冒样病例百分比（ILI%）和流行性感冒确诊病例占流行性感冒样病例的比例两个指标，综合反映流行性感冒的流行强度。以周为单位汇总两个指标，得到流行性感冒流行强度动态变化曲线，评估全年流行性感冒流行状况。基于哨点医院住院病例的SARI监测系统，疾病预防控制部门持续监控中国流行性感冒的临床严重性，及时准确判断我国流行性感冒形势，监测流行性感冒的严重程度，识别重症和死亡的危险因素，分析重症病例流行性感冒病毒的病原学特性，弥补流行性感冒监测系统的局限性。中国不明原因肺炎监测系统覆盖各级各类医疗机构，可以及时发现严重急性呼吸综合征（severe acute respiratory syndrome，SARS）、人感染高致病性禽流行性感冒及其他以肺炎为主要临床表现的聚集性呼吸道传染病（余昭等，2021）。

目前，流感监测系统和SARI监测系统的运行效果良好，但仍存在一定的局限性。对于流感监测系统，可以较好地监测流行性感冒的活动水平，但对重症病例监测不到位，难以及时掌握因流感病毒导致的住院及死亡病例。而SARI监测系统能够评估流感活动状况和临床严重性变化，但监测周期较长，存在不能及时向临床反馈监测结果、监测敏感性和完整性不高等问题。因此，需要对现行的流行性感冒监测体系进行智慧化的方法改进，提升监测的敏感性，确保流行性感冒的早期发现。

10.1.3.2　乙类传染病传播的监测方法

乙类传染病是我国规定的法定传染病，主要包括传染性非典型肺炎、艾滋病、病毒性肝炎、脊髓灰质炎、人感染高致病性禽流行性感冒、麻疹、流行性出血热、狂犬病、流行性乙型脑炎、登革热、炭疽等。当发现乙类传染病病例时，城镇于6小时内、农村于12小时内进行网络直报，为传染病监测提供数据支持。这里重点介绍艾滋病、结核病以及麻疹的监测状况。

我国于1985年启动艾滋病监测，艾滋病的监测大致可划分为三个阶段。第一阶段是1985～1994年的被动监测阶段，逐渐在部分省份开展艾滋病筛查和监测工作，将艾滋病纳入法定传染病报告病例。在发现艾滋病HIV患者之后，通过艾滋病专报系统和全国传染病报告系统进行上报。第二阶段是 1995～1998 年艾滋病的主动和被动监测并存阶段。在以艾滋病病例报告为主的被动检测基础上，启动了国家艾滋病哨点监测系统。在 23 个省份设立 42 个监测哨点，反映全国艾滋病传播的流行趋势和形势。第三阶段是 1999 年至今的综合监测阶段，明确了艾滋病病例报告、哨点监测、区域监测和行为监测等的综合监测方案，大范围收集、分析和共享艾滋病相关信息，形成艾滋病性别综合检测系统，为我国艾滋病防治提供决策依据（梁妍等，2020）。2003 年，世界卫生组织发布了艾滋病哨点监测相关指南，建立了以同性恋、吸毒者、孕产妇和跨性别者为主的艾滋病重点人群监测。监测内容主要包括社会人口及性行为特征、毒品使用、性传播疾病（STDs）感染、艾滋病相关知识及预防干预服务获取情况等。在艾滋病监测的抽样方法选择方面，我国采用非概率抽样招募艾滋病检测对象，使用由经典滚雪球演变而来的同伴推动抽样法（RDS），在隐匿人群出现频率较高的特定场所寻找目标人群，增强艾滋病监测人群的代表性。

经过几十年来我国结核病监测系统的建设，结核病的监测工作取得了很大的进步。结核病监测系统不断完善，结核病监测手段从手工报表逐步向电子化技术发展。结核病监测系统在系统内纵向发展的同时，逐渐实现与医院信息管理系统、居民电子监控档案等横向系统的共享平台建设，以高效的信息交流及时获取与结核病监测相关的社会、经济、医疗等信息。中国结核病监测报告系统的发展大致分为三个阶段：第一阶段为 1982～1991 年的年度结核病监测报告系统时期，1982 年开始建立结核病年报系统，以省为单位收集年底登记结核病患者数和年内新登记结核病患者数。第二阶段为 1992～2005 年的年度报告转变时期，1992 年在全国部分省市实施现代结核病控制策略（DOTS），全国结核病监测报告从年度报告改为季度报告。第三阶段为 2005 年至今，我国启动全国疾病监测信息报告系统之后，结核病网络监测系统逐步完善，实现结核病个体化、多层级的实时监测，获取结核病监测信息，并拓展了流动人口、Mtb 与 HIV 双重感染、耐多药结核病等患者信息的监测（李涛等，2020）。

麻疹极易在人群中传播并可能导致严重并发症，主要通过飞沫传播。适龄人群接种麻疹疫苗是防治和消除麻疹的强有力措施，全球正在共同致力于消除麻疹和风疹。利用麻疹监测信息，了解麻疹病毒学和流行病学特征，追溯麻疹病毒来源和传播轨迹，确定易感人群，及时采取精准防控措施，有效预防和控制麻疹病毒传播。世界卫生组织不断强调消除麻疹工作的重要性。而消除麻疹应着重加强麻疹监测系统建设，加强对麻疹监测数据的统计分析，提升麻疹预警的准确性。2017 年 10 月，中国所在的世界卫生组织西太平洋区通过决议，确定了消除麻疹目标，公布了相关麻疹监测计划。目前，中国已经建立了以个案为基础、流行病学和实验室监测相结合的麻疹监测系统（MSS）。在现阶段我国需要及时报告疑似麻疹病例，规范高效的麻疹个案调查，利用麻疹网络实验室获取监测数据，提高麻疹监测系统敏感性和监测质量，不断巩固麻疹疫苗接种率，达到消除麻疹的目标。

10.2　智慧化的传染病传播监测体系

近年来，传染病的传播、流行和暴发给人民群众的生命健康和社会经济的发展带来了较大的危害和冲击。为了及时、有效地控制传染病的传播，亟须增强传染病的早期监测能力，完善传染病的公共卫生监测体系，提高传染病监测的灵敏度和精准度，健全多渠道的传染病监测预警机制，遏制传染病的传播和发展。这里主要介绍传染病传播监测在传染病预防中的作用、基于网络大数据和人员流动大数据的智慧化监测体系以及智能化的多点触发传染病预警体系。

10.2.1　传染病传播监测在传染病预防中的作用

随着科技的进步，利用计算机网络监控传染病的传播与流行，能更加有效地预防传染病的传播，完善传染病传播监测体系。当传染病流行或暴发时，传染病传播监测系统通过网络将收集信息发送到疾病预防控制部门，根据所收集的传染病信息，各级疾病预防控制部门可以快速制定有针对性的对策，防止传染病的大规模传播。因此，传染病传播监测在传染病预防中具有重要作用。

第一，传染病传播监测可以实现公共卫生区域体系化卫生预处理。为确保传染病预防工作的高效进行，利用传染病的公共卫生监测体系，国家疾病预防控制部门对全国各个区域的公共卫生情况进行监测，重点监测传染病高发的地区，加强所在地区的消毒处理并制定防控措施，开展传染病的相关检查，防止传染病的传播和扩散。

第二，传染病传播监测可以确定传染病的高危人群及危险因素。开展传染病的防治，应采取科学有效的传染病防治措施，提升传染病的干预效率，收集整理传染病的高危人群基本信息，剖析传染病的危险因素。利用传染病传播监测信息对传染病监测对象的人口学特征进行追踪监测，锁定传染病高危人群。根据传染病患者的移动与传播轨迹可确定传染病的影响范围，采取相应措施防止传染病的传播。

第三，传染病传播监测有利于制订传染病干预方案，评价传染病干预效果。在传染病传播的监测过程中，一旦发现某一区域存在传染病传播现象，亟须深入分析传染病传播的原因。根据传染病传播的特性，制定有针对性的传染病干预措施，加大传染病监控的力度，结合隔离防治等措施防止传染病的大范围传播。传染病传播监测可持续对传染病相关信息资料进行收集，分析把控传染病的流行趋势，对各部门的干预效果进行评估，为传染病的下一步防治指明方向。

第四，传染病传播监测有利于控制传染病传播。随着科技进步，传染病的传播监测在我国应用广泛，有效保障了我国公共卫生安全。传染病的传播监测体系建设可有效预测传染病的流行趋势和规模，在一定程度上预估卫生服务需求，提升传染病的防治效果，控制传染病的传播。

10.2.2 建立基于网络大数据和人员流动大数据的智慧化传染病监测体系

随着信息技术的快速发展，大数据已经在很多领域得到了广泛应用。目前，大数据建设已成为我国传染病传播监测预警信息系统建设的重要方向。在公共卫生领域，网络大数据在传染病的智慧化监测中具有重要的价值。利用互联网技术实时获取涵盖搜索引擎、社交媒体、在线问诊等渠道的海量网络信息数据，通过筛选、辨别真伪等方式提取网络数据，统计分析网络数据的变化规律，能够使获取的传染病信息更加全面、准确，可应用于传染病的监测与早期发现。另外，人员流动是传染病快速传播的主要因素之一，根据各种数据源的人员流动大数据，通过数据整理、分析和处理，可以得到人员的流动轨迹和行为特征等，有助于及时、精准地掌握传染病感染者和易感人群的流动。因此，在传染病智慧化监测体系中，网络大数据和人员流动大数据发挥着重要作用，有助于及时发现和分析传染病传播特征，提高传染病防控效率和精度。

在网络大数据中，基于社交网络信息和在线搜索记录的传染病监测在公共卫生领域中影响较为深远（Ginsberg et al.，2009）。较为经典的是基于谷歌搜索引擎数据开发的流行性感冒和登革热网络监测工具（Gluskin et al.，2014）。而推特、百度、维基百科、新浪微博等社交媒体和网络搜索引擎也常用于传染病的监测。研究结果表明传染病的流行情况与社交网络信息、在线搜索记录等数据存在相关性（Zhao et al.，2018；韦秋宇等，

2021），有助于分析和预测传染病的发展趋势，包括传染病的传播速度、范围和严重程度等。

目前，常见的人员流动大数据主要包括互联网开源大数据、客运大数据、移动定位大数据、地图数据等。数据来源包含交通客运部门、民航客运管理部门、铁路运输部门、三大电信运营商、导航公司以及中国银联、支付宝、微信的移动支付数据。在智慧化传染病监测体系中，结合人口基础数据、确诊病例信息、疑似病例信息、密切接触者人员信息等数据，通过快速汇聚、整理这些异构数据源数据，利用智慧化手段获得疑似病例的位置、绘制重点人员的流动轨迹，推断可能的风险人群，达到传染病精准监测目的，提高传染病防控的工作效率，防止传染病大规模传播。

构建基于网络大数据和人员流动大数据的智慧化传染病监测体系，数字信息技术发挥着重要作用（朱学芳等，2020）。数字信息技术主要包含人工智能技术、地理信息系统（GIS）、物联网、信息可视化技术等，实现传染病大数据的识别、收集、管理、处理和分析，成为高效开展传染病监测与防控工作的新技术。数字信息技术可以整合与分析网络大数据，提升传染病监测工作的主动性。在人工智能技术应用方面，依据传染病症状监测和病理数据，构建传染病识别知识图谱，融合多元数据利用机器学习模型作影响因素特异度分析，构建大数据管理平台的传染病症状监测系统，对传染病有关症状病例的分布情况作数据分析和时空监测。例如，利用集成学习分类器对社交网络上的传染病推文作分类提取（Hong and Sinnott,2018）、运用机器学习方法对聚集性疫情作自动筛查（吴军等，2019）、利用机器学习对网络大数据进行数据挖掘（成佩霞和胡国清，2021），作传染病传播、输入和扩散的风险监测等（Raja et al.，2019），实现传染病传播的监测与早期发现。在 GIS 技术应用方面，基于人员流动大数据进行流行病学特征分析，融入统计分析模型，揭示传染病的时空传播规律，分析传染病的流行周期，绘制传染病随时空变化的情况，实现传染病的跨时空追踪（Boulos and Geraghty，2020）。在物联网技术应用方面，能够实现时空维度上的传染病信息同步管理，推动医疗服务资源的互联互通（何静等，2018）。在可视化技术应用方面，可以描述与分析网络大数据和人口流动大数据，采用不同的可视化手段展现传染病流行变化过程，探究传染病传播规律，分析传染病传播的关联因素，标记传染病传播的重点区域，监测与划分传染病风险等级，达到合理规划公共卫生资源、预测传染病扩散范围的目的。此外，利用数字信息技术构建智慧化监测管理云平台，结合人员流动大数据追踪传染病感染者行程路线，实现动态监管，查询与确诊人员的时空交集等情况，以便主动采取相应的防控措施。

综合利用网络大数据、人员流动大数据，能够提升智慧化传染病监测体系的全面性、精准性。传统传染病监测体系主要依据各级传染病预防控制中心、医疗机构、监测哨点医院形成的监测网络数据，了解传染病的当前情况和传播趋势，结果可信度较高，数据较为稳定、体系也较为完善。但传统传染病监测体系也存在一些不足，如获取监测数据较为被动、资源消耗较大、无法获取前瞻性数据等。而网络大数据、人员流动大数据具有实时性、规模大、覆盖广等特点，能够有效地弥补传统监测手段的缺陷。例如，将社交网络中的地理位置信息与传统监测信息结合，可以提升传染病监测信息的时效性和时空分辨率。而网络大数据和人员流动大数据也存在一些问题，如数据质量难以保证、数据来源不稳定、涉及隐私保护问题、数据挖掘技术成熟度相对较低等。因此，在智慧化传染病监测体系中，应充分发挥大数据与传统监测数据的优势，有效与传统监测信息相结合，实现传染病的全面监测与分析。

10.2.3 构建智慧化的多点触发传染病监测体系

中国建立的传染病与突发公共卫生事件网络直报系统在传染病早期监测与预防控制方面发挥了重要作用。但中国传染病监测体系也存在一些问题，如新发传染病的发现能力较弱、数据预警相对滞后、实验室监测体系薄弱、缺乏有效的数据共享机制以及传染病信息来源局限等。亟须构建智慧化的多点触发传染病监测体系，提高传染病监测的敏感性和准确性。

构建智慧化的传染病多点触发监测体系，需要依托于大数据、人工智能、云计算等新兴技术手段，对传染病发生和传播过程的关键节点数据进行自动化的采集，如确诊病例、相关综合征、病原体等。智慧化多点触发传染病监测体系的数据来源包括医疗机构经过诊断后上报的病例信息和实验室检测结果等常规数据，还包含药物销售记录、食品安全数据、海关出入境数据、网络媒体和舆情监测、传染病症状监测以及传染病流行影响因素，等等。这些数据大多分散在不同机构和部门中，为实现智慧化的多点触发传染病监测体系，需要各类监测数据实现标准化、规范化和便捷化的共享，从而快速、智能化地判断出传染病的流行风险，自动发出传染病预警信号，有效发挥智慧化的传染病多点触发监测体系的重要作用。建立智慧化的多点触发传染病监测体系，主要包括以下几个方面。

第一，加强传染病多元数据融合与共享，打破各部门、体系间的信息壁垒，避免产生数据孤岛。传染病数据之间的互通与共享是实现多点触发传染病监测的必然要求。为了快速、高效地对传染病监测数据进行收集、分析、反馈和应用，应建立多点触发传染病监测数据库。医疗机构、基层社区与疾病预防控制部门之间需要加强传染病传播数据的共享交换和利用，同时海关、教育、市场、交通、农业等部门也需要基于各自业务范围对传染病传播影响因素的相关数据进行采集和整合（杨维中等，2020）。例如，对于人兽共患病，可将农业等部门的禽间畜间传染病监测信息与公共卫生部门进行共享，作为人间传染病感染的监测数据来源，有效采取干预预防措施，减小传染病暴发的可能性。科研机构、第三方检测机构、高校等开展病原学和其他感染指征指标的检测数据，也可作为传染病监测的数据源。在传染病数据融合与共享过程中，应注重传染病数据的自动交换，避免重复采集传染病数据，减少资源浪费。

第二，采用智慧化监测手段，提升传染病数据监测分析技术水平。监测分析技术成为智慧化多点触发传染病传播监测系统的重要部分。应更新传染病监测技术，准确实现各部门间的传染病信息互通和数据共享，提升多元异构数据采集、智能规则模型集中研判、智能分级分层等系统建设的关键技术水平。充分利用传染病大数据平台，在自动化处理与分析传染病数据资源的基础上，以人工智能、区块链、云计算等大数据技术为依托，依据传染病监测指标提供多维度传染病分析结果，可视化地呈现传染病数据，追溯患者的就医诊疗信息、体检信息、个人电子健康档案等信息，动态监测传染病流行周期，实现传染病数据自动甄别与抓取。通过区块链技术建立实时传染病监测体系，高效嵌入多元监测数据，构建传染病大数据池。需要监测传感器数据分析处理和预测模型以及风险评估等技术的支撑，智慧化的多点触发传染病监测系统，实现传染病的有效监测，与传统的传染病知识和科学技术相整合，精准识别传染病监测中所出现的风险，实现可视化、自动化、全方位、智慧化的多点触发传染病监测。

第三，完善新发传染病的发现和上报渠道，健全传染病实验室监测网络系统。对于新发传染病，应加强多渠道的信息监测，连续、系统地收集和分析新发传染病数据，充分利用人工智能、移动监测、地理信息系统等前沿技术，依托传染病实验室监测网络系统，成为多点触发传染病监测体系的重要组成部分。及时识别传染病在时空上的异常集聚以及伴随的病原特征，有效开展传染病的监测和预防，实现传染病的早期发现与精准溯源，为应对突发公共卫生事件做好准备，提高新发传染病的综合处置能力。明确临床实验室和公共卫生实验室在传染病传播监测诊断中的职责，加强实验室人员的传染病传播监测培训，提升传染病报告病例的实验室诊断水平，逐步扩展和完善网络实验室的覆盖范围，提高传染病监测的敏感性，及时开展传染病的预防和控制。

第四，加强医疗机构和疾病预防控制部门的智慧化建设，持续加快平台建设。协调医疗机构和疾病预防控制部门等，构建多点触发传染病监测体系。综合运用数字技术建立智慧化平台，实现传染病的互联互通与业务融合，定向管理传染病患者，有效开展传染病防控救治、病毒溯源、监测分析等，实现对传染病更加精细、主动的响应。推行门急诊电子病历、健康档案，实现传染病病案无纸化目标，规范传染病症状信息的录入过程，不断汇聚和完善平台数据。通过传染病大数据的有效集成和准确分析，提高传染病监测质量，缩短新发突发传染病的预警时间，为传染病的监测预警系统提供条件与保障。

第五，不断加大传染病监测体系的评估力度，及时调整和优化传染病监测体系。加强多点触发传染病监测体系中各部门之间的紧密合作，确保预防控制、检疫等重点部门之间的信息互通，优化传染病监测点的监测性能。不断加大传染病的症状监测评估力度，实现传染病在整个监测过程中的追踪，及时判断和评估多点触发传染病监测中所存在的问题并不断调整和改进。建立智慧化的多点触发传染病监测系统，改进传染病的监测方法和监测技术，高效地解决传染病的漏报、误诊和诊断及时性等问题，及时对可能发生的传染病进行预警和防控，缩小传染病的传播范围，降低传染病的危害程度，注重传染病数据共享的安全性、隐私尊重、权益诉求等。

第六，构建重大传染病的联防联控机制，强化传染病常态监测能力，制定有针对性的传染病预防对策。在智慧化的多点触发传染病监测中，应建立重大传染病的联防联控机制，做好工作分工，确保各个部门和机构明确自身职责，保证传染病防控措施精准有效，实现传染病的科学防控。依据传染病防治条例，根据传染强度和传播途径采取不同类型的防控措施。对于边境地区的传染病防控，建立跨境的传染病联防联控机制，防止传染病的跨境传播。加大我国传染病传播监测力度，规范传染病监测制度，了解传染病的传播与发展趋势，制定有针对性的传染病防治对策，降低传染病的大规模传播概率，实现传染病的有效防控。

10.3　智能化的传染病预警体系

传染病具有传播速度快、传播途径复杂的特点，为了提前采取防控措施，对传染病传播的流行趋势和危险程度进行预警至关重要。传染病预警作为传染病监测的目的之一，是预测技术在传染病防控过程中的重要应用。中国的传染病防控取得了一定成效，传染病的预警体系仍存在一些问题。传染病预警体系反映了一个国家的公共卫生综合实力，中国传染病监测预警体系仍存在进一步发展空间，亟须探索智慧化的传染病预警模式，提升传染病预警能力，完善我国公共卫生体系建设。

10.3.1　中国传染病预警体系建设现状与存在的问题

自 2003 年 SARS 疫情以来，中国高度重视传染病的监测预警体系建设，不断健全传染病预警体系的运行机制。在组织体系方面，中国逐步建立起以各级疾病预防控制部门为枢纽，多部门协同协作，全社会共同参与的公共卫生格局。在运行机制方面，中国初步建立了疾病预防控制部门与基层医疗机构的上下联动传染病网络直报系统，覆盖率较高。各级卫健委对传染病监测进行监督和管理，各级卫生行政部门对传染病进行主动监测，根据提供的传染病监测信息分析传染病危害程度和演变趋势，对传染病进行及时预警。

2005 年，重点传染病监测自动预警信息系统建设与应用试点正式启动，及时向疾病预防控制部门和卫生行政部门发出警示。2008 年，开始运行全国传染病自动预警系统，利用时空数据分析发布传染病预警信息。全国传染病监测预警分为四级：Ⅰ级（特别重大）、Ⅱ级（重大）、Ⅲ级（较重）、Ⅳ级（一般），依次用红色、橙色、黄色和蓝色进行表示。

中国传染病的预警体系已经取得了一定成效，对防治传染病传播发挥了一定的作用。但是传染病预警体系建设仍具有一定的局限性，应加强传染病的预警体系建设，对传染病传播的流行与暴发进行预警。在我国传染病预警体系建设中，主要存在以下几个方面的问题。

第一，传染病预警协调联动机制不健全，疾病预防控制部门与医疗机构存在防治分离问题。及时、准确的信息传播是传染病防控的基础，中国已经建立了传染病网络直报系统，但仍存在一些问题。疾病预防控制部门与医疗机构尚未建立有效衔接的工作机制，存在传染病信息的割裂，疾病预防控制部门与其他部门间缺乏横向联系。部分地区尚未健全区域性传染病信息系统，医院与社区的医疗信息管理系统不能密切联系，导致传染病的防控效率低下。中国尚未建立覆盖全国各地的医院信息系统，各级医院所采用的传染病预警分析系统尚未统一，难以整合传染病的全部信息，缺乏有效的经验交流。这些因素均制约了传染病预警机制的发挥。

第二，传染病预警的时效性较差，灵敏度较低，存在公共卫生资源配置不合理的问题。当进行传染病的预警时，传染病预警系统往往充当消防员的角色，传染病防控存在滞后性。当突发传染病暴发时，已有的传染病预警指标体系对突发传染病的敏感度不高，难以在传染病传播萌芽时期进行精准监测与预警。公共卫生资源是有限的，公共卫生资源浪费现象依然存在，传染病预警的效率不高，尚未摸索建立完备高效的传染病预警体系。

第三，传染病预警技术落后，预警信息来源单一，对未知传染病的预警能力不足。已有传染病预警系统尚未建立起各部门间的互通共享机制，无法整合多源预警数据信息。传染病监测预警数据仅来源于医疗卫生机构，数据内容单一，极大限制了预警系统的传染病监测预警能力。目前，传染病预警系统的平台架构和模型构建略显陈旧，预警模型缺乏机器学习、人工智能等新技术，统计分析方法未能拓展，传染病预警能力有待提升。疾病预防控制部门延伸至实践层面的公共卫生指导能力有待加强，部分疾病预防控制部门缺乏一定的科研能力和科学素养，导致在传染病防控中发挥的作用有限，公共卫生人才流失严重。中国传染病的预警体系主要重视已知常规传染病的监测与预警，缺乏未知传染病的主动监测与预警，对新型传染病的敏感性不足。

10.3.2 建设传染病智能预警算法的云计算平台

传染病智能预警算法的云计算平台是有效开展传染病早期预警和风险评估的重要途径。其中，高效的预警算法是智能化传染病预警体系的关键环节，而云计算平台作为一种新型计算模式，具有高效、可扩展和灵活的特点，可以为传染病智能化预警体系建设提供强大的支撑。面对庞大、多源的传染病数据，数据的高效保存、处理与分析成为工作的重点。传染病的流行和暴发往往具有突发性，需要建立智能化的预警系统，及时发现和控制传染病的扩散。

在传染病智能预警算法的云计算平台中，云计算平台利用网络系统集中整合传染病相关计算资源，通过自我维护和自主管理，动态解决传染病智能预警云计算平台的数据分析要求。传染病智能预警算法的云计算平台可由三个层级构成，每一层级对其他层级起到支撑或组合作用，也能独立提供云计算服务。其中，IaaS 层（设施即服务）提供传染病数据的基础计算、储存和网络能力，可视为集成服务器中的 CPU、内存、储存器等；PaaS 层（平台即服务）是云计算架构的中间层，提供云计算服务商封装后的 IT 能力，如传染病数据的应用软件开发接口、数据库等；SaaS 层（软件即服务）提供传染病的应用软件，使传染病智能预警云平台用户可以直接使用手机或 PC 端应用软件对数据进行计算与管理。在具体应用中，利用云计算平台可搭建市民健康数据系统，有针对性地收集与管理传染病病例，为记录居民健康状况、出行情况及传染病风险提供支持，有助于传染病的监测预警与科学防控。

传染病智能预警算法主要利用数据挖掘、机器学习等技术，分析传染病历史数据和实时数据，预测传染病传播和暴发趋势，并提供相应的传染病预警信息。运用传染病智能预警算法，采集大量的传染病相关数据，包括传染病的发病率、死亡率、治愈率等指标以及人口流动、气候变化等影响传染病传播的因素。对采集到的传染病相关数据进行数据清洗、数据集成、数据转换和数据规约等预处理操作，确保传染病相关数据的质量与可用性。从预处理后的传染病相关数据中提取特征，包括传染病的发病规律、传播趋势等，使用机器学习技术训练传染病预警模型。使用训练好的传染病预警模型对未来的传染病暴发和传播趋势进行预测，提供相应的预警信息。云计算平台为传染病智能预警算法的实现提供环境与支持，提供高效的数据采集、处理、存储、特征提取、模型训练和预测、可视化和应用等服务，涵盖分布式机器学习、深度学习云端存储、分布式存储、数据可视化、Web 服务等技术。

使用传染病智能预警算法的云计算平台，结果判读和筛选的工作量较大，难以借助传统的集中式计算，可以在智能合约和联邦学习架构下运用云计算、分布式计算进行智能计算结果的集成。按照智能合约和联邦学习架构，在不交换传染病相关隐私数据的情况下训练传染病预警模型，加密传输及融合模型参数，有利于多方的共同建模和长期参与（王赢，2022）。智能合约是实现传染病智能、科学预警的关键，能够预先将规则条款代码化及封装，当触发到设定的条件时将自动执行协议，降低了人工干预的工作量。智能合约应用于传染病智能化预警中，可通过以下方式实现。

（1）使用传染病数据库中的历史数据，利用深度学习算法和故障树分析法构建故障树模型，对不同警戒值的区间进行总结确定，绘制出传染病警度表。将突发传染病事件设定为顶事件，分析引起顶事件的各种风险因素及因果逻辑关系，将最基本的原因作为底事件，把引发顶事件发生数量最少的底事件组合作为最小割集。

（2）对采集到的传染病关键数据，通过专家节点打分，以确定每个底事件的不可靠概率。每个底事件的重要度 I_j 表现为：

$$I_j = \frac{Y_i}{P_T} \qquad (10-1)$$

其中，P_T 表示顶事件发生概率，Y_i 表示含第 i 个底事件的最小割集发生概率之和。

（3）借助灰色理论对比典型故障模式向量和待检模式向量的关联，计算每个底事件的关联度 r_i：

$$r_i = \frac{1}{N} \sum_{K=1}^{N} \varepsilon_{ij}(K)$$

$$\varepsilon_{ij}(K) = \frac{\Delta_{\min} + \rho\Delta_{\max}}{\Delta_{ij}(K) + \rho\Delta_{\max}} \qquad (10-2)$$

其中，$\Delta_{ij}(K)$ 为待检矢量和归一化处理后的特征矩阵中的每个数值的序列差，ρ 一般取 0.5。

（4）计算待检模式的传染病预警值 Z，n 为传染病基本事件个数。

$$Z = \frac{1}{n} \sum_{j=1}^{n} r_j I_j \qquad (10-3)$$

（5）与传染病警度表对比，确定传染病警度类型。若判断之后触发了传染病警戒阈值，将自动按照预先设定的规则响应，向相关节点发出传染病预警信息。

联邦学习作为新兴的机器学习技术，采用分布式的方式进行传染病预警模型训练，能够保护用户隐私。在联邦学习中，分布式的节点可以协同地训练一个全局的机器学习模型，而不用将本地传染病数据上传到中央服务器，在解决隐私保护和数据共享方面具有较大优势（李少波等，2022）。联邦学习按照以下步骤实现：

在典型的联邦学习场景中，在本地客户端设备负责存储和数据处理的约束下，仅将传染病模型更新的梯度信息上传，可在数千万个客户端设备上对单个全局模型 θ 训练。中心服务器的目标函数 $F(\theta)$ 一般为：

$$\min_{\theta} F(\theta), F(\theta) = \sum_{k=1}^{m} \frac{n_k}{n} F_k(\theta) \qquad (10-4)$$

其中，n 为所有客户端数量的总和，m 为参与训练的客户端设备总数，$F_k(\theta)$ 为第 k 个设备的本地目标函数，n_k 为第 k 个客户端数据量。

$$F_k(\theta) = \frac{1}{n_k} \sum_{i \in d_k} f_i(\theta) \qquad (10-5)$$

其中，$f_i(\theta) = \alpha(x_i, y_i, \theta)$ 代表具有参数 θ 的模型对 d_k 中的实例 (x_i, y_i) 产生的损失函数，d_k 为第 k 个客户端的本地传染病数据集。

联邦学习的目标函数优化算法中，借助大批量随机梯度下降（SGD）算法，将本地客户端模型训练的损失函数与固定的学习率 μ 相乘，计算新一轮的权重更新。本地客户端的传染病模型权重更新为：

$$\theta_{t,k} = \theta_{t-1,k} - \mu \nabla F_k(\theta) \qquad (10-6)$$

第 t 轮通信中心服务器的传染病模型聚合更新为：

$$\theta_t = \sum_{k=1}^{K} \frac{n_k}{n} \theta_{t,k} \qquad (10-7)$$

建设传染病智能预警算法的云计算平台，实现传染病相关数据的自动抓取，提升预警体系的自动化、灵敏性与精准性，有助于及时发现传染病发生的有关信号，快速发出预警，从而采取有效的防控策略，减少或阻止传染病的发生及传播。随着信息化和智慧化传染病传播监测手段的不断发展，传染病预警分析的方法技术、数据种类和体量不断增多，面对海量的传染病数据，原有的预警模型难以满足现有需求。传染病智能预警算法的云计算平台可根据实际需求和智能水平的发展而不断升级、调整和优化，不断完善和健全预警算法，确保智能化传染病预警的有效实施。考虑到传染病的复杂性、多变性，运用传染病智能预警算法的云计算平台，应引入专家研判机制。

10.3.3　构建基于不同防控策略的传染病传播分析与预警体系

为抑制传染病的传播与蔓延，各国实施了多方面的传染病防控措施。受到不同防控策略的影响，传染病的传播趋势与扩散程度有所不同。评估不同传染病防控策略的效果，判断不同防控策略的有效性，分析不同防疫政策下传染病的传播走势，合理把握不同政策的持续时间，向需要调整防控策略的地区发出预警，有助于实现传染病精准防控。

目前，常见的传染病防控策略包括群体免疫策略、单一防疫策略、组合防疫策略等（刘丹阳等，2021）。群体免疫策略表示在没有统一防疫政策的情况下，依靠个人基本防护能力，让足够数量的人获得免疫力，从而阻止传染病在人群中的传播，通常适用于传染病病原体传播速度较慢、疫苗安全有效且易于获得的情况；单一防疫策略包括单一传染病的疫苗接种、传染病筛查、口罩佩戴、医疗救治、人群活动限制、无症状监测等；组合防疫政策表示多种防疫政策的两两结合或多项政策联合的防控策略。在不同防控策略的作用下，传染病的发展趋势存在着较大差异，利用技术手段判断与评估不同防控策略下传染病的发展趋势成为防控策略动态调整及预警的主要依据。分析不同传染病防控策略的方法主要包含 SIR 和 SEIR 模型、系统动力学模型（SD）、网络动力学模型、多智能体系统（MAS）等。

使用 SIR 和 SEIR 模型模拟不同防控策略下传染病传播情况，调整具有特定流行病学意义的模型参数，如感染者每天接触人数、潜伏者接触人数、感染效率等，从而评估不同防控策略的实施效果（耿辉等，2020）。构建 SIR 和 SEIR 模型，首先模拟没有任何防控策略时自然传播状态下的传染病流行过程，再对采取不同防控策略的传染病传播过程进行模拟，从而完成传染病传播的对比分析（王立贵等，2020）。例如，当传染病的疫苗接种使部分易感人群越过了潜伏者、感染者，直接进入移除者行列时，建立传染病传播动力学过程的数学模型，模拟疫苗接种策略下传染病的传播情况，按照一定比例（10%、30%、60%等）将某个时间段接种疫苗的易感人群控制在传播过程之外。

构建系统动力学模型，分析传染病扩散系统行为及内在机理间的交互关系，探究传染病扩散系统内部信息反馈机制，分析不同因素之间的相互影响，挖掘其变化原理及因果关系，从而剖析对传染病扩散系统的整体结构、功能、行为。建立系统动力学模型需要相匹配的仿真语言，在传染病传播的数学模型基础上运用计算机技术，其中 Vensium 成为应用较为广泛的系统动力学建模软件。构建传染病扩散系统动力学模型，开展各因素的因果关系分析，绘制存量流量图，设置模型参数、进行模型及参数检验，实现不同防控策略下传染病传播的模拟仿真，从而实现传染病传播的动态预警（薛付忠，2022）。分析传染病各因素的因果关系，可根据不同的防控策略分析每种策略和不同研究对象之间的逻辑结构关系。系统动力学模型的研究对象一般包含传染病的潜伏者、入院治疗者、有症状感染者、无症状感染者，等等。不同防控策略产生的因果关系不同。构建存量流量关系，将研究对象作为存量，与研究对象相应速率的升高和降低作为流量，其他变量作为辅助变量与常量。当设置模型参数时，基于传染病的实际数据确定部分变量的初始值。在传染病初期数据统计不完善的情况下，可根据已有研究和专家意见等对体现防控策略实施的相关参数以及其余模型参数进行设定，基于实际数据作拟合优化。例如，当评估乙型肝炎筛查策略的效果时，设置动态筛查强度参数预测未来乙肝的流行状况，从而评估不同筛查强度策略的效果。在进行模型及参数检验时，将设定的模型参数及初始数据代入动力学模型中，模拟传染病暴发趋势，使用同时段内实际数据作对比验证。注意防控策略实施的时间，考虑到实施效果的滞后性，相关参数数值可按照线性变化进行设置。构建系统动力学模型，开展传染病的模拟仿真，对不同的传染病防控策略效果进行演练，对传染病传播趋势进行可视化分析，评估不同防控策略下传染病的流行控制效果，针对不同防控策略的效果作及时预警。

随着人工智能技术的不断发展，网络动力学模型成为新的研究热点，以元胞自动机等为代表（葛洪磊和刘南，2020）。元胞自动机主要利用局部规则来同步演化，从而反映整个系统的传染病复杂变化，具有调整规则灵活、仿真结果可视化的优势，适合于评估不同传染病防控策略的有效性（黄丽和叶春明，2022）。元胞自动机在时间、空间、状态都表现为离散状态，由一系列模型构造的规则组成，可视作由一个元胞空间及定义于该空间的变换函数构成，能够模拟传染病防控策略的复杂系统时空演化过程（李昊等，2020）。元胞自动机通常被定义为一个四元组：

$$A = (L_d,\ S,\ N,\ f) \tag{10-8}$$

其中，A 表示元胞自动机系统，L_d 为任意正整数维的规则网络空间（元胞空间），S 为每个元胞空间状态的离散有限集合。在模拟不同传染病防控策略过程中，在某时刻某个体的状态空间 S 可有四种取值，分别代表传染病健康者、潜伏者、感染者、隔离者；N 代表邻域；f 为动力演化规则，是元胞自动机的核心部分，决定下一时刻元胞的状态变化规则，即 $S_i^{t+1} = f(S_{j1}^t,\ \cdots,\ S_{jN}^t)$。在实际应用中，评估医疗救治、限制人群流动和接种疫苗策略，可以调整"就医时间"规则、"移动比例"规则和"疫苗注射比例"规则，模拟传染病传播过程，从仿真角度评估不同防控策略的结果与有效性。

相比于系统动力学及离散事件建模，多智能体系统（MAS）包括复杂系统、综合博弈论、智能化强化学习、社会计算学等，模拟具有自主意识智能体的行动及相互作用，可以用于不同防控策略的传染病传播分析与预警。多智能体系统主要应用于传染病传播动力研究以及不同防控策略的制定和测评，可以对不同防控策略的传染病系统进行机制性、解释性、预测性的模拟推演（Lee et al.，2010；Kanagarajah et al.，2010；薛付忠，2022）。建立多智能体系统，开展不同防控策略下传染病的仿真研究，赋予每个智能体（一般为流行病学中的人）某些属性，智能体之间、智能体与环境之间会产生相互作用，借助系统科学的模拟推演，从而推理出群体水平上的总体特征变化及其机制。多智能体系统建立在因果机制中，可以显示个体和反馈循环的非独立性，对传染病传播过程中可能的事件进行模拟。当难以掌握传染病传播系统的行为、附属内容及关键变量时，仍可以利用多智能体系统定义传染病的行为建模。

在智能化的传染病预警体系中，探究不同防控策略下传染病的传播状况在传染病防控指导与预警方面发挥着重要作用。运用技术手段判断与评估不同防控策略，满足防控过程和传染病传播的复杂性要求，发挥系统动力学模型、网络动力学模型、多智能体系统模型等的优势，利用智能化前沿技术成果，增加模型拟合与参数估计的精确性及完整性，提升模型的自适应性与合理性，为公共卫生决策、智能化预警提供理论支撑和数据支持。

10.3.4 加强我国传染病智能化预警体系建设

加强传染病智能化预警体系建设，复杂的传染病传播流行过程变得更易理解和更可预见，从而推动不同部门共同完成传染病的防治工作。传染病智能化预警体系优化是一项长期、复杂和艰巨的任务，着眼于传染病防治的重要目标，考虑传染病传播现实情况的可能性和体系建设的可操作性。构建全国统一规范高效的传染病智能化预警体系，考虑各种传染病之间的流行周期特征和传播特点，发挥卫生健康委员会和疾病预防控制部门的重要作用。应调整传染病预警权限，拓宽传染病预警信息来源，建立系统完备的传染病智能化预警标准体系，整章建制、多措并举、协同推进，全力发挥智慧化传染病预警体系的应有功能，尽力实现传染病预警制度的预期目标，有力推进我国传染病防治工作。

第一，调整传染病预警权限，建设开放、分散化的传染病预警权限配置体系，摆正预警体系定位，增加多元化传染病预警信息源。完善我国传染病应急管理体系，突破层级式预警过程。传统传染病传播信息的流动过程通过层层上报最终汇集到有权预警主体，在这一过程中规避了错误预警引发的一系列问题，但是预警速度慢，传染病传播风险增大的现实问题随之显现。应将预警权限的配置分散化，破除单一有权主体预警的限制，赋予各级卫生健康委员会和疾病预防控制部门发布预警信息的权力。开放、分散化的预警权限配置体系，可以实现更快的传染病预警响应，减少了层层上报过程中传染病信息流通的滞涩，防止了层级式预警过程中的信息失真，减少预警信息综合评估过程的非专业化影响（施立栋，2021）。正视传染病预警的定位，提高传染病预警过程的公开性。预警信息的发布是公共信息公开机制建设的重要一环，预警信息具有一定的科学不确定性。正视预警信息特点，让公众获知传染病预警，增加预警信息的透明度。建立扁平化的传染病预警体系，接受社会公众的监督，传染病预警信息由多渠道发布，根据预警信息提早做好准备。

第二，增强专业机构的独立性，赋予疾病预防控制部门"科研预警权"，提升传染病预警队伍专业化建设，减少预警信息综合评估过程的非专业化影响。在传染病预警相关部门中，疾病预防控制部门专业性最强，尊重疾病预防控制部门基于传染病传播流行趋势和流行特点作出的科学判断。科研是传染病智能化预警体制建设的重点内容和基础环节，通过持续的科研活动保证预警信息的准确性，确定传染病传播风险。增强疾病预防控制部门的独立性，以制度建设完善疾病预防控制部门的职能，提高疾病预防控制部门在传染病预警方面的话语权，使其成为掌握传染病传播规律的专业机构。完善传染病预警体系，赋予疾病预防控制部门独立的科研预警权，避免预警信息综合评估过程的非专业化影响（解志勇，2021）。加强传染病预测预警队伍专业化建设，建立完备的传染病预警体系。根据传染病预警的相关要求，在不同地区，有针对性和目的性地培养传染病预警人才，建立专业的传染病预测预警队伍，定期开展传染病预测预警的专业培训，聘请国内外知名预警专家讲授先进技术和成功经验。

第三，以制度建设破除疾病预防控制部门和医疗卫生机构之间的数据壁垒，拓宽传染病预警信息来源，建立健全多渠道传染病数据整合共享模式，建设全国统一的传染病智能化预警平台。以数据驱动实现传染病防控的"关口前移"。依靠输大数据管理技术和分析技术，建立数据共享的传染病工作机制和平台，打破疾病预防控制部门与医疗卫生机构之间的传染病数据壁垒。利用大数据、物联网、区块链等新兴技术手段智能抓取传染病数据，实现传染病数据的智能化和标准化传输以及跨系统、跨部门的传染病多元数据共享，提取有效信息，完善传染病的预警体系建设。依托传染病数据管理平台，利用智能化预警知识库和预警算法实现多维风险评估，实现传染病预警的敏感性、及时性和针对性的协同提升。以信息共享的方式，疾病预防控制部门、医疗机构、国家健康保障信息平台、交通部门以及通信部门等信息系统实现互联互通，传染病监测预警实现信息来源的多渠道和多点触发，更有效地实现传染病的预警。

第四，加强传染病预警的智能化建设，以5G技术、区块链和云平台建设实现传染病预警的智能化计算，建立功能完备的传染病预警平台。预警算法作为传染病智能化预警的关键环节，亟须在传统数据分析基础上融入机器学习、神经网络等人工智能算法技术，在智能合约和联邦学习构架下，借助云平台实现智能计算结果的集成。此外，由于传染病预警涉及的因素复杂多样，在借助智能算法进行预警的同时，依靠专家技术和人工研判对传染病预警信号进行核实和完善。基于传染病实时采集数据和预警平台，实现传染病患者多阶段、多节点数据监测。在传染病传播的关键节点建立子数据库进行数据研判，提早发出预警信号，对一些危险因素不明晰的传染病应在部分病例出现症状时开展传染病预警。实现疾病预防控制部门与医疗机构协同，建立传染病数据自动抓取平台，实时监测传染病就诊患者的症状和人次，基于大数据、云计算等现代信息科技手段，发现早期的传染病异常信号并发出预警信息。

第五，建立系统完备的传染病预警标准体系，构建及时高效的传染病预警信息发布模式和常态化传染病统筹机制，加强疾病预防控制部门与医疗机构的分工协作。对传染病的发生作出预测，采取精准有效的预防措施，防止传染病的传播，达到传染病的最佳预防效果。掌握传染病的预警时机，有效防止传染病的传播，需要解决传染病预警最佳阈值的设定问题。综合考虑传染病的基础病例数，合理设定预警模型阈值，识别传染病传播早期异常现象，提升传染病预警系统特异度。完善疾病预防控制部门的组织管理，构建高效完备的传染病管理体制，加大对基层疾病预防控制部门的人力、物力、技术等投入，保障传染病预警工作所需的仪器设备。加强疾病预防控制部门与医疗机构的分工协作，根据居民的电子健康档案系统，实现各层级医疗系统间的信息共享，形成各级疾病预防控制部门与医疗机构间的信息沟通，健全联防联控的传染病预警体系。提升社会公众在传染病传播等公共卫生事件中的参与度，加强对传染病预警的认识。加强对传染病预警人员的培训，完善预警专业知识与技能的规范性文件，提升预警工作人员的专业能力。

第 11 章　总结与展望

传染病具有传播速度快、传播能力强、难以控制和防范的特性，亟须分析传染病传播的流行周期，及时精准地预测传染病传播的演变态势。采用理论论证、模型构建、实证分析的研究方式，开展了单一群体模型、复合群体模型、网格网络模型和传染病传播链条的流行周期理论分析，基于新型冠状病毒感染、呼吸道传染病、乙型肝炎和手足口病等典型传染病，建立传染病的传播模型，分别运用深度学习技术、流行趋势分析技术、流行循环周期分析技术和波动特征分析技术，开展传染病的实时预测、长期预测、中期预测和短期预测，利用网络搜索数据预测传染病传播的高峰，并进行传染病传播的深度学习模型评估，构建传染病传播的监测预警体系，可以得到以下主要结论。

第一，利用深度学习技术分析可以精准实现传染病传播的实时预测。构建传染病传播的 RNN 循环神经网络深度学习模型，开展新型冠状病毒感染的实时预测。与基准模型的实时预测效果和预测精度作对比，深度学习技术分析充分挖掘了传染病传播的非线性信息，具有较好记忆性、时序性和适用性，在实时预测和多期预测中均优于基准模型，预测值精确匹配了真实值，具有较高的准确率。

第二，分析传染病传播的流行周期，实现传染病传播的长期、中期和短期预测。从影响范围、传播速度和感染人群等视角选取具有代表性的三类传染病，分析了传染病传播的流行周期，辨析了传染病流行周期波动的转折点，判断了传染病传播的季节特性，掌握了传染病传播的发展走势。从传染病传播的流行趋势分析技术与长期预测、流行循环周期分析技术与中期预测以及波动特征分析技术与短期预测三个方面，分析了传染病传播的流行周期。

第三，网络搜索数据丰富了传染病传播数据的获取途径，可以实现传染病传播的高峰预测，从而优化医疗资源的合理配置。收集百度指数数据，分析了传染病传播的空间分布特征，划分了传染病的流行进展阶段，进行了传染病感染高峰日的预测。当无法获取完整的传染病传播信息时，收集传染病传播的网络数据，利用传染病分析方法进行传染病传播的高峰预测，有助于及时掌握传染病的流行状况，为医疗资源的合理配置提供依据。

第四，根据模型评估结果，传染病传播的深度学习模型预测效果最优。构建基于深度学习方法的 light GBM 模型、RNN 循环神经网络模型，划分训练集和测试集，与 SARIMA 模型、温特线性与季节指数平滑模型、CensusX - 13 季节分解模型以及线性组合预测模型作预测效果的对比。实证结果表明深度学习模型 RNN 循环神经网络在传染病传播的预测中精度最高，揭示出深度学习模型的传染病传播预测效果良好，为传染病传播预测分析提供有力的技术支撑和实证依据。

第五，完善传染病传播监测系统，构建智慧化的传染病监测体系和智能化的传染病预警体系。利用深度学习预测技术与流行周期分析方法，构建智慧化的传染病监测体系和智能化的传染病预警体系。融合网络大数据和人员流动大数据，加强数据共享，构建多点触发的传染病监测体系，强化传染病数据监测分析水平与技术，建立智慧化的传染病监测系统。建设传染病智能预警算法的云计算平台，集成一系列传染病传播预测模型，构建基于不同防控策略的传染病传播分析方法体系，提升传染病预警的敏感性和及时性，建设智能化的传染病传播预警制度。

分析传染病传播的流行周期，及时精准地做好传染病传播预测研究，加强传染病流行周期的防控。基于研究结论作出未来研究的展望。

第一，完善传染病传播的规范信息采集，构建传染病信息的应用平台技术标准和管理架构。传染病传播的流行周期特征显示，当呼吸道传染病、乙型肝炎、新型冠状病毒感染等传染病暴发流行时，利用传染病网络直报系统和突发公共卫生事件报告管理信息系统所采集到的数据信息，有时存在数据滞后问题，难以为精准传染病防控政策的制定提供有效的数据信息支持。为降低传染病传播的风险，提升数据有效支撑传染病决策的能力，需要建立统一传染病信息的专业应用平台与技术标准、数据采集规范和数据管理架构，实现传染病防控"全国一盘棋"，为传染病传播的流行周期分析与预测做好信息采集技术储备。

第二，完善基于大数据的传染病应急指挥决策系统，建立传染病大数据驱动决策的共享机制。一方面，基于大数据构建应急指挥决策系统，利用信息技术和现代网络，联合疾病预防控制部门与医疗机构，在突发的应急状态下及时处理、分析、传输和存储传染病数据，利用获取的传染病信息，实现传染病的指挥调度、辅助决策以及预案管理，完善信息系统的应急管理，组建应急指挥决策系统机构。高度重视传染病的"信息孤岛"现象，细分传染病的应急指挥决策，尤其是完善传染病的运行管理体系、安全保障体系以及网络与技术运用体系。另一方面，建立传染病大数据驱动决策的共享机制。积极收集传染病传播的网络搜索数据，利用网络大数据和人员流动大数据，构建智慧化的多点触发传染病监测体系。打造专业的传染病大数据分析队伍，加强深度学习与人工智能等技术的应用，不断更新传染病传播的预测算法，完善传染病预警决策机制。实现传染病数据信息互换共享，打破"数据鸿沟"，建立传染病联动机制，整合分散传染病数据，提高数据利用效率，提升决策水平，加强疾病预防控制部门与医疗机构的合作，有效应对传染病等突发公共卫生事件，防止传染病的流行和暴发。

第三，依托传染病风险预警的环境数据和经济数据等，形成传染病预警适用性的评估标准流程。为了分析传染病传播的流行周期，将环境健康和经济数据应用于传染病风险预警的适用性亟待评估。为推进传染病风险预警，依托大数据平台，收集分析传染病风险预警面临的社会经济与环境健康数据，进行传染病风险预警的适用性评估，形成标准的评估流程。开展"多维度、多人群、多健康"的传染病风险预警，明晰传染病预警的适用范围，探索适用于个体化传染病风险预测模型，分析传染病流行趋势并制定精准防疫举措。综合考虑我国落后地区的医疗状况，优化传染病风险预警指数，实现高效的传染病风险预警。

第四，利用深度学习技术构建完善传染病预测方法体系，健全基于精细闭环的风险感知与快速响应体系。以传染病数据管理与分析为基础，与应急管理相互协同，呈现"轮组"式管理赋能机理，助力传染病防控目标的实现。一方面，在大数据时代，传染病数据增长速度较快，而深度学习算法技术可以更有效地处理海量传染病数据，自主学习传染病数据的规律，提高传染病传播的预测精度。面对海量传染病数据，利用深度学习技术，优化传染病传播的计算函数，提高传染病传播的预测准确度，为传染病预测与防控提供方法与依据，达到传染病防控目标。另一方面，有效应对突发公共卫生事件，科学制订传染病防控工作方案，需要构建传染病的"监测—报送—流调—监测—隔离—救治—监测"的精准感知与快速响应的闭环管理机制，强化传染病的风险源头管理，提高传染病感知能力的精准度，实现传染病精细管理。

第五，更新传染病的流行周期分析技术，完善传染病综合监测预警体系。根据传染病的流行周期，加强传染病的症状监测，不断更新传染病的流行周期分析技术，提前做好传染病预防工作。建立传染病预测预警联动机制，做到"早发现、早报告、早治疗"，减少传染病的重症和死亡病例。早期识别传染病的季节流行高峰和循环周期波峰，利用深度学习预测技术与流行周期分析方法，构建智慧化的传染病监测体系和智能化的传染病预警体系，基于智能预测算法的云计算平台，建立传染病智能化预警平台。强化传染病数据监测分析水平与技术，实现传染病传播的有效防控。打造"多源数据、多点触发"的传染病监测预警系统，提高传染病预警效能，最大限度地控制传染病的传播，确保公众的生命安全。

参考文献

[1] 安晓红. 灰色系统 GM（1，1）模型在预测徐州市甲乙类呼吸道传染病发病趋势中的应用 [J]. 江苏预防医学，2019，30（1）：33 - 35.

[2] 巴剑波，方旭东，徐雄利. 马尔可夫链在海军疟疾疫情预测中的应用 [J]. 解放军预防医学杂志，2001（2）：114 - 116.

[3] 白江梁，张超彦，李伟，等. 某医院体检人群糖尿病预测模型研究 [J]. 实用预防医学，2018，25（1）：116 - 119.

[4] 卞子龙，卓莹莹，贺志强，等. 应用乘积季节模型与指数平滑模型预测上海市肺结核疫情 [J]. 南京医科大学学报（自然科学版），2021，41（2）：268 - 273.

[5] 蔡毅. 全球公共卫生安全能力评估标准：基于中国抗击新冠肺炎疫情实践的启示 [J]. 中国行政管理，2021（6）：145 - 154.

[6] 曹盛力，冯沛华，时朋朋. 修正 SEIR 传染病动力学模型应用于湖北省 2019 冠状病毒病（COVID - 19）疫情预测和评估 [J]. 浙江大学学报（医学版），2020，49（2）：178 - 184.

[7] 曹志冬，王劲峰，高一鸽，等. 广州 SARS 流行过程的空间模式与分异特征 [J]. 地理研究，2008（5）：1139 - 1149，1226.

[8] 常彩云，徐淑慧，耿兴义，等. 应用集中度和圆形分布法分析济南市主要传染病的季节性特征 [J]. 中国预防医学杂志，2012，13（2）：140 - 142.

[9] 陈超，田鑫，周剑惠，等. 流行性腮腺炎疫情时间序列模型建立与应用 [J]. 中国公共卫生，2012，28（2）：252 - 253.

[10] 陈红缨，李阳. 时—空数据模型在传染病监测中的应用 [J]. 公共卫生与预防医学，2017，28（5）：78 - 81.

[11] 陈佳. 新疆喀什地区百日咳预测模型的建立与分析 [D]. 乌鲁木齐：新疆医科大学，2018.

[12] 陈琦，邢学森，吴杨，等. 湖北省 2009～2015 年手足口病流行

病学和病原学分析 [J]. 中华流行病学杂志, 2017, 38 (4): 441 –445.

[13] 成洪旗, 杨华, 马祖芳. 试用指数曲线模型拟合济南市菌痢发病率 [J]. 预防医学文献信息, 1997 (1): 12 –13.

[14] 成佩霞, 胡国清. 网络大数据在健康医疗领域的研究进展 [J]. 伤害医学 (电子版), 2021, 10 (4): 54 –62.

[15] 楚扬杰, 周佳华, 汪金水, 等. SEIQ 类疾病在小世界网络上的传播行为分析 [J]. 计算机工程与应用, 2010, 46 (19): 106 –108, 119.

[16] 邓甦, 李晓毅. 马尔科夫链在呼吸道传染病预测中的应用 [J]. 中国卫生统计, 2010, 27 (6): 615 –616.

[17] 翟志光. 传染病预测预警方法及应用进展 (一) [J]. 中国中医药现代远程教育, 2012, 10 (18): 159 –162.

[18] 丁勇, 吴静, 武丹, 等. ARIMA 乘积季节模型预测我国戊肝的发病趋势 [J]. 南京医科大学学报 (自然科学版), 2020, 40 (11): 1725 –1729.

[19] 董念清. 新冠肺炎疫情下的中美航权之争: 争议与出路 [J]. 太平洋报, 2021, 29 (8): 35 –48.

[20] 董晓春, 李琳, 徐文体, 等. 特定关键词及百度指数与流感病毒活动相关性分析 [J]. 中国公共卫生, 2016, 32 (11): 1543 –1546.

[21] 董选军, 余运贤, 朱列波. 义乌市手足口病流行趋势组合预测模型研究 [J]. 中国卫生统计, 2013, 30 (4): 594 –595.

[22] 杜玉忠, 黄业草, 何慧萍, 等. 基于百度指数和 ARDL 模型的广东省清远市 2013 ～2017 年手足口病发病数分析 [J]. 预防医学情报杂志, 2018, 34 (11): 1388 –1391.

[23] 段在鹏, 艾仁华. COVID – 19 疫情在我国的空间特征及影响因素分析 [J]. 安全与环境学报, 2022, 22 (2): 892 –900.

[24] 凡友荣, 杨涛, 孔华锋. 基于阶段式 SIR – F 模型的新冠肺炎疫情评估及预测 [J]. 计算机应用与软件, 2020, 37 (11): 51 –56, 62.

[25] 范竣翔, 李琦, 朱亚杰, 等. 基于 RNN 的空气污染时空预报模型研究 [J]. 测绘科学, 2017, 42 (7): 76 –83, 120.

[26] 范如国, 王奕博, 罗明, 等. 基于 SEIR 的新冠肺炎传播模型及拐点预测分析 [J]. 电子科技大学学报, 2020, 49 (3): 369 –374.

[27] 方积乾, 陆盈, 张晋昕, 等. 现代医学统计学 (时间序列分析方法及其医学应用) [M]. 北京: 人民卫生出版社, 2002: 219 –269.

[28] 方匡南, 任蕊, 朱建平, 等. 基于动态 SEIR 模型的传染性疾病

预测和政策评估［J］. 管理科学学报，2022，25（10）：114 - 126.

［29］方雪清，吴春胤，俞守华，等. 基于 EEMD - LSTM 的农产品价格短期预测模型研究［J］. 中国管理科学，2021，205（11）：68 - 77.

［30］冯刘栋. 试用三次指数平滑法预测传染病发病率［J］. 数理医药学杂志，2000（2）：145 - 146.

［31］冯苗胜，王连生，林文水. Logistic 与 SEIR 结合模型预测新型冠状病毒肺炎传播规律［J］. 厦门大学学报（自然科学版），2020，59（6）：1041 - 1046.

［32］高菲. 基于数据挖掘的薛博瑜教授辨治乙型肝炎肝硬化的经验研究［D］. 南京：南京中医药大学，2016.

［33］高秋菊，周宇畅，赵树青，等. ARIMA 乘积季节模型和 LSTM 深度神经网络对石家庄市手足口病疫情预测效果的比较［J］. 中华疾病控制杂志，2020，24（1）：73 - 78.

［34］高雅，王伶，吴伟，等. 辽宁省手足口病疫情季节性 ARIMA 模型预测效果评价［J］. 中国公共卫生，2017，33（10）：1482 - 1484.

［35］葛洪磊，刘南. 重大传染病疫情演化情景下应急物资配置决策建模分析：以新冠肺炎疫情为例［J］. 管理工程学报，2020，34（3）：214 - 222.

［36］耿浩，孙佳华，李艺，等. 基于 BiGRU - Attention 网络的新型冠状病毒肺炎疫情预测［J］. 武汉科技大学学报，2022，202（1）：75 - 80.

［37］耿辉，徐安定，王晓艳，等. 基于 SEIR 模型分析相关干预措施在新型冠状病毒肺炎疫情中的作用［J］. 暨南大学学报（自然科学与医学版），2020，41（2）：175 - 180.

［38］顾敏华，姚建香，汤玲. 特定关键词的百度指数与流感病毒活动相关性分析［J］. 职业与健康，2019，35（8）：1124 - 1128.

［39］郭璐，张敏，朱正平，等. 指数平滑法在南京市艾滋病疫情预测中的应用［J］. 中国艾滋病性病，2014，20（12）：914 - 916，921.

［40］郭璐，朱正平，徐园园，等. 2010—2017 年南京市丙肝流行特征分析与趋势预测［J］. 中国健康教育，2019，35（9）：818 - 821.

［41］郭秀花，曹务春，张习坦. 肾综合征出血热流行病学数学模型研究进展［J］. 中国公共卫生，2003（4）：97 - 98.

［42］韩辉，伍波，张瑾，等. 2022 年 7 月全球传染病疫情概要［J］. 疾病监测，2022，37（8）：991 - 993.

［43］韩玲，王鸿，颜隆，等. 河北省手足口病发病趋势的时间序列

分析 [J]. 中华中医药杂志, 2019, 34 (12): 5904 - 5907.

[44] 何佳晋, 袁璐, 吴超. 2010 - 2019 年中国艾滋病流行时空分布特征 [J]. 中华疾病控制杂志, 2022, 26 (5): 541 - 546.

[45] 何晶晶, 明鑫, 刘勋, 等. 重庆市手足口病多种预警模型的建立与评估 [J]. 重庆医科大学学报, 2018, 43 (7): 969 - 974.

[46] 何静, 徐少银, 吴超, 等. 基于物联网的急诊专病绿色通道建设与应用 [J]. 中国卫生质量管理, 2018, 25 (5): 43 - 46.

[47] 洪志敏, 郝慧, 房祥忠, 等. ARIMA 模型在京津冀区域手足口病发病趋势预测中的应用 [J]. 数理统计与管理, 2018, 37 (2): 191 - 197.

[48] 胡建利, 刘文东, 戴启刚, 等. 季节指数法和 ARIMA 模型在感染性腹泻周发病数预测中的应用研究 [J]. 中华疾病控制杂志, 2013, 17 (8): 718 - 721.

[49] 胡婧超, 郑思思, 程景民. 基于 ARIMA 乘积季节模型的流行性感冒预测分析 [J]. 职业卫生与病伤, 2019, 34 (2): 109 - 113.

[50] 胡跃华, 廖家强, 冯国双, 等. 自回归移动平均模型在全国手足口病疫情预测中的应用 [J]. 疾病监测, 2014, 29 (10): 827 - 832.

[51] 化雨, 郝艳丽, 秦刚, 等. 乙型肝炎病毒携带对妊娠结局影响的队列研究 [J]. 中国病毒病杂志, 2016, 6 (6): 448 - 452.

[52] 黄澳迪, 唐林, 王晓琪, 等. 中国 2011—2021 年戊型病毒性肝炎发病趋势和时空聚集性 [J]. 中国疫苗和免疫, 2022, 28 (4): 417 - 421.

[53] 黄德生, 关鹏, 周宝森. SIR 模型对北京市 SARS 疫情流行规律的拟合研究 [J]. 疾病控制杂志, 2004, 8 (5): 4.

[54] 黄国, 朱宇平, 黄焕莺. 季节性 ARIMA 模型在江门市手足口病疫情预测中的应用 [J]. 中国卫生统计, 2019, 36 (1): 65 - 67.

[55] 黄婧, 赵秋玲, 徐康, 等. 基于网络数据的新型冠状病毒肺炎流行特征分析 [J]. 中华疾病控制杂志, 2020, 24 (11): 1338 - 1342.

[56] 黄丽, 叶春明. 基于医疗行为的新型传染病传播模型仿真研究 [J]. 计算机仿真, 2022, 39 (3): 290 - 296, 324.

[57] 黄梅. 基于传染病大数据的改进 SIR 模型探究 [J]. 信息与电脑 (理论版), 2020, 32 (15): 149 - 151.

[58] 黄鹏. 基于机器学习的乙类传染病预测模型研究与实现 [D]. 成都: 电子科技大学, 2019.

[59] 黄群慧. 新冠肺炎疫情对供给侧的影响与应对: 短期和长期视角 [J]. 经济纵横, 2020 (5): 2, 46 - 57.

［60］黄勇，邓特，于石成，等．空间面板数据模型在传染病监测数据分析中的应用［J］．中华疾病控制杂志，2013，17（4）：277－281.

［61］黄泽颖．基于百度指数的传染病预测精准性探索：以广东省 H7N9 亚型禽流感为例［J］．中国人兽共患病学报，2020，36（11）：962－968.

［62］霍添琪，孙晓宇，刘昊，等．大数据技术在新发传染病管理中的研究进展［J］．中国数字医学，2021，16（6）：91－98.

［63］纪焕林，张燕婷，罗淦丰，等．2011～2017 年基于百度搜索指数的全国手足口病预测研究［J］．汕头大学医学院学报，2020，33（2）：112－115.

［64］姜丹丹，张晓蕾．应用季节指数法和季节性指数平滑法预测某院妇科肿瘤门诊人次［J］．中国病案，2021，22（1）：65－68.

［65］解志勇．公共卫生预警原则和机制建构研究［J］．中国法学，2021，223（5）：224－246.

［66］靳祯，孙桂全，刘茂省．网络传染病动力学建模与分析［M］．北京：科学出版社，2014：1－393.

［67］孔德川，潘浩，郑雅旭，等．ARIMA 模型在上海市猩红热发病率预测中的应用［J］．实用预防医学，2020，27（8）：1011－1013.

［68］雷浩，肖胜蓝，张楠，等．新型冠状病毒在家庭环境中的主要传播途径［J］．科技导报，2021，39（9）：78－86.

［69］黎倩，洪峰，王丹，等．基于百度指数的 ARDL 模型在贵州省手足口病发病预测中的应用探讨［J］．现代预防医学，2023，50（3）：416－421.

［70］李国祥，李永清，马天骄．基于 HP 滤波法的我国 CPI 波动规律研究［J］．经济问题，2017，458（10）：60－65，125.

［71］李昊，段德光，陶学强，等．传染病动力学模型及其在新型冠状病毒肺炎疫情仿真预测中的应用综述［J］．医疗卫生装备，2020，41（3）：7－12.

［72］李建军，何山．人口流动、信息传播效率与疫情防控：基于新型冠状肺炎（COVID－19）的证据［J］．中央财经大学学报，2020（4）：116－128.

［73］李乐，周子豪，吴群红，等．流感数据与特定关键词相关性分析及预测［J］．中国公共卫生，2021，37（12）：1813－1818.

［74］李丽丽，董瑞强，石磊，等．季节性求和自回归移动平均模型在北京市房山区感染性腹泻发病趋势预测中的应用［J］．疾病监测，

2016, 31 (2): 136 – 140.

[75] 李鹏, 杨世宏, 马磊, 等. 基于时间序列的云南省乙类传染病分析预测 [J]. 病毒学报, 2018, 34 (2): 201 – 208.

[76] 李强. 新冠肺炎疫情下的经济发展与应对——基于韧性经济理论的分析 [J]. 财经科学, 2020 (4): 70 – 79.

[77] 李少波, 杨磊, 李传江, 等. 联邦学习概述: 技术、应用及未来 [J]. 计算机集成制造系统, 2022, 28 (7): 2119 – 2138.

[78] 李少亭, 王雪瑞. XGBoost 模型在新冠疫情预测中的研究应用 [J]. 小型微型计算机系统, 2021, 42 (12): 2465 – 2472.

[79] 李涛, 杜昕, 陈伟, 等. 中国结核病管理信息监测与监控的回顾与展望 [J]. 中国防痨杂志, 2020, 42 (7): 657 – 661.

[80] 李望晨, 于贞杰, 王在翔, 等. 医疗统计周期性预测问题的比较研究 [J]. 统计与决策, 2016 (19): 78 – 80.

[81] 李小平, 余东升. 城市化是否加剧了传染病区域间传播?——基于空间溢出视角分析 [J]. 经济科学, 2022, 251 (5): 107 – 119.

[82] 李秀婷, 刘凡, 董纪昌, 等. 基于互联网搜索数据的中国流感监测 [J]. 系统工程理论与实践, 2013, 33 (12): 3028 – 3034.

[83] 李秀旺. 乙肝病的危害与中草药治疗 [J]. 中国社区医师 (综合版), 2006 (10): 57.

[84] 李扬, 赵青, 马双鸽. 生物统计的研究进展与挑战 [J]. 统计研究, 2016, 33 (6): 3 – 12.

[85] 李贻芬. 传染病传播模型的探究及优化运用 [J]. 通化师范学院学报, 2019, 40 (8): 26 – 31.

[86] 李英, 汪奇伟, 张岩, 等. 908 例手足口病住院患儿流行病学特征及发病影响因素分析 [J]. 中国病原生物学杂志, 2023, 18 (1): 68 – 72.

[87] 李莹. 空间滞后回归模型在肺结核分布中的探索研究 [D]. 武汉: 武汉理工大学, 2013.

[88] 李忠奇, 陶必林, 占梦瑶, 等. 时间序列模型应用于新型冠状病毒肺炎疫情预测效果比较研究 [J]. 中华流行病学杂志, 2021, 42 (3): 421 – 426.

[89] 李仲来, 张丽梅. SARS 预测的数学模型及其研究进展 [J]. 数理医药学杂志, 2004 (6): 481 – 484.

[90] 梁红慧, 汤洪洋, 林倩. 灰色系统 GM (1, 1) 模型在梅毒发病预测研究中的应用 [J]. 现代预防医学, 2013, 40 (1): 11 – 12, 15.

[91] 梁霜霜，聂麟飞，胡琳.具有年龄结构和水平传播的媒介传染病模型研究 [J].华东师范大学学报（自然科学版），2021，217（3）：47 – 55.

[92] 梁妍，徐亚珂，张国龙.完善监测系统共筑艾防屏障 [J].中国卫生检验杂志，2020，30（20）：2557 – 2558.

[93] 林梦宣，陈辉，宋宏彬，等.基于互联网大数据的传染病预测预警研究进展 [J].中国公共卫生，2021，37（10）：1478 – 1482.

[94] 林淑芳，周银发，张山鹰，等.2010—2019 年福建省肺结核流行特征及发病预测模型应用 [J].中华疾病控制杂志，2021，25（7）：768 – 774.

[95] 林小丹，毛秀华，姚卫光.2008—2018 年中国肠道传染病流行特征及空间聚集性分析 [J].中国全科医学，2023，26（4）：417 – 425，439.

[96] 刘超，曾芳，赵紫凤，等.呼吸道传染病季节与循环周期特征及预测研究 [J].中国预防医学杂志，2021，22（11）：883 – 887.

[97] 刘超，孟园园，张庆雯.手足口病发病预测 4 种时间序列预测模型比较 [J].中国公共卫生，2022，38（2）：218 – 223.

[98] 刘超，田龙龙，王柯涵.中国乙类呼吸道传染病发病波动与长短期预测 [J].中华疾病控制杂志，2020，24（8）：871 – 875，901.

[99] 刘丹阳，张宁，牟宗玉.基于系统动力学仿真的新冠肺炎防疫政策有效性研究 [J].青岛大学学报（自然科学版），2021，34（4）：103 – 109，117.

[100] 刘汉卿，康晓东，高万春，等.基于多模型的 COVID – 19 传播研究 [J].计算机科学，2021，48（S1）：196 – 202.

[101] 刘嘉辉，韦志辉，何洁茹，等.基于数据挖掘的国医大师治疗慢性乙型肝炎用药规律研究 [J].中国中医药科技，2016，23（2）：248 – 249.

[102] 刘建华.手足口病发病趋势预测及传播动力学模拟研究 [D].武汉：华中科技大学，2017.

[103] 刘健，闫秀丽，谢忠侠，等.2012—2017 年某院手足口病患儿病原学及感染影响因素研究 [J].中华医院感染学杂志，2019，29（13）：2037 – 2040.

[104] 刘洁，曲波，孙高.应用乘积季节模型预测狂犬病的发病趋势 [J].中国人兽共患病学报，2011，27（2）：135 – 137.

[105] 刘琳玲，刘如春，陈田木，等.长沙市流行性腮腺炎季节性自回

归移动平均模型预测研究 [J]. 中国全科医学, 2017, 20 (2): 187 - 190.

[106] 刘木子, 闫明宇, 范晨璐, 等. 哈尔滨市 2009—2018 年麻疹监测分析 [J]. 中国初级卫生保健, 2021, 35 (1): 69 - 71.

[107] 刘世安, 李晓松, 苏茜, 等. MARKOV 模型对具有波动性特征传染病发病趋势短期预测的初步探讨 [J]. 现代预防医学, 2010, 37 (10): 1815 - 1817, 1820.

[108] 刘世杰, 刘茂省. 随机 SIQR 传染病模型的灭绝与平稳分布 [J]. 数学的实践与认识, 2021, 51 (18): 149 - 155.

[109] 刘文东, 胡建利, 艾静, 等. CUSUM 模型在流行性腮腺炎早期预警中的应用研究 [J]. 中国卫生统计, 2014, 31 (4): 563 - 566.

[110] 刘亚敏, 刘天, 李晓勇. SARIMA 模型和季节趋势模型在手足口病发病率预测中的应用 [J]. 江苏预防医学, 2019, 30 (2): 150 - 152.

[111] 刘莹莹, 于秋丽, 苏通, 等. 2011—2015 年河北省手足口病流行特征及病原特征分析 [J]. 中华疾病控制杂志, 2017, 21 (2): 151 - 155.

[112] 刘莹钰. 长春市 2007—2016 年猩红热流行特征分析及趋势预测 [D]. 长春: 吉林大学, 2018.

[113] 刘勇, 杨淑姝, 王笑. 无标度网络下的人群分类传染病传播研究 [J]. 重庆理工大学学报 (自然科学), 2023, 37 (1): 273 - 279.

[114] 刘云忠, 宣慧玉, 林国玺. SARS 传染病数学建模及预测预防控制机理研究 [J]. 中国工程科学, 2004 (9): 60 - 65.

[115] 鲁力, 邹远强, 彭友松, 等. 百度指数和微指数在中国流感监测中的比较分析 [J]. 计算机应用研究, 2016, 33 (2): 392 - 395.

[116] 陆敏, 段锦斌, 葛贤顺. 基于神经网络的流感大数据分析 [J]. 中华医学图书情报杂志, 2020, 29 (3): 26 - 31.

[117] 罗成, 许青, 孙霖, 等. SIR 模型在成人麻疹爆发及其疫情控制评价中的应用 [J]. 山东大学学报 (医学版), 2016, 54 (9): 87 - 91.

[118] 吕生霞, 张玮, 李坤, 等. 基于数据挖掘技术对王育群教授治疗慢性乙型肝炎组方用药经验研究 [J]. 中西医结合肝病杂志, 2017, 27 (3): 182 - 184, 189.

[119] 马超, 苏琪茹, 温宁, 等. 中国 2015—2016 年麻疹监测系统运转情况分析 [J]. 中国疫苗和免疫, 2018, 24 (2): 141 - 145.

[120] 马丽娜, 刘思强, 陆小梅. 定西市安定区手足口病 SARIMA 预测模型研究 [J]. 中国公共卫生管理, 2021, 37 (1): 59 - 61.

[121] 马晓梅, 刘颖, 杨梦利, 等. 手足口病月发病率 ARIMA 乘积季

节模型预测探讨 [J].现代预防医学, 2017, 44 (9):1541 -1544, 1560.

　[122] 毛龙飞, 何茶清.集中度和圆形分布法在传染病季节性特征分析中的应用 [J].中国卫生统计, 2014, 31 (2):251 -253.

　[123] 梅文娟, 刘震, 朱静怡, 等.新冠肺炎疫情极限 IR 实时预测模型 [J].电子科技大学学报, 2020, 49 (3):362 -368.

　[124] 蒙婷婷.南宁市江南区 2008—2018 年流行性腮腺炎疫情分析及 ARIMA 模型预测 [D].南宁:广西医科大学, 2019.

　[125] 莫世华.疾病流行周期性和季节性分析中多重复合资料的统计处理 [J].浙江预防医学与疾病监测, 1993 (5):37 -38.

　[126] 牟瑾, 谢旭, 李媛, 等.将 ARIMA 模型应用于深圳市 1980—2007 年重点法定传染病预测分析 [J].预防医学论坛, 2009, 15 (11):1051 -1052, 1055.

　[127] 母东生.基于医疗健康数据的慢性病预测与可视分析 [D].绵阳:西南科技大学, 2021.

　[128] 倪顺江, 翁文国, 张辉.大规模传染病传播围堵策略的模拟研究 [J].清华大学学报 (自然科学版), 2016, 56 (1):97 -101.

　[129] 宁少奇, 陈飒, 曹磊, 等.陕西省 2010—2016 年猩红热流行特征分析及趋势预测 [J].中华疾病控制杂志, 2018, 22 (6):585 -589.

　[130] 潘欢弘, 朱蒙曼, 刘晓青.ARIMA 乘积季节模型在江西省手足口病发病预测中的应用 [J].现代预防医学, 2018, 45 (1):1 -4, 7.

　[131] 潘雍, 宋丹.天津市河北区 2014—2018 年手足口病聚集性疫情特征分析 [J].中国公共卫生管理, 2020, 36 (4):532 -534.

　[132] 彭梦楠, 卓永祥, 林明, 等.基于肝脾相关理论的乙型肝炎肝硬化辨证用药规律数据挖掘 [J].中西医结合肝病杂志, 2020, 30 (3):238 -241.

　[133] 彭阳, 卢千超.2010 -2018 年河南省南阳市手足口病季节性差分自回归滑动平均模型预测 [J].疾病监测, 2021, 36 (7):702 -707.

　[134] 彭颖, 杨小兵, 张志峰, 等.2006 ～2014 年武汉市肺结核流行特征分析及发病预测研究 [J].中国社会医学杂志, 2017, 34 (3):303 -306.

　[135] 彭志行, 鲍昌俊, 赵杨, 等.ARIMA 乘积季节模型及其在传染病发病预测中的应用 [J].数理统计与管理, 2008 (2):362 -368.

　[136] 彭宗超, 黄昊, 吴洪涛, 等.新冠肺炎疫情前期应急防控的"五情"大数据分析 [J].治理研究, 2020, 36 (2):6 -20.

　[137] 秦磊, 谢邦昌.谷歌流行性感冒趋势的成功与失误 [J].统计

研究, 2016, 33 (2): 107 - 110.

[138] 邱华士. 传染病流行预测方法及其评价 [J]. 浙江医学, 1981 (4): 46 - 50.

[139] 曲红梅. 金昌队列恶性肿瘤疾病负担趋势分析及预测研究 [D]. 兰州: 兰州大学, 2015.

[140] 桑茂盛, 丁一, 包铭磊, 等. 基于新冠病毒特征及防控措施的传播动力学模型 [J]. 系统工程理论与实践, 2021, 41 (1): 124 - 133.

[141] 山珂. 肺结核发病空间聚集分布及影响因素研究 [D]. 济南: 山东大学, 2014.

[142] 邵升清, 夏桂梅. ARIMA 模型与 GM (1, 1) 模型在传染病发病率中的预测效果比较 [J]. 宁夏师范学院学报, 2021, 42 (7): 13 - 18.

[143] 申梅, 薛博文, 李毅伟. 一类具有饱和传染率的 SEIR 传染病模型的动力学行为 [J]. 山西师范大学学报 (自然科学版), 2021, 35 (2): 1 - 5.

[144] 申萌, 万海远, 王叶. 城市医生资源与新冠肺炎防控效率 [J]. 统计研究, 2021, 38 (9): 128 - 142.

[145] 沈国兵, 徐源晗. 疫情全球蔓延对我国进出口和全球产业链的冲击及应对举措 [J]. 四川大学学报 (哲学社会科学版), 2020 (4): 75 - 90.

[146] 沈静雯, 潘金花, 王颖, 等. 中国 2001—2016 年麻疹发病率时空分布特征 [J]. 中华流行病学杂志, 2021, 42 (4): 608 - 612.

[147] 施海龙, 曲波, 郭海强, 等. 干旱地区呼吸道传染病气象因素及发病预测 [J]. 中国公共卫生, 2006 (4): 417 - 418.

[148] 施立栋. 我国传染病疫情预警制度之检讨 [J]. 清华法学, 2021, 15 (2): 162 - 176.

[149] 石耀霖. SARS 传染扩散的动力学随机模型 [J]. 科学通报, 2003 (13): 1373 - 1377.

[150] 时照华, 苏虹, 秦凤云, 等. ARIMA 模型在常见呼吸道传染病疫情预测中的应用 [J]. 安徽医科大学学报, 2013, 48 (7): 783 - 786.

[151] 史芸萍, 马家奇. 指数平滑法在流行性腮腺炎预测预警中的应用 [J]. 中国疫苗和免疫, 2010, 16 (3): 233 - 237.

[152] 宋红兵, 洪光烈. 运用灰色系统 GM (1, 1) 模型预测安徽省肺结核发病趋势 [J]. 中国医药科学, 2015, 5 (8): 208, 210, 216.

[153] 宋丽娟, 姜翠翠, 王开发. X - 11 - ARIMA 模型在麻疹疫情预

测中的应用研究 [J]. 生物数学学报，2017，32（2）：179-186.

[154] 宋飏，刘艳晓，张瑜，等. 中国手足口病时空分异特征及影响因素 [J]. 地理学报，2022，77（3）：574-588.

[155] 宋长鸣，徐娟，项朝阳. 基于时间序列分解视角的蔬菜价格波动原因探析 [J]. 统计与决策，2014（3）：106-108.

[156] 苏念思，李哲敏，汪武静，等. 我国棉花期货价格波动特征研究：基于 HP 滤波和 ARCH 类模型的分析 [J]. 价格理论与实践，2014，363（9）：81-83.

[157] 苏振宇，龙勇，汪於. 基于季节调整和 Holt-Winters 的月度负荷预测方法 [J]. 中国管理科学，2019，27（3）：30-40.

[158] 孙娜，许小珊，冯佳宁，等. ARIMA 与 GM（1，1）模型对我国肺结核年发病人数预测情况的比较 [J]. 中国卫生统计，2019，36（1）：71-74.

[159] 孙秀秀，刘光涛，刘艳，等. ARIMA 乘积季节模型预测湖州市手足口病流行趋势 [J]. 预防医学，2021，33（8）：801-803，807.

[160] 孙亚红，田茂再，聂艳武，等. 2015—2019 年全国肺结核时空分布特征及影响因素空间面板数据分析 [J]. 中国预防医学杂志，2022，23（6）：436-441.

[161] 谈晓依. 儿童手足口病重症病例的危险因素研究现状 [J]. 中国医药指南，2021，19（15）：108-109，114.

[162] 谭慧仪，李纯颖，肖岚，等. 湖南省 2009—2018 年百日咳流行特征分析与发病趋势预测 [J]. 中华疾病控制杂志，2020，24（11）：1263-1268，1281.

[163] 谭旭辉，柳青，何剑锋，等. 广东省 SARS 传播趋势的预测模型研究 [J]. 中国卫生统计，2006（3）：258-260，263.

[164] 唐广心，张飞飞，鲁苇葭，等. 指数平滑法在麻疹发病率预测中的应用 [J]. 实用预防医学，2018，25（6）：757-759.

[165] 唐清，朱月芬. 指数曲线模型在传染病预测中的作用 [J]. 苏州医学院学报，1998（12）.

[166] 陶君雯，张韬，庄雪菲，等. 动态贝叶斯网络模型和 SARIMA 模型对手足口病预测效果的比较 [J]. 现代预防医学，2020，47（21）：3851-3854，4010.

[167] 滕永平，华宇. 我国玉米价格波动分析及短期预测：基于 X12 季节调整法、H-P 滤波法及 ARIMA 模型 [J]. 沈阳工业大学学报：社会

科学版，2019，12（3）：230－235.

［168］田德红，于国伟，丁国武，等. ARIMA－DES 混合模型在中国布鲁菌病分析和预测中的应用［J］. 中国卫生统计，2016，33（2）：245－248.

［169］田庆，刘永鹏，张晶晶，等. ARIMA 乘积季节模型在山东省肺结核发病预测中的应用［J］. 山东大学学报（医学版），2021，59（7）：112－118.

［170］汪鹏，彭颖，杨小兵. ARIMA 模型与 Holt－Winters 指数平滑模型在武汉市流行性感冒样病例预测中的应用［J］. 现代预防医学，2018，45（3）：385－389.

［171］王丙刚，曲波，郭海强，等. 传染病预测的数学模型研究［J］. 中国卫生统计，2007，24（5）：536－540.

［172］王炳翔，朋文佳，闫军伟，等. 猩红热的发病率与气象因素的负二项回归分析［J］. 中华疾病控制杂志，2014，18（2）：166－168.

［173］王定成，方廷健，唐毅，等. 支持向量机回归理论与控制的综述［J］. 模式识别与人工智能，2003，16（2）：192－197.

［174］王建锋. SARS 流行预测分析［J］. 中国工程科学，2003（8）：23－29.

［175］王晶晶，邹远强，彭友松，等. 基于百度指数的登革热疫情预测研究［J］. 计算机应用与软件，2016，33（7）：42－46，78.

［176］王立贵，孔雨薇，宋宏彬，等. 基于疫情数据分析的传染病模拟仿真平台构建［J］. 中国公共卫生，2020，36（2）：223－226.

［177］王若佳，李培. 基于互联网搜索数据的流感监测模型比较与优化［J］. 图书情报工作，2016，60（18）：122－132.

［178］王若佳. 融合百度指数的流感预测机理与实证研究［J］. 情报学报，2018，37（2）：206－219.

［179］王山. 时间分布模型在甲肝流行趋势分析中的应用［D］. 杭州：浙江大学，2016.

［180］王晓丽，施天行，杨思睿，等. 温特斯加法指数平滑法在门急诊人次预测中的应用［J］. 中国卫生信息管理杂志，2016，13（2）：214－216.

［181］王昕，程小雯，房师松，等. 指数平滑模型在流行性感冒样病例预测中的应用［J］. 中国热带医学，2011，11（8）：938－939.

［182］王旭艳，喻勇，胡樱，等. 基于指数平滑模型的湖北省新冠肺炎疫情预测分析［J］. 公共卫生与预防医学，2020，31（1）：1－4.

［183］王晔. 上海市呼吸道传染病早期预警技术的建立和应用初探

［D］. 上海：复旦大学，2014.

　　［184］王怡，张震，范俊杰，等. ARIMA 模型在传染病预测中的应用
［J］. 中国预防医学杂志，2015，16（6）：424 - 428.

　　［185］王赢. 基于区块链技术的突发事件预警信息系统构建研究［J］.
情报杂志，2022，41（7）：145 - 150.

　　［186］王永斌，李向文，柴峰，等. 采用灰色 - 广义回归神经网络组
合模型预测我国尘肺病发病人数的方法探讨［J］. 环境与职业医学，
2016，33（10）：984 - 987，999.

　　［187］王永斌，许春杰，尹素凤，等. 中国手足口病发病率 ARIMA、
RBF 及 ARIMA - RBF 组合模型拟合及预测效果比较［J］. 中国公共卫生，
2017，33（5）：760 - 763.

　　［188］王钰铭，张经纬，顾清，等. 传染病预测模型在新型冠状病毒肺
炎疫情中的应用研究进展［J］. 华南预防医学，2022，48（9）：1075 - 1078.

　　［189］王玥，周海涛，岳婷雨，等. 基于百度指数的 2011—2020 年
江苏省肺结核预测模型研究［J］. 疾病监测，2023，38（1）：95 - 100.

　　［190］韦秋宇，刘洁，张君涵，等. 基于百度指数的新型冠状病毒肺
炎疫情与网络舆情监测分析［J］. 中国预防医学杂志，2021，22（1）：
4 - 9.

　　［191］吴昊澄，吴晨，鲁琴宝，等. 基于百度指数的诺如病毒感染暴
发疫情预警研究［J］. 中国预防医学杂志，2021，22（2）：120 - 124.

　　［192］吴军，陶沁，陈静. 人工智能技术在学校传染病聚集性疫情智
能早期筛查与预警中的应用［J］. 中国公共卫生，2019（4）：516 - 520.

　　［193］吴学智. 利用温特斯加法指数平滑法预测某院出院人次［J］.
中国卫生信息管理杂志，2018，15（4）：436 - 439.

　　［194］吴章玉，朱成杰，王鸣雁. 基于 RNN 的锂电池健康预测［J］.
绿色科技，2021，23（18）：201 - 203.

　　［195］吴志强，王波. 基于组合神经网络模型的新冠疫情传播预测分
析［J］. 软件导刊，2020，19（10）：15 - 19.

　　［196］肖雄，杨长虹，谭柯，等. 地理加权回归模型在传染病空间分
析中的应用［J］. 中国卫生统计，2013，30（6）：833 - 836，841.

　　［197］谢淑云，李跃军. 指数曲线拟合法评价传染病防治效果［J］.
疾病监测，1998（6）：31 - 32.

　　［198］邢梦雨，曹慧，邱鹏，等. 人工智能在突发性传染病防治中的
应用［J］. 科技创新与应用，2021，11（17）：25 - 27.

［199］熊昱阳，任静朝，段广才．中国 2008 - 2016 年手足口病月发病率时间序列分析及预测模型［J］．中华疾病控制杂志，2019，23（11）：1394 - 1398.

［200］徐超．基于多渠道数据分析的医疗服务需求预测研究［D］．宁波：宁波大学，2019.

［201］徐方，陆殷昊，黄晓燕．Logistic 模型在新型冠状病毒肺炎疫情中的应用［J］．实用预防医学，2022，29（6）：762 - 766.

［202］徐付霞，李秀敏，徐红梅，等．传染病的 Logistic 模型研究［J］．中国卫生统计，2007（2）：168 - 170.

［203］徐付霞，董永权，李电申．SARS 的传播模型［J］．大学数学，2005（4）：1 - 6.

［204］徐红梅，朱渭萍，费怡，等．上海市浦东新区儿童猩红热流行病学调查及影响因素分析［J］．中华疾病控制杂志，2013，17（8）：677 - 680.

［205］徐俊芳，周晓农．人工神经网络在传染病研究中的应用［J］．中国寄生虫学与寄生虫病杂志，2011，29（1）：49 - 54.

［206］徐丽娟，乌晓峰，郎胜利，等．2015—2020 年内蒙古自治区学生肺结核疫情变化趋势及特征分析［J］．疾病监测，2022，37（3）：331 - 335.

［207］徐亮，阮晓雯，李弦，等．人工智能在疾病预测中的应用［J］．自然杂志，2018，40（5）：349 - 354.

［208］徐彤武．新冠肺炎疫情：重塑全球公共卫生安全［J］．国际政治研究，2020，41（3）：230 - 256，260.

［209］徐学琴，裴兰英，王瑾瑾，等．基于支持向量机的麻疹发病率预测研究［J］．中华疾病控制杂志，2017，21（5）：528 - 530.

［210］徐振霞，贾恩志．新型冠状病毒奥密克戎变异株临床特征和防控对策［J］．中国预防医学杂志，2022，23（11）：874 - 880.

［211］徐致靖，祖正虎，许晴，等．传染病动力学建模研究进展［J］．军事医学，2011，35（11）：828 - 833.

［212］许舒婷，缪朝炜，檀哲，等．基于组合算法的电子产品回收预测系统研究［J］．管理工程学报，2020，34（1）：147 - 153.

［213］许阳婷．ARIMA 模型在流行性腮腺炎发病率预测中的应用［J］．华南预防医学，2015，41（3）：255 - 259.

［214］薛付忠．生态流行病学研究设计与统计分析策略［J］．中华疾病控制杂志，2022，26（10）：1152 - 1160.

［215］薛永刚，张明丽．基于 HP 滤波和神经网络的疾病预测模型实证研究——以广东省为例［J］．数理医药学杂志，2013，26（2）：130－132.

［216］杨春梅，卢娟，宫占威，等．某部 2004—2013 年传染病发病规律分析及重点传染病预测［J］．西北国防医学杂志，2015，36（7）：455－458.

［217］杨建南，李萍，李世云，等．温特斯线性和季节性指数平滑法预测模型应用探讨［J］．中国数字医学，2010，5（11）：49－51.

［218］杨丽娟．2004—2015 年我国乙类传染病发病趋势的动态因子模型分析［D］．合肥：安徽医科大学，2019.

［219］杨仁东，胡世雄，邓志红，等．湖南省手足口病发病趋势 SARIMA 模型预测［J］．中国公共卫生，2016，32（1）：48－52.

［220］杨维中，兰亚佳，吕炜，等．建立我国传染病智慧化预警多点触发机制和多渠道监测预警机制［J］．中华流行病学杂志，2020，41（11）：1753－1757.

［221］杨维中，邢慧娴，王汉章，等．七种传染病控制图法预警技术研究［J］．中华流行病学杂志，2004（12）：37－39.

［222］杨文姣，肖俊玲，丁国武．ARIMA 模型和 BP 神经网络模型在甘肃省结核病发病率预测中的应用［J］．中华疾病控制杂志，2019，23（6）：728－732.

［223］杨倬．流行控制图法在预测传染病发病趋势中的应用［J］．现代预防医学，2003（5）：665－667.

［224］叶健莉，罗菊花，金水高，等．传染病数学模型与 SARS 预测［J］．卫生研究，2005（3）：352－353.

［225］叶明，王永斌，徐璐，等．基于指数平滑状态空间模型预测河南省猩红热发病趋势［J］．河南预防医学杂志，2021，32（4）：241－247.

［226］尹遵栋，罗会明，李艺星，等．时间序列分析（自回归求和移动平均模型）在流行性乙型脑炎预测中的应用［J］．中国疫苗和免疫，2010，16（5）：457－461.

［227］于乐成，宋勇．新型冠状病毒奥密克戎变异株的病原学、临床特点、感染控制及治疗［J］．解放军医学杂志，2022，47（11）：1063－1072.

［228］余艳妮，聂绍发，廖青，等．传染病预测及模型选择研究进展［J］．公共卫生与预防医学，2018，29（5）：89－92.

［229］余昭，孙琬琬，刘社兰，等．呼吸道传染病监测体系运行状况

分析 [J]. 预防医学, 2021, 33 (1): 101-103.

[230] 袁东方, 应莉娅, 刘志芳, 等. 基于谷歌地图的传染病空间聚集性分析 [J]. 中国卫生统计, 2014, 31 (3): 414-417.

[231] 原云霄, 王丽宁, 王宝海, 等. 中国传染病集聚与扩散的空间计量分析——基于空间面板数据 [J]. 数学的实践与认识, 2020, 50 (21): 144-150.

[232] 张发, 李璐, 宣慧玉. 传染病传播模型综述 [J]. 系统工程理论与实践, 2011, 31 (9): 1736-1744.

[233] 张浩, 杨卫东, 王泳沛, 等. 时序预测方法应用探讨: 成都市东城区传染病死亡率预测 [J]. 现代预防医学, 1993 (2): 87-89, 125.

[234] 张华, 曾杰. 基于支持向量机的风速预测模型研究 [J]. 太阳能学报, 2010, 31 (7): 928-932.

[235] 张慧玲, 洪光烈, 张丹, 等. 气象因素与数学模型相结合在庐江县手足口病特征分析及预测中的应用 [J]. 系统医学, 2018, 3 (16): 24-26.

[236] 张健, 任皎洁, 孙书臣, 等. 基于 24 小时动态血压数据识别阻塞性睡眠呼吸暂停综合征研究 [J]. 生物医学工程学杂志, 2022, 39 (1): 1-9.

[237] 张康军, 刘昆, 邵中军, 等. 我国手足口病时空分布特征及预测模型研究进展 [J]. 解放军预防医学杂志, 2017, 35 (6): 683-686.

[238] 张磊, 刘艳红. 季节性指数平滑法预测深圳市宝安区涂阳肺结核发病人数的应用 [J]. 中国医药导报, 2015, 12 (18): 39-42.

[239] 张利萍. 基于灰色系统理论的传染病预测及控制模型研究 [D]. 乌鲁木齐: 新疆医科大学, 2015.

[240] 张鲁玉, 孙亮, 马兰, 等. SARIMA 模型和 Holt-winters 模型在我国丙肝月报告发病人数预测中的应用比较 [J]. 现代预防医学, 2020, 47 (21): 3855-3858, 3951.

[241] 张琪, 刘文东, 吴莹, 等. SARIMA 模型在猩红热疫情趋势预测中的应用 [J]. 江苏预防医学, 2017, 28 (6): 655-658.

[242] 张世勇, 高秋菊, 李昕华. 应用灰色系统 GM (1, 1) 模型预测石家庄市流行性出血热发病 [J]. 中国人兽共患病杂志, 2002 (2): 119-120.

[243] 张文增, 冀国强, 史继新, 等. ARIMA 模型在细菌性痢疾预测预警中的应用 [J]. 中国卫生统计, 2009, 26 (6): 636-637, 639.

［244］张宪策，曹艳，尹晔．辽宁省鞍山市 2019 年手足口病月发病数预测模型分析［J］．中国生物制品学杂志，2021，34（3）：319－323.

［245］张小玲，徐丹，甘仰本，等．SARIMA 模型在南昌市 HIV/AIDS 疫情预测中的应用［J］．南昌大学学报（医学版），2020，60（6）：1－4，36.

［246］张小文．灵川县甲型肝炎流行特征及趋势预测［J］．中国卫生统计，1995（2）：34－35.

［247］张英杰，王超，曹凯，等．中国大陆 2008—2010 年手足口病流行特征聚类分析［J］．中国公共卫生，2015，31（5）：541－544.

［248］章灿明，洪荣涛，黄文龙，等．福建省 2005 年甲乙类传染病疫情分析［J］．海峡预防医学杂志，2007（3）：17－19.

［249］章晓东．浅谈基层防疫人员怎样进行疫情预测［J］．现代预防医学，2000（1）：104.

［250］赵景平，谢晴，曹玉婷．ARIMA 模型在军队呼吸道传染病发病预测中的应用研究［J］．解放军预防医学杂志，2020，38（8）：1－4.

［251］赵梦娇，于秋燕，赵小冬，等．ARIMA 季节乘积模型预测济南市猩红热发病趋势［J］．疾病监测，2016，31（5）：411－415.

［252］赵新华．传染病疫情预测预报方法的研究［J］．现代预防医学，2004（4）：546－547.

［253］赵璇，李宝根，喻祖国．无标度网络和动态小世界网络上的 SEIS 及 SEIR 模型研究［J］．湘潭大学自然科学学报，2018，40（1）：58－62.

［254］赵占杰，刘隽，梁文佳．2010—2014 年广东省乙型肝炎疫苗疑似预防接种异常反应监测数据分析［J］．现代预防医学，2016，43（4）：718－721.

［255］钟豪杰，杨芬．国内外流行性感冒监测简介［J］．华南预防医学，2010，36（3）：66－68，70.

［256］周静．基于 SIR 模型对 2019 年重庆市手足口病防控效果的分析［J］．智能计算机与应用，2020，10（8）：161－163.

［257］朱恩学，耿兴斌．灰色系统在传染病预测中的应用［J］．现代预防医学，1994（4）：229，223.

［258］朱佳怡，朱晓萍，林支桂．2013 年 H7N9 型禽流感疫情的数学分析［J］．扬州大学学报（自然科学版），2014，17（3）：6－8，18.

［259］朱建明，李澜，莫平华，等．基于气象因素的上海市金山区手足口病多元线性回归预测模型［J］．实用预防医学，2016，23（1）：115－116.

［260］朱学芳，冯秋燕，王金婉．数字信息技术在疫情监测防控中的应用研究［J］．情报科学，2020，38（10）：11－17．

［261］朱奕奕，赵琦，冯玮，等．应用指数平滑法预测上海市甲型病毒性肝炎发病趋势［J］．中国卫生统计，2013，30（1）：31－33，36．

［262］祝寒松，欧剑鸣，谢忠杭，等．福建省介水传染病发病短期定量预测研究［J］．环境卫生学杂志，2019，9（6）：568－571，576．

［263］祝小平，刘伦光，陈秀伟，等．2010—2018年四川省流行性感冒时空流行特征分析及其短期预测［J］．预防医学情报杂志，2020，36（9）：1097－1102．

［264］Adeyinka D A, Muhajarine N. Time series prediction of under-five mortality rates for Nigeria: comparative analysis of artificial neural networks, Holt－Winters exponential smoothing and autoregressive integrated moving average models［J］. BMC medical research methodology, 2020, 20（1）.

［265］Ahmed A, Salam B, Mohammad M et al. Analysis coronavirus disease（COVID－19）model using numerical approaches and logistic model［J］. AIMS Bioengineering, 2020, 7（3）：130－146.

［266］Ball F, Neal P. Network epidemic models with two levels of mixing［J］. Mathematical Biosciences, 2008, 212（1）；69－87.

［267］Bentout Soufiane, Chen Yuming, Djilali Salih. Global Dynamics of an SEIR Model with Two Age Structures and a Nonlinear Incidence［J］. Acta Applicandae Mathematicae, 2020, 171（1）.

［268］Boulos MKN, Geraghty EM. Geographical tracking and mapping of coronavirus disease COVID－19/severe acute respiratory syndrome coronavirus 2（SARS－CoV－2）epidemic and associated events around the world: how 21st century GIS technologies are supporting the global fight against outbreaks and epidemics［J］. International journal of health geographics, 2020, 19（1）：8.

［269］Brester C, Tuomainen TP, Voutilainen A, et al. Towards the advanced predictive modelling in epidemiology［J］. IOP Conference Series: Materials Science and Engineering, 2019, 537（6）：062002.

［270］Cohen R, Avraham D B, Havlin S. Efficient immunization of populations and computers［J］. Phys. rev. lett, 2002, 91（24）：12343.

［271］Dhiman P, Ma J, Navarro CA et al. Reporting of prognostic clinical prediction models based on machine learning methods in oncology needs to be improved［J］. Journal of Clinical Epidemiology, 2021, 138：60－72.

[272] Djakaria I, Saleh S E. Covid – 19 forecast using Holt – Winters exponential smoothing [J]. Journal of Physics: Conference Series, 2021, 1882 (1).

[273] Ginsberg J, Mohebbi M H, Patel R S et al. Detectinginfluenza epidemics using search engine query data [J]. Nature, 2009, 457 (7232): 1012 – 1014.

[274] Gluskin R T, Johansson M A, Santillana M et al. Evaluation of Internet-based dengue query data: Google Dengue Trends [J]. PLoSNegl Trop Dis, 2014, 8 (2): e2713.

[275] Grenfell B, Harwood J. (Meta) population dynamics of infectious diease [J]. Tree, 1997, 12 (10): 395 –399.

[276] Hanski I. Metapopulation theory, its use and nisuse [J]. J. Basic and Applied Ecology, 2004, 5 (3): 225 –229.

[277] Hernandez – Matamoros A, Fujita H, Hayashi T et al. Forecasting of COVID19 per regions using ARIMA models and polynomial functions [J]. Applied Soft Computing, 2020, 96: 106610.

[278] Hethcote H W. The mathematics of infectious diseases [J]. SIAM Review, 2000, 42 (4): 599 –653.

[279] Hong, Y, Sinnott, R. O. A social media platform for infectious disease analytics [J]. Lecture Notes in Computer Science, 2018 (7): 526 –540.

[280] Huang C, Wang Y, Li X et al. Clinical features of patients infected with 2019 novel coronavirus in Wuhan, China [J]. The lancet, 2020, 395 (10223): 497 –506.

[281] Hufnagel L, Brockmann D, Geisel T. Forecast and control of epidemics in a globalized world [J]. Proceedings ofthe National Academy of Sciences of the USA, 2004, 101 (42): 15124 –15129.

[282] Isham V. Stochastic models for epidemics [J]. Celebrating Statistics, 2005: 171 –177.

[283] Jebb A T, Tay L, Wang W et al. Time series analysis for psychological research: examining and forecasting change [J]. Frontiers in Psychology, 2015, 6.

[284] Kanagarajah A K, Lindsay P, Miller A et al. An exploration into the uses of agent-based modeling to improve quality of healthcare [M]. Unifying themes in complex systems. Springer, 2010: 471 –478.

［285］ Keeling M J, Eames K T D. Networks and epidemic models ［J］. Journal of the Royal Society Interface, 2005, 2 (4): 295 – 307.

［286］ Kermack W O, Mckendrick A G. A Contribution to the Mathematical Theory of Epidemt ［J］. Proceedings of the Royal Society of London, Series A: Mathematical and Physical Character, 1927, 115 (772): 700 – 721.

［287］ Klemm K, Eguiluz V M. Growing scale-free networks with snall-world behavior ［J］. Physical Review E, 2002, 65 (5): 057102.

［288］ Kurian S J, Bhatti A U R, Alvi M A et al. Correlations between-COVID – 19 cases and Google trends data in the united states: a state-by-state analysis ［J］. Mayo Clinic Proceedings, 2020, 95 (11): 2370 – 2381.

［289］ Kusuma A A A W, Mardiyati S, Lestari D. Forecasting the tuber-culosis morbidity rate in Indonesia using temporal convolutional neural network and exponential smoothing ［J］. Journal of Physics: Conference Series, 2021, 1722 (1): 12086.

［290］ Lee B Y, Brown S T, Cooley P C et al. A computer simulation of employee vaccination to mitigate an influenza epidemic ［J］. Am J Prev Med, 2010, 38 (3): 247 – 257.

［291］ Liu F, Zhu N, Qiu L et al. ［Application of R – based multiple seasonal ARIMA model, in predicting the incidence of hand, foot and mouth disease in Shaanxi province］. ［J］. Zhonghua liu xingbingxue za zhi = Zhonghua liuxingbingxue zazhi, 2016, 37 (8): 1117 – 1120.

［292］ Liu J, Liu M, Liang W N. Persevere in the Dynamic COVID – Zero Strategy in China to Gain a Precious Time Window for the Future ［J］. China CDC weekly, 2022, 4 (18).

［293］ Liu S J, Chen J P, Wang J M et al. Predicting the outbreak of hand, foot, and mouth disease in Nanjing, China: a time-series model based on weather variability ［J］. International journal of biometeorology, 2018, 62 (4).

［294］ Magal P, McCluskey C C, Webb G F. Lyapunov functional and global asymptotic stability for an infection-age model ［J］. Applicable Analysis, 2010, 89 (7): 1109 – 1140.

［295］ Mahara G, Chhetri J K, Guo X H. Increasing prevalence of scarlet fever in China ［J］. BMJ (Clinical research ed.), 2016, 353.

［296］ Maia M, Carlos C C. Disease with chronic stage in a population with varying size [J]. Math Biosci, 2003, 182: 1 –25.

[297] McCluskey C C. Global stability for an SEI model of infectious disease with age structure and immigration of infecteds [J]. Math. Biosci. Eng, 2016, 13 (2): 381 –400.

[298] Mello – Sampayo F D. Spatial Interaction Model for Healthcare Accessibility: What Scale Has to Do with It [J]. Sustainability, 2020, 12.

[299] Meo S A, Meo A S, Al – Jassir F F et al. Omicron SARS – CoV – 2 new variant: global prevalence and biological and clinical characteristics [J]. European review for medical and pharmacological sciences, 2021, 25 (24).

[300] Meyers L A, Newman M E J, Pourbohloul B. Predicting epidemics on directed contact networks [J]. Journal of theoretical biology, 2006, 240 (3): 400 –418.

[301] Moore C, Newman M E J. Epidemics and percolation in small-world networks [J]. Physical Review E, 2000, 61 (5): 5678 –5682.

[302] Nasell I. Stochastic models of some endemic infections [J]. Mathematical Biosciences, 2002, 179 (1): 1 –19.

[303] Paolotti D, Carnahan A, Colizza V et al. Web-based participatory surveillance of infectious diseases: the Influenzanet participatory surveillance experience [J]. Clinical Microbiology and Infection, 2014, 20 (1): 17 –21.

[304] Pastor – Satorras R, Vespignani A. Epidemic spreading in scale-free networks [J]. Physical Review Letters, 2000, 86 (14): 3200 –3203.

[305] Pastor – Satorras R, Vespignani A. Epidemic dynamics in finite size scale-free networks [J] Physical Review E, 2002, 65 (3): 035108.

[306] Rabbani M B A, Musarat M A, Alaloul W S et al. A Comparison Between Seasonal Autoregressive Integrated Moving Average (SARIMA) and Exponential Smoothing (ES) Based on Time Series Model for Forecasting Road Accidents [J]. Arabian Journal for Science and Engineering, 2021, 46 (11): 11113 –11138

[307] Radwan T. A statistical study of COVID – 19 pandemic in Egypt [J]. Demonstratio Mathematica, 2021, 54 (1).

[308] Raja D B, Mallol R, Ting C Y. Artificial intelligence model as predictor for dengue outbreaks [J] Malaysian Journal of Public Health Medicine, 2019, 19 (2): 103 –108.

[309] Roberts M G, Tobias M I. Predictingand preventing measles epi-

demics in New Zealand: application of a mathematical model [J]. Epidemiol Infect, 2000, 124 (2): 279 – 287.

[310] Safi S K, Sanusi O I. A hybrid of artificial neural network, exponential smoothing, and ARIMA models for COVID – 19 time series forecasting [J]. Model Assisted Statistics and Applications, 2021, 16 (1): 25 – 35.

[311] Schneider K A, Ngwa G A, Schwehm M et al. The COVID – 19 pandemic preparedness simulation tool: CovidSIM [J]. BMC Infectious Diseases, 2020, 20 (1).

[312] Shang Y, Zhang T T, Wang Z F et al. Spatial epidemiological characteristics and exponential smoothing model application of tuberculosis in Qinghai Plateau, China [J]. Epidemiology and Infection, 2022, 150 (37): e37.

[313] Singh S, Parmar K S, Kumar J et al. Development of new hybrid model of discrete wavelet decomposition and autoregressive integrated moving average (ARIMA) models in application to one month forecast the casualties cases of COVID – 19 [J]. Chaos, Solitons and Fractals: the interdisciplinary journal of Nonlinear Science, and Nonequilibrium and Complex Phenomena, 2020, 135.

[314] Sulandari W, Suhartono, Subanar et al. Exponential Smoothing on Modeling and Forecasting Multiple Seasonal Time Series: An Overview [J]. Fluctuation and Noise Letters, 2021, 20 (4).

[315] Taylor J W. Multi-item sales forecasting with total and split exponential smoothing [J]. The Journal of the Operational Research Society, 2011, 62 (3): 555 – 563.

[316] Tsionas M G. Random and Markov switching exponential smoothing models [J]. Technological Forecasting & Social Change, 2022, 174.

[317] Umar M, Sabir Z, Raja MaZ et al. A stochastic intelligent computing with neuro-evolution heuristics for nonlinear SITRsystem of novel COVID – 19 dynamics [J]. Symmetry-Basel, 2020, 12 (10): 17.

[318] Wang W, Mulone G. Threshold of disease transinission in a patch environment [J]. Journal of Mathernatical Analysis and Applications, 2003, 285 (1): 321 – 335.

[319] Watts D, Strogatz S. Collective Dynamics of "Small World" Networks [J]. Nature (S0028 – 0836), 1998, 393 (4): 440 – 442.

[320] Xu Z, Sui D Z. Effect of Small – World Networks on Epidemic Propagation and Intervention [J]. Geographical Analysis, 2009, 41 (3): 263 –282.

[321] Yu H, Angulo J M, Cheng M et al. An online spatiotemporal prediction model for dengue fever epidemic in Kaohsiung (Taiwan) [J]. Biometrical Journal, 2014, 56 (3).

[322] Zhang Y Z, Yakob L, Bonsall M B et al. Predicting seasonal influenza epidemics using cross-hemisphere influenza surveillance data and local internet query data [J]. Sci Rep, 2019, 9 (1): 3262.

[323] Zhao Y, Xu Q N, Chen Y P et al. Using Baidu index to nowcast hand-foot-mouth disease in China: ametalearning approach [J]. BMCInfectDis, 2018, 18 (1): 398.

[324] Ruan Z Y. Epidemic spreading in complex networks [J]. SCIENTIA SINICA Physica, Mechanica & Astronomica, 2020, 50 (1): 010507.